U0745497

浙派中医系列丛书

专科卷

总主编　范永升
副总主编　张光霁

针灸卷

马睿杰　主编

全国百佳图书出版单位
中国中医药出版社
·北京·

主编单位　浙江省中医药学会　浙江中医药大学

图书在版编目（CIP）数据

浙派中医系列丛书. 针灸卷 / 马睿杰主编. -- 北京：中国中医药出版社, 2024. 12

ISBN 978-7-5132-9165-1

Ⅰ. R242

中国国家版本馆 CIP 数据核字第 2024QJ8523 号

中国中医药出版社出版

北京经济技术开发区科创十三街 31 号院二区 8 号楼

邮政编码　100176

传真　010-64405721

北京盛通印刷股份有限公司印刷

各地新华书店经销

开本 787×1092　1/16　印张 21.75　字数 389 千字

2024 年 12 月第 1 版　2024 年 12 月第 1 次印刷

书号　ISBN 978-7-5132-9165-1

定价　98.00 元

网址　www.cptcm.com

服务热线　010-64405510

购书热线　010-89535836

维权打假　010-64405753

微信服务号　zgzyycbs

微商城网址　https://kdt.im/LIdUGr

官方微博　http://e.weibo.com/cptcm

天猫旗舰店网址　https://zgzyycbs.tmall.com

如有印装质量问题请与本社出版部联系（010-64405510）

浙派中医系列丛书·专科卷

编撰指导委员会

编委会

《针灸卷》编委会

主　审　方剑乔

主　编　马睿杰

副主编　陈利芳　陈　峰　张全爱

编　委（以姓氏笔画为序）

方若仪　许旭杰　阮　晨　何克林

罗开涛　金　瑛　周传龙　胡天烨

俞大雄　凌　宽　梁　宜　韩德雄

于 序

中医药学是中华民族的伟大创造，是中国古代科学的瑰宝，也是打开中华文明宝库的钥匙。它蕴含着中华民族几千年的健康养生理念及实践经验，凝聚着中国人民和中华民族的博大智慧，为中华民族的繁衍生息做出了巨大贡献。党和政府历来高度重视中医药工作，特别是党的十八大以来，以习近平同志为核心的党中央把中医药工作摆在突出的位置。2019 年全国中医药大会召开期间，习近平总书记对中医药工作做出了重要指示，要求遵循中医药发展规律，传承精华、守正创新，充分发挥中医药防病治病的独特优势和作用。为中医药发展指明了前进方向，提供了根本遵循。

浙江作为中医药发祥地之一，历史悠久，源远流长，名医辈出，流派纷呈，在我国中医药学发展史上具有重要地位和作用。2017 年，以首届全国名中医、浙江省中医药学会会长范永升领衔的专家团队率先提出“浙派中医”作为浙江中医学术流派的统一称呼，很快得到了浙江乃至全国中医药界的认可。近年来，浙江省中医药学会更是在传承发展“浙派中医”方面做了大量卓有成效的工作，如启动“浙派中医”宣传巡讲活动；连年开设“浙籍医家”朱丹溪、张景岳、王孟英等专题研讨会；在世界中医药大会上设立“浙派中医”专场，开展国际交流活动；在全国率先发布“中西医学协同发展杭州共识”，开设“浙里新医学 · 中西医对话”品牌学术论坛等。这些工作不仅促进了浙江中医药学术的发展与进步，也在全国中医药行业中发挥引领和示范作用。

近日，喜闻浙江省中医药学会编撰的“浙派中医系列丛书”即将面世，这是浙江省中医药学会积极响应国家关于促进中医药传承创新发展的号召，深入挖掘和整理“浙派中医”学术思想精华的又一重要成果。这套丛书包括“地方卷”12 册、“专科卷”9 册。丛书全方位、多角度展示了浙江中医药的历史脉络、地域特色、医人医著、学术思想、临证经验、发展现状等内容。两套丛书内容丰富、研究系统、实用性强，对了解浙江中医药的发展历程具有重要的临床价值和文献价值。希望浙江中医界的朋友们再接再厉，不断深入挖掘“浙派中医”的学术内涵与临床经验，出版更多的精品力作，为弘扬中医药文化，促进“健康中国”建设做出更大的贡献。是为序！

于文明

写于甲辰寒露

注：于文明，国家中医药管理局原局长，中华中医药学会会长

葛　序

浙江位居我国东南沿海，地灵人杰，人文荟萃，文化底蕴十分深厚，素有“文化之邦”的美誉。就拿中医中药来说，在其发展的历史长河中，历代名家辈出，著述琳琅满目，取得了极其辉煌的成就。

由于浙江省内地域不同，中医传承脉络有异，从而形成了一批各具特色的医学流派，使中医学术呈现出百花齐放、百家争鸣的繁荣景象。其中丹溪学派、温补学派、钱塘医派、永嘉医派、绍派伤寒等最负盛名，影响遍及海内外。临床各科更是异彩纷呈，涌现出诸多颇具名望的专科流派，如宁波宋氏妇科和董氏儿科、湖州凌氏针灸、武康姚氏世医、桐乡陈木扇女科、萧山竹林寺女科、绍兴三六九伤科等，至今仍为当地百姓的健康保驾护航，厥功甚伟。

值得一提的是，古往今来，浙江省中医药界还出现了为数众多的知名品牌，如著名道地药材“浙八味”，名老药店“胡庆余堂”等，更是名驰遐迩，誉享全国。由是观之，这些宝贵的学术流派和中医药财富，很值得传承与弘扬。

有鉴于此，浙江省中医药学会为发扬光大浙江省中医药学术流派精华，凝练浙江中医药学术流派的区域特点和学术内涵，由范永升教授亲自领衔，组织相关人员，凝心聚力，集思广益，最终打出了“浙派中医”这面能代表浙江省中医药特色、优势和成就的大旗。此举，得到了浙江省委省政府、浙江省卫生健康委员会和浙江省中医药管理局的热情鼓励和大力支持。《中共浙江省委 浙江省人民政府 关于促进中医药传承创新发展的实施意见》中提出要“打造‘浙派中医’文化品牌，实施‘浙派中医’传承创新工程，深入开展中医药文化推进行动计划。加强中医药传统文献研究，编撰‘浙派中医’系列丛书”。浙江省中医药学会先后在省内各地多次举办有关“浙派中医”的巡讲和培训等学术活动，气氛热烈，形势喜人。

为深入挖掘和传承“浙派中医”的学术内涵、发展规律、临床经验，浙江省中医药学会于2022年7月1日联合浙江中医药大学启动了“浙派中医系列丛书”地方卷和专科卷的编写工作。“地方卷”包括省中医药发展史1册和各地市中医药发展史11册，展现各地中医药发展的历史积淀、特色与优势。“专科卷”共9册，分别论述了内科、妇科、儿科、针灸、推拿等专科发展脉络、名人医著、发展状况等。本套丛书经过大家的辛勤努力，历经两年余，现已完成，即将付梓。我为此感到非常欣慰。这套丛书对传承浙江中医药而言，具有基础性的作用，十分重要。相信丛书的出版将为深入研究“浙派中医”提供有力支撑，以及借鉴和帮助。

我生在浙江，长在浙江，在浙江从事中医药事业已经六十余年，虽然年逾九秩，但是继承发扬中医药的初心不改。我十分感谢为“浙派中医系列丛书”地方卷和专科卷编写出版付出辛勤劳作的同志们。这套丛书的出版，必将为我省医学史的研究增添浓重一笔，必将会对我省乃至全国中医药学术流派的传承和创新起到促进作用。我更期望我省中医人努力奋斗，砥砺前行，将“浙派中医”的整理研究工作做得更好，把这张“金名片”擦得更亮，为建设浙江中医药强省做出更大的贡献。

葛琳仪

写于甲辰寒露

注：葛琳仪，国医大师，原浙江中医学院院长

前　言

浙江地处东海之滨，物华天宝，人杰地灵，文脉悠久，名医辈出，在中医发展史上具有重要地位和作用。千余年来，浙江的医家们不断传承发展，守正创新，形成了众多独具特色的医学流派，使浙江中医学术呈现出百花齐放的繁荣景象。2009 年在浙江中医药大学本科办学 50 周年之际，我牵头编写了《浙江中医学术流派》，提出了浙江中医药的十大学术流派。随着社会的不断发展，许多省都有了自身特色的流派名称，如黑龙江的龙江医派、广东的岭南医学、云南的滇南医学、安徽的新安医学，等等。我省如能提炼一个既能代表浙江中医药学术流派，又能涵盖浙江全域的综合称谓，则有利于浙江中医药对外交流与合作，也有利于促进浙江中医药的传承与创新。

2015 年我向时任浙江省中医药学会会长肖鲁伟教授汇报了这一想法，得到肖会长的肯定与支持。此后，由我牵头，组织相关人员，梳理了浙江中医药有关文献，调研了全国各地的基本状况，提出了综合称谓的初步方案，邀请了严世芸等全国著名专家进行论证，最后经浙江省中医药学会第六届理事会第五次会议表决通过，一致同意把“浙派中医”作为浙江中医药及其学术流派的综合称谓。2017 年 7 月 1 日正式向社会发布了这一决定，在推出“浙派中医”历史上十大流派的同时，又凝练了“浙派中医”的八大特色，分别是源远流长、学派纷呈、守正出新、时病诊治、学堂论医、本草增辉、善文载道、厚德仁术。

“浙派中医”发布后，社会反响热烈。学会在全省范围内广泛开展

“浙派中医”宣传巡讲;《中国中医药报》开设专栏并长篇报道了“浙派中医”有关内容；在意大利等地召开的世界中医药大会上设立“浙派中医”专场，得到了国内外中医药界的广泛认可。《中共浙江省委 浙江省人民政府 关于促进中医药传承创新发展的实施意见》提出要“打造‘浙派中医’品牌，实施‘浙派中医’传承创新工程，深入开展中医药文化推荐行动计划”。《浙江省中医药发展“十四五”规划》也提出要“加强中医药文化保护研究，梳理浙江中医药发展源流与脉络，整理医学文献古籍，编撰‘浙派中医系列丛书’”。浙江省中医药研究院中医文献信息研究所江凌圳主任牵头编撰出版了“浙派中医原著系列丛书”。

整理“浙派中医”地方、专科发展史，挖掘其中的内涵、特色及其规律，是一项研究“浙派中医”的基础性工作，极为重要。为此，在我的提议下，学会于2022年7月1日启动“浙派中医系列丛书”地方卷和专科卷的编撰工作。该套丛书由浙江省中医药学会、浙江中医药大学牵头编写。地方卷共计12册，包括省中医药发展史1册和11个地市中医药发展史各1册，系统介绍浙江省内11个地市中医药文化的独特魅力和历史积淀，展现不同地域“浙派中医”的特色和优势，这不仅是对地方中医药资源的梳理和整理，更是对“浙派中医”整体文化的一次全面展示。同时，为完整反映浙江省全域中医药整体发展脉络，又编撰了《浙派中医史》，使“浙派中医”各地特色与整体发展相互印证。专科卷第一辑共9册，分别针对内科、外科、妇科、儿科、针灸、推拿等专科领域进行深入整理，每一册都汇集了历代浙江医家在各自领域内的学术建树和临床经验，全面展示了“浙派中医”临床各科的历史发展过程、医家医著、学术思想、发展现状等内容。

本套丛书的出版，全景式、立体式展示了“浙派中医”地域与专科的独特魅力，为医学工作者和研究者提供了宝贵的参考和借鉴。同时，也为大众了解和学习浙江中医药提供了一套有益的读物。丛书的出版必将为提升浙江中医药的整体水平，促进健康浙江建设发挥积极作用。

丛书编撰出版过程中，得到了浙江省中医药管理局领导的关心与指导；编写人员克服了时间紧、任务重等诸多困难，忘我投入；编写专家组细致严谨，倾注了大量心血；中国中医药出版社的领导及王秋华编辑也给予了大力支持；国家中医药管理局原局长、中华中医药学会会长于文明，第三届国医大师葛琳仪教授百忙中拨冗作序，体现了对“浙派中医”的关怀与厚爱。在此一并表示衷心感谢！

“路漫漫其修远兮，吾将上下而求索。”这套丛书的完成只是整理研究“浙派中医”基础性工作的一部分，今后的整理研究依然任重而道远，希望我省中医药界的同道们，牢记使命，薪火相传，为“浙派中医”的发扬光大而不懈努力！

范永升

2024 年 10 月 8 日

注：范永升，浙江省中医药学会会长，浙江中医药大学原校长，首届全国名中医

编写说明

习近平总书记指出："中医药是中华民族的瑰宝，一定要保护好、发掘好、发展好、传承好。"为全面深入贯彻习近平总书记关于中医药发展的重要论述精神，促进中医药传承创新发展，高水平建设中医药强省，浙江省编制了《浙江省中医药发展"十四五"规划》，特别强调和突出了对浙江中医流派的挖掘保护研究。

浙江中医药文化底蕴深厚，中医针灸发展源远流长，为现代提供了丰富的学术理论和宝贵的经验财富。《浙派中医·专科卷》系列丛书的撰写得到了浙江省哲学社会科学工作办公室重大项目的资助，我有幸参与了该项目研究，并担任《浙派中医·针灸卷》的主编。与浙江针灸流派的渊源要追溯到我在浙江中医药大学附属第三医院入职，并兼职浙江省针灸学会干事时，那时我开始深入了解浙江针灸的发展。我在筹备 2009 年浙江针灸学会成立 30 周年庆典之际整理了浙江针灸 30 年大事记，编撰了《浙江针灸名家临证录》一书，对浙江现代的针灸名家经验进行了首次系统的总结。朱德明所著的《浙江医药通史》（古代卷、近现代卷）、《南宋医药发展研究》对浙派中医针灸进行过研究，但未有前人对浙派中医妇科进行全面系统的研究和总结。因而，2013 年，在浙江省中医药科技重点计划——浙江针灸学术流派整理研究的支持下，浙江省针灸学会、浙江中医药大学附属第三医院、浙江中医药大学第三临床医学院多方协同，做了大量工作，历经五年梳理并出版了《浙江针灸学术流派》一书，从对全国影响力非常大的衢州杨氏针灸、凌氏针灸到省内知名的各大针灸流派，一一梳理，填补了浙江针灸流派工作的空白，我也有幸结识了盛燮荪、严君白、李栋森、韩祖濂等多位浙派针灸的代表人物。

《浙派中医·针灸卷》共分为六章，第一章浙派中医针灸源流与形成，梳理了从远古到近现代浙派针灸的形成轨迹，以及其对全国、全世界的影响。第二章浙派中医针灸的学术特色，将浙派针灸的学术特色从师宗《内》《难》、推陈出新，针药并重、针灸并用，精研刺法、革新灸法，三个方面，进行归纳总结，展现浙派针灸的特色。第三章浙派中医针灸流派及其传承，梳理了以师承方式和院校教育方式传承的相关流派，要求传承三代以上，并形成学术思想或临证经验。通过查阅资料和采访流派代表性继承人，梳理出凌氏、高氏、虞氏、阮氏、施氏、罗氏、严氏、金氏、梁氏、盛氏十大学术流派。第四章浙派中医针灸名医，根据时间节点分为古代名医、近现代名医和当代名医，其中当代名医精集了浙江省名中医、全国老中医药专家学术经验继承工作指导老师。第五章浙派中医针灸名著精要，纳选了浙江医家的针灸相关名著，总结其学术主张，概括其主要内容，并简介其现代临床应用及版本情况等。第六章浙派中医针灸的特色医技，总结了特色针法、特色灸法及全国推广的针灸适宜技术。

本书的部分内容参考了杨娟良、盛燮荪等主编的《宋明浙江针灸》《浙江近代针灸学术经验集成》，特别鸣谢盛燮荪对浙江针灸流派源流梳理做出的巨大贡献。此外，由于民国时期的馆藏和数据资源较少，在本书撰写过程中，辽源职业技术学院医药分院杨克卫，提供了诸多民国时期的资料，尤其是浙江东方针灸学社的史料，丰富了现有对浙江针灸的认知。

本书得到了浙江省中医药学会、浙江省中医药管理局、浙江中医药大学、浙江省中医药研究院的指导和支持，特别邀请浙江省针灸学会会长方剑乔为主审，对本书的撰写提出了诸多的意见建议，为本书史料的翔实和质量提供了保障。

马睿杰

2024年11月于杭州

目 录

第四章　浙派中医针灸名医

第五章　浙派中医针灸名著精要

第六章　浙派中医针灸的特色医技

第一章 浙派中医针灸源流与形成

第一节　浙派中医针灸的源流

一、新石器时期浙江针灸的萌芽

浙江位于中国东南沿海、长江三角洲南翼，东临东海，南接福建，西与江西、安徽相连，北与上海、江苏、安徽为邻。在10万年前就有古人类在浙西建德一带活动，揭开了浙江历史的序幕。随后，新石器时期和奴隶社会时期的文化遗址星罗棋布于全省各地，从北部的杭嘉湖平原到南部的瓯江水域，从西部的浙西山地到跨越东海东部的舟山群岛。从现已出土的一百多处遗址中的文物来看，浙江先后产生了河姆渡文化、马家浜文化、崧泽文化和良渚文化等。1972年，余姚河姆渡文化就出土了数枚类似“砭石”的文物。另外，尚有数十枚大小不等的骨针，其制作精细，锐而锋利，柄后无孔，因此不可能是缝制衣服的工具，应该是古代的医疗工具。这些资料表明，浙江早在新石器时期就有针灸相关的实践活动，因此，浙江是针灸的发源地之一。

二、秦汉、两晋、隋唐、五代十国时期浙江针灸的源流

秦汉时期，秦始皇平定江南楚地、降服浙江古越人之后，巡视了钱塘（今杭州），并在浙江设立十五县，至西汉初年又增设五县。但由于当时的政治文化中心在黄河流域，该时期浙江地区各方面的科学与文化发展远远不如北方，因此，浙江地区土地荒芜，普遍人口稀少，劳动力匮乏，加之生产技术低下，民众财富相对贫乏。即便如此，成书于秦汉时期的医学经典著作《黄帝内经素问》依然记载“东方之域，天地之所始生也，鱼盐之地，海滨傍水，其民食鱼而嗜咸，皆安其处，美其食，鱼者使人热中，盐者胜血，故其民皆黑色疏理，其病皆为痈疡，其治宜砭石，故砭石者，亦从东方来”，以及“南方者，天地所长养，阳之所盛处也。其地下，水土弱，雾露之所聚也。其民嗜酸而食

胕，故其民皆致理而赤色，其病挛痹，其治宜微针。故九针者，亦从南方来”。浙江位于东南沿海地区，面临东海，可以推测当时就有使用“砭石”治病的传统。

魏晋时期，中国历史进入动荡期，更多饱受战乱蹂躏的北方人先后南下，迁移到长江中下游一带。据史学家考证，当时迁居到南方的中原人达七十余万，史称“衣冠南渡”。部分人口蛰居于浙江一带，促进了浙江社会经济、科技、文化的发展，使浙江进入了一个承前启后、继往开来的高速发展期，科技文化水平一度可与北方发达地区相媲美。该时期，浙江出现了不少具有全国影响力的医学人才，其中部分医家甚至发展为医学世家。以徐氏和姚氏世医为代表，开创了医学世家传授医术和以医术入仕的历史先河。其中因徐氏医学世家尤善于针刺之术，对后世影响深远，故下文对徐氏医学世家作简要介绍。

东晋时期，世族政治形态早已定型，世家大族大多术业世传，尤以经学为甚。但东海徐氏不以经学入仕，其既无外戚关系，又无显赫婚姻，也未经过地方豪族的世族化过程，而是凭借医术起家。在东晋之前，东海徐氏家门可考的入仕人数屈指可数，每一代只有一两人而已；但从东晋开始，一直到隋代，前后两百年，七代中能凭借医术荣显家门、名垂青史的就有十二人之多。这在当时来说，确实是一个十分罕见的现象。徐氏家族从第二代徐秋夫开始以针灸之术世传，第三代徐道度、徐叔响久居钱塘（今杭州），当时的帝王将相非常信任此二人，常邀请他们为刘宋皇室及大臣治病，宋文帝更称徐道度为“钱塘五绝”之一，徐道度官至兰陵太守。《南史·张邵传》云：“秋夫生道度、叔响，皆能精其业。道度有脚疾不能行，宋文帝令乘小舆入殿，为诸皇子疗疾，无不绝验。位兰陵太守。宋文帝云：‘天下有五绝，而皆出钱塘。’谓杜道鞠弹棋，范悦诗，褚欣远模书，褚胤围棋，徐道度疗疾也。”徐叔响在《隋书·经籍志》中被记载为宋大将军参军，载其著有《针灸要钞》，惜亡佚。

儒释道家亦为浙江针灸的发展做出了贡献，东晋时期出现了道医和僧医，前述的徐氏世医是道家世家。其他代表人物如东晋高僧、医家于法开，《隋书·经籍志》载其著有《议论备豫方》，惜亡佚。南朝刘义庆所撰《世说新语》《晋书》，明代江瓘所撰《名医类案》，南朝慧皎所撰《梁高僧传》，以及《绍兴府志》等典籍中都记载了法开用针刺治疗难产孕妇及诊脉断生死之事，其中《梁高僧传》记载最详细。

综上，浙江针灸萌芽于新石器时期，浙江针灸流派于魏晋南北朝时期初见端倪。

第二节　浙派中医针灸的发展

一、宋元时期针灸流派的形成

两宋时期，浙江社会发展稳定，宋代延续唐代的管理模式，浙江的经济、文化、科技、教育、学术和文艺都居全国前列，达到高度昌盛时期。特别是宋室南渡之后，浙江一跃成为全国政治、经济、文化中心。经济繁荣必将带动文化昌盛和科学技术领域的快速发展。针灸被当时的朝廷列为十三科之一，朝廷十分重视其在医疗中的应用，设有独立的针灸科。宋代政府亦非常重视针灸教育，进一步完善针灸教育机构，设立专门的医学堂培养针灸人才，将《黄帝内经素问》《难经》《针灸甲乙经》等列为学员的必修课程。加之受宋时期儒学复兴的影响，浙江地区形成了具有地方特色的儒家学术流派集体“浙学”，影响深远。在范仲淹“不为良相，即为良医”的影响下，大量读书人弃儒从医，大大提高了针灸从业者的知识理论水平，为培育针灸优秀人才提供了肥沃的土壤。在紧随其后的金元时期，浙江地区战火兵燹相对较少，社会经济文化也较少受到冲击，因而在科技、文化、商业贸易等方面有所进步，这均为中医学的发展提供了稳定的外部环境。浙江针灸在此时期名家辈出，学术发展迅速，出现了大量具有开拓意义的针灸专著，加速了针灸发展进程，如滑寿（字伯仁）在元代忽泰必烈《金兰循经取穴图解》的基础上编著的《十四经发挥》，闻人耆年所著的《备急灸法》，以及王国瑞所著的《扁鹊神应针灸玉龙经》等，在针灸发展史上均具有重要地位。对于该时期浙江针灸的主要贡献，下面将从腧穴学、经络学、灸法、针法等方面择要述之。

（一）腧穴学

在腧穴学方面，浙江医家在考证前人文献基础上对穴位名称、定位、取穴方法、针刺深浅、禁忌等进行了总结，修订了其中错误之处，并收集了以前文献未录入的穴位。其中，最具代表性的当数王执中和滑寿。王执中在孙思邈“人有老少，体有长短，肤有肥瘦，皆须精思斟量，准而折之”的基础上提出“中指同身寸”取穴标准，他认为：“今取男左女右手中指第二节内庭两横纹相去为一寸，若屈指则旁取侧中节上下两纹角，相去远近为一寸，是谓同身寸。”这种取穴法，一直沿用至今，成为针灸学取穴规范。王执中敢于修订当时被医学界定为权威之作的《铜人腧穴针灸图经》，删除了其中大量繁复内容，纠正了穴位相关的四十六处谬误，如纠正手三里、足三里、大椎、巨骨等穴位的定位，再如提出阴跻脉和阳跻脉的代表穴为照海、申脉，修正了《黄帝明堂经》中的谬误，对腧穴学理论影响深远。

滑寿在考证和训释了十四经穴后，主张把腧穴归入十四经系统，首创循经取穴，为后世取穴定位的范本，影响至今。此外，滑寿是最早将十四经腧穴编成歌诀的医家。如手太阴肺经歌诀为：“手太阴肺十一穴，中府云门天府列，侠白尺泽孔最存，列缺经渠太渊涉，鱼际少商如韭叶。”此五句歌诀概括了肺经的十一个穴位，句子押韵合辙，有利于诵读和记忆。

浙江医家在各自临床经验基础上，扩充了奇穴，许多穴位至今已被列为常用穴。王国瑞的《扁鹊神应针灸玉龙经》首次使用的奇穴就有印堂、内迎香、中魁、大骨空、小骨空、二白、太阳等。王国瑞善于用奇穴治病，“穴法相应”中载有九组经穴和奇穴相应的配方，如盗汗——百劳应肺俞；眉目间痛——攒竹应太阳；肩肿痛——肩髃应髋骨；目热——内迎香应合谷；时疫疟疾——后溪应百劳；疟疾——间使应百劳；目病隐涩——太阳应合谷、睛明；腿痛——髋骨应风市、曲池。奇穴对某些病证有特殊的疗效，在临床上的功效不可忽视。王执中收录了以前民间用之有效且未录入之腧穴，如百劳。

此外，宋代科学家沈括在《苏沈良方》中载“四花穴”，是除唐代王焘《外台秘要》外对该穴最早的记载，该穴是古代治疗骨蒸痨瘵的著名灸穴之一，沈括的记载对研究该穴具有重要的文献参考价值。

（二）经络学

在经络学的形成与完善上，浙江医家做出了卓越的贡献。据目前文献考证，经络学的形成与发展经历了漫长的演变过程，从现存最早的经脉学文献——长沙马王堆出土的帛书《足臂十一脉灸经》和《阴阳十一脉灸经》记载的十一经脉系统至《灵枢经》成书时期的十二经脉，此后两千多年，虽然经历了历代医家的总结和发展，但并未有较大的改动。

然滑寿感十二经脉说法有不足之处，他认为：“人之有任督，犹天地之有子午也，人身的任督以腹背言，天地的子午以南北言……人身六脉皆有系属，惟任督两经则包乎腹背而有专穴，诸经满而溢者，此者受之，宜与十二经并论。”首次将任督二脉纳入经络系统，将任督二脉与十二经脉相提并论，合论为十四经脉，突出了任督二脉的重要性。滑寿针对“经脉”与“络脉”云：“谓之经者，以血气流行，经常不息者而言；谓之脉者，以血理分袤行体者而言也。”针对经脉流注顺序，他认为：“始于中焦，注手太阴，终于注足厥阴，是经脉之行一周身也。”在此基础上，经络系统发展为目前的始于手太阴，终于足厥阴的循环往复的气血流注理论体系。此外，他还明确了十二经脉和五脏六腑之间的相关性，在此之前，只有少数经脉与脏腑联系。这些改动一直影响至今。

对经络系统的主治病证，浙江医家亦有发挥。《灵枢·经脉》中关于十二经脉所主病证是习针灸者必学的内容。朱丹溪在此基础上，根据前人的理论及其临床经验，对十二经脉的病证做了大量的增补，并且增加了“合生见证”，共计三十三条。“合生见证”是指多条经脉病证出现的同一症状，或者说，同一症状可能与多条经脉有关。朱丹溪立专篇论述“手足阴阳经合生见证”，认为十二经脉均有自己独特的证候表现，而同一证候，又往往可以由多条经脉同时受病而出现，说明经脉之间具有相互影响的关系，这大大丰富了经络学。

（三）灸法

浙江医家在灸法上的贡献，主要为总结宋以前的灸法之大成，丰富了灸学理论，规范并扩大了灸法的适应范围。在宋以前，灸法多使用直接灸，动辄数十壮甚至百壮以上，盲目使用灸法者比比皆是，《千金要方》《外台秘要》等书也不可幸免。王执中提倡因证施灸，取穴一般较少，大多为一两穴，对灸法的处方配穴、体位选择、壮数多少、艾炷大小、施灸顺序及灸后护理等都有详细介绍。王执中总结了前人灸法之大成，如灸劳法、四花穴灸、灸痔法、灸肠风法，以及外科痈疽的隔蒜灸、附子饼灸等，还记有“天灸”“鼠粪灸”等特殊灸法。其中“天灸”是针灸史上的首次记载，即利用一些刺激性的药物（如毛茛、斑蝥等）敷贴于相关穴位，使之发疱。另一浙江医家闻人耆年根据自己的临床实践对间接灸（如隔蒜灸、隔盐灸等）亦有所发挥，其将灸法作为临床急救首要方法，提出了二十二种急性疾病的艾灸法，如“难产灸至阴”，至今仍有极高的临床价值。此外，他还发明了一种特殊的奇穴灸法，名“骑竹马灸法”，可用于治疗“发背脑疽、肠痈牙痈、四肢下部一切痈疽、疔疮、鱼脐、鬼箭、瘭疽”等疾病。朱丹溪和闻人耆年根据各自的临床经验和体会，丰富了“热症可灸”学说，对刻下的临床有参考意义。

宋代以后，针灸亦有向专科方向发展的趋势，如胡元庆著有以灸法治疗痈疽的专书——《痈疽神秘灸经》，主张审其受证之经，灸其应证之穴，使气血流畅，隧道疏通，则痈疽自愈。

（四）针法

金元时期是针法飞速发展的时期，在此不得不提的人物为王国瑞。王国瑞在继承窦氏针法的基础上，发展了子午流注针法，创立“飞腾八法”。王氏的“飞腾八法”是明代灵龟八法的先驱。

王国瑞对针刺补泻方面的研究也很有特色，施行补泻时分异穴补泻和同穴补泻两种方法，成为后世“阳中隐阴”“阴中隐阳”之先河。王国瑞对透刺法的推广亦有贡献，透刺法虽源于《灵枢经》，但其在临床中少有人用，此法具有取穴少、得气穴位多、疗效好的特点。王国瑞是临床上首位提倡一针多穴透穴针法的医家，他对透刺法进行了分类。在针刺时，受穴位局部解剖的制约，有的需要沿皮下浅刺，有的则要在筋骨间横透。如治头痛，丝竹空透率谷，《扁鹊神应针灸玉龙经》云：“头风头痛最难医，丝竹金针亦可施，更要沿皮透率谷，一针两穴世间稀。”治眉目间痛刺攒竹，“沿皮向鱼腰”，这是沿皮下浅透。治小儿惊风刺印堂，“沿皮先透左攒竹，补泻后转归原穴，透右攒竹”，属多向刺。治头风痰饮，针刺风池，“横针一寸，入风府”，说的是横透，横透还有内关透外关、间使透支沟、阳陵透阴陵，多用在四肢部腧穴。王国瑞对穴位解剖的认识达到了前人未至之高度。透刺法的运用不仅要有良好的针感，还要考虑安全性，如王国瑞针刺环跳深达三寸半、肩髃深达二寸半、关元深达二寸等。这些深度都超过以往的记载而达到了极限。这些来自临床实践的记录于后人是大有裨益的。

此外，该时期浙江医家其他的针灸学术成就还有滑寿所著的《难经本义》，该著作被认为是历家注释《难经》中最为出色的，具有重要的文献参考价值。

二、明清时期浙江针灸的发展与成熟

明清时期，浙江地区的社会经济发展迅速，社会经济结构出现显著变化，商品经济非常活跃，资本主义已经萌芽，“杭民多商贾”是该时期对浙江地区经济的真实反映。经济的发展引领浙江的史学、经学、文学、医学、科学等各方面走在全国前列。明代浙江的医政机构已渐趋完善，达到了中国封建社会时期医政改革的最高水平。清代基本继承了明代的医政系统，且于顺治二年（1645年）进一步废除了医户制度，“前明之例，民以籍分，故有官籍、民籍、军籍、医匠驿灶籍，皆世其业，以应差役，至是除之。其后民籍之外，惟灶丁为世业”。开放的从业制度，大大削弱了医户人员的人身束缚，也使得医疗市场更为自由，提高了众多非世医家族医生的竞争力。明代与清代前中期是针灸学发展史上较活跃的时期，浙江医家在对前代针灸文献的整理与研究、针刺手法创新、灸法的推广上均有突出贡献，代表著作有杨继洲的《针灸大成》，凌云的《经学汇宗》，高武的《针灸聚英》，楼英的《医学纲目》，张景岳的《类经》和《类经图翼》，杨敬斋的《秘传杨敬斋针灸全书》，雷少逸的《灸法秘传》等。此外，高武铸针灸铜人男、妇、童各一，对后世影响深远。

明清时期浙派中医针灸学家的主要学术成就体现在以下几个方面。

（一）经典理论阐释与发挥

明清时期考据学开始兴起，所谓考据学，是一种治学方法，起源于汉代的注经，又称为考证学或朴学，最主要的工作是对古籍加以整理、校勘、注疏、辑佚等。对于考据学，梁启超在其《清代学术概论》中有几句扼要的话：“其治学之根本方法，在‘实事求是’‘无证不信’。其研究范围，以经学为中心，而衍及小学、音韵、史学、天算、水地、典章制度、金石、校勘、辑佚，等等。”对经学的考据之风亦影响了当时医家对中医经典文献《黄帝内经》《难经》的考证和研究，促进了对中医经典理论的阐释与发挥。浙江医家在注释时引经据典，并多结合自己的临床体会，这对后世理解经典具有积极意义。

《黄帝内经》《难经》《针灸甲乙经》是对后世针灸学影响深远的经典文献，其中《黄帝内经》《难经》为历代学术发展之渊源。《灵枢经》又被皇甫谧命名为《针经》，全书除概述生理、病理、诊断、治疗原则和方法外，较大的篇幅是阐释经络和针法。该书年代久远、版本众多、义理深远，对大部分医家来说很难理解，而对《灵枢经》作注解的著名的三位医家皆是浙江籍人士，浙江医家对经典的推广发挥了巨大作用。

注解《灵枢经》的第一家当推会稽（今绍兴）医家马莳（元台），其以任职太医院之便，不仅注释《黄帝内经素问》名为《黄帝内经素问注证发微》，还注释《灵枢经》名为《黄帝内经灵枢注证发微》，是最早合注之人。古来注释《黄帝内经素问》者多，而注《灵枢经》者少，究其原因，《灵枢经》在晚唐和南宋两次散失导致失传，故明代才出现第一位注家。马莳擅长针灸，有丰富的临床经验，其在注释篇名、解释病名、剖析医理等方面结合临床有颇多发挥，特别是对经脉腧穴的注释，十分系统全面。马莳对《灵枢经》推崇备至，认为《灵枢经》比《黄帝内经素问》更加重要，云：“素问诸篇，随问而答，头绪颇多，大径殊少，《灵枢》大体浑全，细目毕具，犹儒书之有大学，三纲八目，总言互发，真医家之指南，其功当先于《素问》。”他认为，不能视《灵枢经》仅为用针之书，定其名为《针经》，这既不符合事实，也易引起误会，“自后世易《灵枢》为《针经》之名，遂使后之学者，视此书只为用针，弃而不习，故医难入口，术难精巧，无以疗疾起危，深可痛惜”。他又指出，书中用针方法，都可引申为用药之法，不可“泥为用针”之术。这些说法很有道理。《黄帝内经灵枢注证发微》体例同《黄帝内经素问注证发微》，后世学者认为此书之注属首创，其对《灵枢经》的推广发挥了巨大作用，为后世注解《灵枢经》树立了典范。后世注解《灵枢经》皆仿效马莳的体例。

继马莳之后校注《黄帝内经》者，当属钱塘（今浙江杭州）侣山堂张志聪（隐庵）、高世栻（士宗）。张志聪主张“先难其所难，而后易其所易”，因此十分重视对《灵枢经》《黄帝内经素问》的研究。他根据自己从医数十年之经验，集同学及门第数十人于侣山堂，讲学研究，经过五年时间，著成《黄帝内经素问集注》《黄帝内经灵枢集注》，开创集体研究之先河。其校注之严谨尤为可贵，如其在《黄帝内经素问集注》自序中所说：“以昼夜之悟思，印岐黄之精义，前人咳唾，概所勿袭；古论糟粕，悉所勿存，惟与同学高良，共深参究之秘，及门诸弟，时任校正之严。”张志聪所著的《黄帝内经灵枢集注》，重于医理阐释而不拘于训解校注，所谓“以理会针，因针悟证者”，既是集注之特点，也是与马莳《黄帝内经灵枢注证发微》的相异之处。其注文另一特点就是多采用“以经注经”，以便融会贯通。当代著名中医学家、教育家任应秋评价张志聪所著的《黄帝内经素问集注》《黄帝内经灵枢集注》，曰：“实开集体创作之先河。正因为他们发挥了集体智慧，其校注质量还是较高的……对古人的东西，取其精华，扬弃糟粕，又发挥集体力量，共同创作，这一精神，还是有可取之处。”这两部著作以能够去芜存菁，发挥群体力量创造，为后人所推崇。高世栻秉承师训和侣山堂讲学思想，重视经典，著《素问直解》《灵枢直解》。其阅览多家《黄帝内经素问》注本，去伪存真，用心注解至精至微之理，力求《素问直解》释文能更加接近经文原旨，所以该书对《黄帝内经素问》全文的传承起着重要作用。高世栻所著《灵枢直解》惜亡佚，但高世栻仍是全注《黄帝内经》的医家。陈修园所著《医学三字经》称高世栻为“大作者，推钱塘”，自注云：“张隐庵、高士宗，皆钱塘人，各出手眼，发前人所未发，为汉后第一书。”可见两人在注解《黄帝内经》上的地位。

此外，明代浙江医家张景岳历时三十年在其所著《类经》中分类汇注《黄帝内经》，将《黄帝内经素问》《灵枢经》合撰编注分为十二类，共计三十二卷，阴阳、藏象、脉色、经络、摄生、标本、气味、论治、疾病、针刺、运气、会通等，共三百九十条。张景岳的注释，综合百家，剖析疑义，颇有发明，条理井然，易于浏览研读，深为后世研读《黄帝内经》者称便。明代高武认为，历来节录《黄帝内经》而成书者，多详于藏象病机、脉要诊候，却忽略经脉刺灸，因而他首创单独节集的《黄帝内经》《难经》针灸理论及有关内容，"立题分类，以便记诵"，著《针灸素难要旨》，又名《针灸节要》。此书探源针灸经典，对针灸学术思想进行系统介绍，具有重要的参考价值。

（二）腧穴学理论的发展

明清浙江医家在腧穴上的贡献主要为五输穴、原穴及奇穴理论的总结发挥和临床运用。

1. 完善五输穴理论

早在汉墓出土的《帛书》中，就有十一经脉的记载，而且十一经脉全为向心性分布，是经络学说体系的雏形。在经脉命名上以手足为始，延至今日，充分说明古人对经脉的认识着重在四肢部，主要以手足为出发点，论其与头面躯干的上下内外联系。这种先手足四肢后躯干的认识是人类发现经络并对之记述的开端。目前针灸临床在运用远端取穴时，也常以手足四肢腧穴来治疗头面躯干之疾。由于古人对手足四肢部的重视，这些部位就成为最初的穴位。《黄帝内经》称人体有三百六十穴，但实际上有名称和定位者仅一百六十个左右，而五输穴就有五十五个，且对每穴都有详细定位和论述。《黄帝内经》中有关穴位的论述，五输穴系统是最详细、最完整的，因其具有特殊的称谓、特殊的性能、特殊的治疗作用而为历代医家所重视。但对《灵枢·九针十二原》的"所出为井，所溜为荥，所注为输，所行为经，所入为合，二十七气所行，皆在五输也"，始终没有令人满意的解释，加之其与《难经》所述不尽相同，故争议较多。马莳在《黄帝内经太素》的基础上，对五输穴作了进一步解释，为后世医家所沿用。如对五输穴描述云："其始所出之穴，名为井穴，如水之所出，从山下之五始也，如肺经少商之类。水从此而流，则为荥穴，荥者，《释文》为小水也，如肺经鱼际之类。又从此而注，则为输穴，输者，注此而输运也，如肺经太渊之类。又从而经过之，则为经穴，如肺经经渠之类。又从而水之所会，则为合穴，如肺经尺泽之类。"他把五个特定腧穴之名称，加以具体形象化，以水流在自然界的不同状态作譬喻，借此表明它们之间脉气承接的顺序和相应关系。如此注释，使后来学者一目了然，容易理解和掌握，《类经》《素问灵枢类纂约注》及现在的《针灸学》教材等，多从此说。

此外，马莳关于五输穴配合五行的运用规律，五脏原穴及心之原穴为大陵的理论等均为后世所继承。五输穴的五行配属，《灵枢经》仅言井穴的属性，即阳经井穴为庚金，阴经井穴为乙木。《难经》根据阴阳刚柔相济、五行生克制化的原理，将十二经之五输穴配以五行。马莳注释时，则参考《难经》理论，对《灵枢经》中的五输穴进行了补充说明，对每一穴皆配以五行，并说明其阴阳经脉五行之间的生克关系，即所有阳经的五输穴都是克制相应阴经五输穴的，同时，无论是阳经的五输穴还是阴经的五输穴，其顺序都是按照相生的母子关系排列的。如云："阳井金生阳荥水，阳荥水生阳输木，阳输木生阳经火，阳经火生阳合土。阴井木生阴荥火，阴荥火生阴输土，阴输土生阴经金，阴经金生阴合水。"此外，阴经以输穴为原穴，阳经虽多一原穴，但与输穴属性相同为甲木，故不另配五行。"言五输而不言原穴者，以阴经有输而无原，而阳经之原以输并之也"，将五输穴配属了阴阳五行，马莳在此基础上，将五输穴与生理、病理及相应的辨证论治规律，构成统一的系统，按照阴阳变化及五行生克的法则，演绎出许多错综复杂的变化。五输穴流注学说及五输穴五行理论，对针灸临床选穴配穴具有指导作用。补母当补子，泻井当泻荥及子午流注针法等方面，都是五输穴结合五行的具体运用，从而使五输穴在疾病的诊断和治疗上发挥特殊作用，可见马莳对其所做的贡献。

2. 创用奇穴并系统化

奇穴是指十四经穴以外具有固定位置和较为特殊治疗作用的腧穴，又称经外奇穴。因奇穴对于某些病证具有特殊的治疗作用，故为历代医家所重视。但在明代以前的文献中，奇穴的记载仅散见于医籍的各篇章中，明代湖州籍医家方贤在其《奇效良方》中设"奇穴"篇，专门论述奇穴。该书共收录奇穴二十六个，记载了奇穴的名称、定位、主治病证及刺灸方法，相较之前文献对奇穴的论述更为详细，不少奇穴为该书首载，如"四缝四穴，在手四指内中节。是穴用三棱针出血，治小儿猢狲劳等证"，"耳尖二穴，在耳尖上，卷耳取之，尖上是穴。治眼生翳膜，宜灸七壮，不宜灸多"。该书部分奇穴附有疗效评价，如"十宣十穴，在手十指头上去爪甲一分，每一指各一穴，两手指共十穴，故名十宣。治乳蛾，用三棱针出血，则大效矣"，"鼻准一穴，在鼻柱尖上。是穴专治鼻上生酒醉风，宜用三棱针出血，立效"。该书中的这些奇穴多有效验，至今仍为医家所重视，在临床上广泛应用，其中有十九个被收入针灸教材《经络腧穴学》。《奇效良方》专列奇穴，奠定了奇穴的学术地位，此后

《针灸大成》《类经》等书均专列奇穴篇，所载之奇穴数目也越来越多，使奇穴成为腧穴的重要组成部分，经络腧穴理论也更加完善。

（三）针法理论的发展

明代是针法快速发展的时期，浙江医家多有论述和发挥。从针刺前准备，到取穴法、针刺补泻手法等均有涉及。高武强调用针之道“医者之心，病者之心，与针相随上下”，即要求针刺时医者与患者注意力都要集中，进一步阐发《黄帝内经》“凡刺之真，必先治神”的论述。高武在取穴上注重左手循按，反对用繁复的补泻手法，补泻重视呼吸，“言医工持针，等候病人之呼吸而用针也”。在其著作《针灸聚英》中多次提到呼吸补泻，书云：“补法，先以左手揣按得穴，以右手置针于穴上，令病人咳嗽一声，捻针入腠理得穴，令病人呼气一口，将尽，纳针至八分，觉针沉紧，复退一分许，如更觉沉紧，仰手转针头向病所，依前循扪其病所，气至病已，随吸而走出针，速按其穴，命之曰补……泻法，先以左手揣按得穴，以右手置针于穴上，令病人咳嗽一声，捻针入腠理得穴，令病人吸气一口，针至六分，觉针沉涩，复退至三四分，再觉沉涩，更退针一豆许，仰手转针头向病所，以手循经络扪循至病所，以合手，以回针，引气过针三寸，随呼徐徐出针，勿闭其穴，命之曰泻。”《针灸聚英》云：“更有补泻定呼吸，吸泻呼补真奇绝。补则呼出却入针……气至出针吸气入……泻则吸气方入针……气至出针呼气出。”又云：“明堂云，当补之时，候气至病，更用生成之息数，令病人鼻中吸气入，自觉热矣。当泻之时，候气至病，更用生成之息数，令病人鼻中出气，口中吸气，按所病脏腑之数，自觉清凉矣。”此外，高武创立“用右手大指、食指捻针头，如饿马无力之状，缓缓前进”，将其定名为“饿马摇铃”补法；“用右手大指、食指捻针头，如飞腾之象，一捻一放”，将其定名为“凤凰展翅”泻法，大大简化针刺补泻，至今为临床广用。

浙江医家对子午流注法亦多有研究，高武、凌云均在此列。高武创立的“子午流注纳子法”影响深远。在其所著的《针灸聚英》中，除将子午流注作为专节介绍外，还将阎明广《子午流注针经》所列两种开穴方法与徐凤《针灸大全》“逐日按时定穴诀”相并编纂，以示三说并存。同时他主张废弃当时流行的“按时用穴”，创用“定时用穴法”。在这一思想指导下，创立了“十二经是动所生病补泻迎随法（十二经病井荥输经合补虚泻实法）”，即当今的“子午流注法纳支（子）法”。他认为必须“使人知某病宜针灸某经某穴，当用某日某时开方针”，即先知病，后定经穴，最后选用该经该穴的开穴时辰进行针灸。

湖州凌云在其著作《子午流注图说》《经络考略》中均有关于子午流注的研究论述，凌云以《黄帝内经》中述及五运六气的各大论为依据，认为三焦、心包络二经穴的分配日时不合理，因此重新“立图缀说，悉本经义；选日遁时，皆捐俗学”，分撰《天元流注》《地元流注》《人元营卫流注》三图。

（四）灸法理论的发展

明清时期灸法得到迅速发展，浙江医家在隔物灸和传统灸法上均有创新，扩大了灸法治疗疾病的范围，提高了灸法的安全性，使更多患者受益。传统灸法上，清代韩贻丰在“雷火针”的基础上，加减一些药物，称之为“太乙神针”，二者均用于风寒湿痹、寒性腹痛等证的治疗。此外，他还编著《太乙神针心法》加以推广。赵学敏创立了“百发神针”，用治偏正头风、漏肩风、鹤膝风、半身不遂、疝气等；“消癖神火针”用治偏食、消瘦、积聚痞块；“阴症散毒针”用治痈疽症等病。此外，他还使用“硫朱灸”来治疗风寒湿痹、伤痛、脘腹寒痛等。吴尚先在《理瀹骈文》中记载了桑枝灸治风癖。

隔物灸创新主要是因为隔衬药物和灸疗器械的发展。张景岳在《类经图翼》中用隔蟾灸治瘰疬；楼英在《医学纲目》中用隔苍术灸治耳暴聋；赵学敏在《串雅外编》中用隔土瓜灸治耳聋，用隔鸡子灸治痈疽红肿无头，用隔碗灸治乳痈；吴尚先在《理瀹骈文》中用隔槟榔灸治暴聋，用隔核桃灸治风湿骨痛等，至今仍有一定临床价值。雷少逸在《灸法秘传》中首载银盏隔盐灸法，将灸器灸法与隔物灸法合二为一，解除了艾炷直接灸的痛苦，同时增强了隔物灸的渗透力，具有创新性。该书详细论述了银盏器具的制作、银盏隔姜灸法的操作方法及注意事项、灸后调护。现代用的温灸杯、温灸筒、温灸盒等均是在此基础上发展而来的。温灸器的使用与改革，使灸法更为安全、无痛，不会灼伤皮肤，尤其适用于老人、妇女、儿童、体弱者，成为患者乐于接受的一种治疗方法。

（五）针灸歌赋

在针灸发展史上，针灸歌赋占有十分重要的地位。针灸歌赋内容丰富，从经络、腧穴、刺灸法到临床治疗均有论述，构成了针灸文献中一个独具特色的组成部分。歌赋言简意赅、朗朗上口的表达方式，使原来浩繁复杂的针灸内容变得易诵易记，便于掌握。因此，针灸歌赋一向受到历代医家的重视，成为针灸启蒙和传道授业的主要工具。而对针灸从业者来说，针灸歌赋有重要的临床参考价值。许多针灸歌赋是古代著名医家多年甚至几代人学术思想与临床经验的总结与提炼，如《胜玉歌》是杨继洲根据家传针灸经验总结编撰而成的。

浙江医家在针灸歌赋的创作及保存中做出了卓越贡献。许多针灸歌赋因他们的记载流传至今，反映了浙江医家在治学上广采博引、学无门户的品质。以下列举与浙派医家相关的针灸歌赋，以供参考（表 1–1）。

表 1–1　与浙派医家相关的针灸歌赋

针灸歌赋	出处	作者	备注	类别
《十四经穴歌》	滑寿《十四经发挥》	滑寿		腧穴类
《八会穴歌》	高武《针灸聚英》	不详		
《行针总要歌》	杨继洲《针灸大成》（首载）	杨继洲		针法类
《针内障秘歌》	杨继洲《针灸大成》（首载）	杨继洲		
《针内障要歌》	杨继洲《针灸大成》（首载）	杨继洲		
《补泻雪心歌》	高武《针灸聚英》（首载）	不详		
《行针指要歌》	高武《针灸聚英》（首载） 杨继洲《针灸大成》（转载有修改）	高武		治疗类
《回阳九针歌》	高武《针灸聚英》（首载）	不详		
《马丹阳天星十二穴主治杂病歌》	徐凤《针灸大全》（首载） 高武《针灸聚英》	徐凤	由王国瑞《扁鹊神应针灸玉龙经》中的《天星十一穴歌诀》演变而来	
《百症赋》	高武《针灸聚英》（首载）	不详		
《肘后歌》	高武《针灸聚英》（首载）	不详		
《拦江赋》	高武《针灸聚英》（首载）	不详	高武谓：不知谁氏所作，今自凌氏所编集写本针书表录于此	
《玉龙歌》	王国瑞《扁鹊神应针灸玉龙经》	不详		
《玉龙赋》	高武《针灸聚英》（首载）	不详	该赋是在《玉龙歌》的基础上加以缩写而成，内容简洁，便于诵习	
《胜玉歌》	杨继洲《针灸大成》	杨继洲	歌名“胜玉”，是指其内容胜过《玉龙歌》	
《徐秋夫鬼病十三穴歌》	高武《针灸聚英》（首载）	不详		
《针灸歌》	王国瑞《扁鹊神应针灸玉龙经》	不详		

此外，歌赋由于文体限制，其文句难免语义难明或艰涩难解，因而还有医家对前人的歌赋进行注解。如杨继洲为窦汉卿《通玄指要赋》《标幽赋》《金针赋》作注解。明代针灸医家凌汉章在《通玄指要赋》的临证取穴基础上，加以相应的配穴，撰成《卧岩凌先生得效应穴针法赋》，每证两穴，临床颇具参考价值。

三、民国时期浙江针灸的曲折生存

民国时期（1912—1949 年）的浙江经历了一系列的政治、经济和社会变革。民国初期，浙江经历了辛亥革命，宣告了清朝的结束。此后，浙江政治局势相对稳定。由于浙江的地理位置优越，拥有良好的交通条件和丰富的自然资源，因此，经济发展相对活跃，尤其以工商业相对发达，比如纺织、造纸、制糖和造船等行业。民国时期，浙江的教育事业也得到了一定的发展，浙江大学、杭州大学等一些知名的高等学府相继成立，为浙江培养了一批优秀的人才。同时，还出现了一批杰出的文化人物和艺术家，文化艺术也得到了一定的繁荣。

针灸作为中医传统疗法的重要组成部分，在民国时期的浙江经历了曲折的生存历程，其发展受到了政治、社会和科学等多重因素的影响。首先，民国时期是中国社会动荡不安的时期，医疗资源的短缺导致了中医针灸的学术研究和教育的停滞，使针灸的理论和技术难以得到进一步的发展和传承。其次，民国时期是现代科学兴起的时期，西方医学的影响逐渐渗透到中国，传统的针灸疗法受到了西方观念的冲击。西医学派对针灸疗法进行了质疑和批评，认为其缺乏科学依据和临床证据，这使针灸受到了严格的监管和限制，针灸师的执业权和地位受到了挑战。

尽管面临重重困难，浙江针灸仍然保持着一定的生存空间。一方面，中医药在浙江地区有着悠久的历史和深厚的传统，针灸作为中医药的重要组成部分，得到了一定程度的保护和支持。另一方面，针灸在民间有着广泛的应用和认可，尤其是在农村和偏远地区，针灸被视为一种廉价和有效的医疗手段，因此得到了民众的信任和支持。此外，浙江针灸在民国时期也进行了一些改革和创新。一些针灸医师尝试结合西医知识和技术，提出了一些新的针灸理论和疗法，试图提升针灸的科学性和临床效果。浙江针灸的十大流派，比如凌氏、梁氏、罗氏等均在这一时期得到较大发展。同时，一些针灸机构和学校在困境中艰难运营，为针灸师提供培训和教育，推动针灸的发展和传承。比如张俊义在

1931年邀请罗哲初在宁波开办东方针灸研究社，并创刊《温灸医报》。《温灸医报》于1931年由东方针灸研究社创办发行，属于针灸医学刊物。这一时期的浙江针灸名医有罗哲初、黄学龙、马雨苏、陈佩永等，金文华、邱茂良、楼百层、马石铭、施延庆等浙江近代名医也是在这个时期成长起来的。

总的来说，在民国时期，浙江针灸经历了曲折的生存历程，面临政治动荡和科学挑战的双重困扰。然而，由于中医药传统的深厚基础和民众的支持，浙江针灸得以继续生存下来，并进行了一些改革和创新。这为后来的针灸发展奠定了一定的基础。

第三节　浙派中医针灸的腾飞

一、中华人民共和国成立初期浙江针灸的恢复

1949 年中华人民共和国成立后，浙江省成为中国的一个行政区划单位，原来的浙江行政区域被划分为浙江省和上海市两个独立的行政区。这一划分是根据当时的政治需要和行政管理需要进行的。从此以后，浙江作为一个省级行政单位，开始承担地方政府的职责和责任。1949—1978 年，浙江省积极响应党和国家的政策，推进社会主义建设，成为社会主义革命和建设的重要战场，积极开展土地改革、农业合作化和社会主义改造等运动。在中华人民共和国成立初期，浙江省的经济以农业为主导，改革开放后，浙江政府加大了工业和交通运输等领域的发展，推动了经济的增长。在教育和文化方面，浙江政府加大了教育投入，普及了教育资源，大力支持文化艺术的创作和发展，涌现出一批杰出的文化人物和艺术家。浙江省的社会结构和风貌也发生了较大的变革。

为了恢复和发展中医药事业，国家采取了一系列的措施。首先，政府制定了相关法律法规，明确了中医药的地位和作用，保护和发展了中医药事业。针灸作为中医的重要组成部分，也得到了相应的政策支持。其次，在医疗机构建设方面，国家投入大量资金用于建设中医医院和针灸机构，为中医药事业提供了良好的发展环境。浙江省作为中国经济发达的地区之一，也积极推动中医药事业的发展。多家高水平的中医医院和针灸机构相继建立，提供了专业的针灸治疗和培训服务。

1956 年，浙江省中医院针灸科成立。1958 年，浙江省中医药研究院成立，该研究院是我国建立最早的省级中医研究院之一。1959 年浙江中医学院（现浙江中医药大学）成立，该院校是浙江省人民政府与国家中医药管理局合作创办的本科院校，是中国最早成立的中医药高等学府之一。学校的建立旨在培养中

医药专业人才，推动中医药事业的发展和传承。经过多年的发展，如今的浙江中医药大学已成为中国乃至全球中医药教育和科研的重要基地之一。1961 年 9 月，浙江中医学院门诊部在浙江大学舜水馆成立，这便是浙江省中山医院（浙江中医药大学附属第三医院）的前身。

中华人民共和国成立初期，浙江省涌现了一批在针灸领域有着卓越成就的名医，比如金文华、邱茂良、楼百层、马石铭、施延庆、陈同丰、严定梁、虞孝贞、罗诗荣、高镇五、阮少南、杨楣良、盛燮荪、李栋森、王正、朱明清、马士林等。这些名医通过自身的努力，为浙江省针灸事业的发展做出了重要贡献，并对整个中国针灸学的研究和推广起到了积极的推动作用。他们的成就和经验对今天的针灸学学习和实践仍然具有重要的指导意义。

二、改革开放时期浙江针灸的发展

1978 年改革开放以后，浙江省取得了显著的发展成就，成为中国经济发展的重要引擎之一。浙江省在改革开放初期就积极探索市场经济体制，实行了一系列的改革措施。特别是在 20 世纪 80 年代末、90 年代初，浙江省成立了一批民营企业，在全国乃至全球范围内取得了巨大成功，极大地推动了浙江经济的发展。浙江省的中医药事业也取得了长足的进步和发展，通过加大中医药教育、临床实践、科研创新和文化传承等方面的力度，浙江省的中医药事业在保护中医药传统文化的同时，积极推动了中医药现代化的发展。

改革开放时期，浙江省的针灸事业取得了显著的进步和发展。浙江省建立了一批针灸学院和研究机构，如 1983 年成立的浙江中医药大学针灸推拿系，在第二年（1984 年）即获得全国第二批硕士学位授予权，致力于针灸学科的教学、研究和人才培养，为针灸的发展提供了坚实的学术支持，是浙江省最高层次的针灸人才培养基地。许多中医医院和中医诊所在浙江省各地建立起来，提供针灸诊疗服务，并积极探索中西医结合的临床实践。浙江省注重针灸科研创新，开展了一系列的针灸研究项目。针对不同疾病和临床问题，开展了针灸机制研究、针灸效应评价等科研工作，推动针灸学科的进一步发展。在针灸人才培养方面，加强了对针灸师的培训和教育。通过开设针灸专业的学士、硕士研究生等学位课程，培养了一批专业的针灸师和研究人才。此外，针灸国际交流与合作也蓬勃发展，大批高层次针灸专业人才被外派，支援欠发达国家和地区的医疗事业。也有一批针灸专业人才被派往发达国家进一步深造学习。

浙江省针灸学会亦在此期间成立和发展起来，学会于 1979 年 11 月 30 日正式成立，原为隶属于中华中医药学会浙江分会的二级学会。1986年4月，经浙江省卫生健康委员会、浙江省科学技术协会、浙江省民政厅批准，晋升为一级学会，是全国第一个晋升为一级学会的省级针灸学会。经过40余年的发展，学会现有个人会员2000余人，团体会员单位45家，设有针灸临床、刺法灸法、经络腧穴、针灸文献、针灸现代研究、中医针灸器械、针刀、银质针、经络养生、针灸康复、针推结合、疼痛、医学美容、妇产科、微针刀、脐针、脑病、针灸适宜技术、中医护理、针药结合、心理与睡眠健康、穴位埋线、铺灸疗法共23个二级专委会，另有4个专委会正在筹建。现如今，浙江省针灸学会在会长方剑乔的带领下，已经成为走在全国前列的省级优秀针灸学会之一，并多次荣获"浙江省科协省级学会工作先进单位"称号。

总的来说，改革开放以来，浙江针灸得到了持续发展和壮大。政策支持、技术创新和人才培养是浙江针灸发展的重要推动力。通过国家政策的支持和浙江省的积极响应，针灸事业在浙江省取得了显著的成就，为本省的中医药事业发展做出了积极贡献。

三、新时代浙江针灸的腾飞

新时代的浙江在经济发展方面取得了显著的成就。作为中国经济发展的重要引擎之一，浙江省的经济总量在全国居于前列。浙江省以制造业为主导，涵盖了机械制造、电子信息、纺织服装、化工等多个产业领域。同时，浙江省也积极推动创新创业，并培育了一批具有国际竞争力的高科技企业。浙江省的城市建设也得到了快速发展和改善。杭州、宁波、温州等城市成了国内外瞩目的现代化城市，拥有先进的基础设施、美丽的城市环境和便捷的城市交通。同时，浙江省注重保护历史文化遗产，推动了旅游业的繁荣。浙江省注重科技创新，大力推进科技研发和转化，拥有一批高水平的科研机构和科技企业，涉及信息技术、生物医药、新材料等领域，并积极推动数字经济和互联网产业的发展，成为中国互联网创业的重要地区。当代浙江省在经济、教育、城市建设、科技创新、生态环境保护等方面取得了显著的发展成就。全省致力于全面建设现代化经济体系和美丽宜居的生活环境，为居民提供更好的生活质量和发展机会。

当代浙江针灸的发展情况表现出了积极向上的趋势，各大三甲医疗机构都开设有针灸科，多数中医院有独立的针灸病房，针灸治疗技术得到了广泛应用，涵盖了多个疾病领域，如各种疼痛性疾病、神经系统疾病、消化系统疾病及妇科病等。浙江省的针灸科学研究和创新得到了进一步重视，针灸的机制研究、疗效评价和新技术的开发成为研究的重点，通过应用现代科技手段，如影像学、生物学、神经科学等，深入研究针灸的作用机制，推动针灸的现代化发展。其中，浙江省针灸神经病学研究重点实验室（Key Laboratory of Acupuncture and Neurology of Zhejiang Province）于2019年揭牌成立。浙江省针灸神经病学研究重点实验室归属浙江省“重中之重”学科针灸推拿学科、国家中医药重点学科（针灸学）、浙江省“重中之重”中医学一级学科建设、浙江省重点建设大学优势特色学科，是浙江省唯一一所致力于针灸基础和临床研究的重点实验室。该实验室以针灸理论和临床经验为指导，结合现代神经病学研究手段，开展针灸治疗神经系统疾病的相关机制和规律研究。在针灸人才的教育与培养方面，通过建立针灸专业的学士、硕士研究生、博士研究生等培养体系，培养了一批专业的针灸师和研究人才。其中，浙江中医药大学附属第三医院针灸学科，是基于针灸临床，又有机融入针灸基础研究和针灸学教育的中医药领域重点学科，是浙江中医药大学的核心建设学科和浙江中医药大学附属第三医院的主力学科，在2023年中华中医药学会中医药学科排名中，名列全国同类学科第三。该学科现有团队人员60名，其中博士生导师9名、具有博士学位者34名；获得国务院政府特殊津贴2人、获得国家杰出青年基金1人；卫生部有突出贡献中青年专家1人，浙江省有突出贡献中青年专家1人，国家“万人计划”青年拔尖人才1人，中医药传承与创新“百千万”人才工程岐黄学者1人，浙江省“钱江学者”特聘教授1人，浙江省“万人计划”青年拔尖人才2人，浙江省国医名师1人，浙江省名中医3人，浙江省“新世纪151人才工程”重点培养对象1人，浙江省“新世纪151人才工程”第一、二层次培养对象2人，省卫生“325高层次人才”领军人才培养对象2人等，是目前华东地区针灸学科规模最大和水平最强的学科之一。该学科承担着浙江省高层次针灸人才的培养任务，现建设有国家一流本科专业、省一流专业，以及国家级精品课程2门，省级一流课程6门，并被确立为全国“刺法灸法学”课程联盟理事长单位。此外，浙江省针灸学会在加强对临床医生和其他医务人员的针灸技术培训，提高他们的针灸应用水平方面发挥了重要作用。

此外，浙江省作为针圣杨继洲故里，在杨氏针灸的传承发展方面也取得了很大的成就。2009年6月，“衢州杨继洲针灸”项目列入第三批浙江省非物质文化遗产名录，成为衢州市首个传统医药类省级非物质文化遗产；2014年12月，“杨继洲针灸”入选第四批国家级非物质文化遗产代表性项目名录。以杨继洲针灸为题材的微电影《神针》和纪录片《针圣故里》相继拍摄播出。2016年11月5日，宣传片《针圣故里》登陆号称世界十字路口的纽约时代广场，纳斯达克大屏连续1周每隔1个小时随着整点的钟声敲响滚动播出该宣传片，引起了全世界的关注。《针圣故里》是由衢江区推出的国家级非物质文化遗产“杨继洲针灸”宣传片，旨在纪念中华第一神针、明代针灸大师杨继洲，展示杨继洲的故乡风景。2016年11月4日，在日本举行的世界针灸学会联合会第八届执行理事会上，衢州获得了2017首届世界针灸康养大会的举办权，并且世界针灸康养大会永久性常设会址设在衢州。2021年9月6日，杨继洲针灸文化园正式揭牌成立。“杨继洲针灸”的传承与发扬在当代社会得到了空前的重视与最大范围的关注。

总体而言，当代浙江针灸的发展呈现出前所未有的蓬勃生机。通过临床应用水平的提升，科学研究与创新、教育与培训、技术创新与设备应用及国际交流合作等方面的努力，浙江省的针灸事业在继承的基础上不断创新，推动了针灸的现代化进程，为浙江省的健康事业做出了更大的贡献。

第四节　浙派中医针灸的影响

一、针灸流派的形成与浙派中医的关系

针灸具有特色鲜明的理论体系和操作方法，是中医临床治疗的重要手段，属于中医学的一部分，在漫长历史中为守护中华民族健康做出了巨大贡献。根据现存史料，中医学与针灸学有着共同的起源，现存最早的中医学文献是1973年湖南长沙马王堆汉墓出土的医学帛书，其中既有中医医方书籍《五十二病方》，又有针灸学最早记叙经脉的《足臂十一脉灸经》和《阴阳十一脉灸经》。其后秦汉时期成书的《黄帝内经》和《难经》，不仅标志着中医基础理论的基本形成，亦标志着最早的中医流派的产生，即黄帝医学与扁鹊医学两大流派。《黄帝内经》是黄帝医学流派的著作，代表人物有黄帝、岐伯、伯高、少俞；《难经》相传是扁鹊医学流派的著作，流派代表人物有扁鹊、仓公，扁鹊精于应用砭刺、针灸、按摩、汤液、热熨等法治疗内、外、妇、儿、五官等各科疾病，在西汉之前被认为是"医学之祖"。两大医学流派著作《黄帝内经》和《难经》中皆有很大篇幅是关于针灸的，且将针灸等外治法作为治疗疾病的首选，如《黄帝内经》中就有"善治者，治皮毛，内务大病，病在皮毛，首选外治，慎言内调"的论述。而《黄帝内经》分《黄帝内经素问》《灵枢经》，普遍认为《灵枢经》成书早于《黄帝内经素问》，而《灵枢经》以针刺内容为主。汪石山在《针灸问对》一书中说："《内经》治病，汤药醪醴为甚少，所载服饵之法才一二，而灸者四五，其他则明针法，无虑十八九。"可见针灸是当时最重要的治疗手段，在中医学中有不可或缺的地位。

其后两千多年的中国医学史中，针灸和中医药的发展密不可分，许多中医大家既精于方脉，又擅长针灸。如有"神医"之称的华佗，发明了世界最早的麻醉药"麻沸散"，又发明了"夹脊穴"，此穴位至今为临床常用穴位。《三

国志》中有华佗针刺膈俞穴给曹操治疗“头风病”的记载。“医圣”张仲景著《伤寒论》十六卷，后经晋代王叔和编纂、宋代林亿等整理校正，成为《伤寒论》和《金匮要略》二书，二书一直被奉为中医学重要的经典著作，流传至今。《伤寒论》虽主要以方脉为主，但尚有运用针刺、灸、熏、烧针、温针等治疗伤寒病的宝贵经验。有“药王”之称的唐代著名医药学家孙思邈，撰有《备急千金要方》和《千金翼方》，前书收载内、外、妇、儿、五官等各科疾病处方五千余首，散见各章的针灸内容一千余条，卷二十九、卷三十专门论述针灸。《千金翼方》有云：“若针而不灸，非良医也，针灸而不药，药而不灸，亦非良医也，知针知药，固是良医。”把“针药并用”当作评定一个优秀医者的标准。有“药圣”之称的明代医药学家李时珍著有本草学著作《本草纲目》和脉学专著《濒湖脉学》，前书中有火针、灸法和穴位敷贴的论述。其对经络学亦有研究，著《奇经八脉考》，对经络学说的发展做出了贡献。

浙江地处东海之滨，钟灵毓秀，物华天宝，历史悠久，人杰地灵。早在十万年前的旧石器时期，浙江历史的序幕就已揭开。自跨湖桥文化开始，后经河姆渡文化、良渚文化、春秋时期的“越文化”，尤其是宋室南迁以降，历元明清，至近世，浙江人文荟萃，经济发达。同样，浙派中医历史源远流长，浙江名医如林，他们根据各自的临床经验，阐发各自的观点，逐渐形成各具特色的中医流派。2021 年 5 月，在浙江省发展和改革委员会、浙江省经济和信息化厅、浙江省农业农村厅、浙江省卫生健康委员会和浙江省中医药管理局共同发布的《浙江省中医药发展“十四五”规划》中，将浙派中医划分为丹溪学派、永嘉医派、医经学派、钱塘医派、绍派伤寒、伤寒学派、温病学派、针灸学派、本草学派、温补学派共十大学派，而其中针灸学派尤为特殊，其许多代表人物不仅在针灸领域有巨大贡献，在中医其他学派亦有巨大的影响。如丹溪学派创始人朱丹溪，是金元四大家之一，提出“阳常有余，阴常不足”学说，在灸法上提倡“热症可灸”理论，对于虚热证，认为艾灸有“补阳生阴”“助元气”的作用。朱丹溪认为艾灸可以“补阳，阳生阴长”，治疗阴虚有热证；灸丹田可治虚脱证。对于实热证，他认为艾灸有“泄引热下”“散火祛痰”“拔引热毒”的作用。从朱丹溪的灸法理论中可以更好地理解其学术思想。朱丹溪的学术继承者楼英首次将中医学理论体系与临床诊疗体系有机整合为一个统一体系，并在统一的理论框架下，实现了针方与药方的整合，完成了中医学理论体系一次完整的重构，对明清医学的发展产生了广泛而深远的影响，甚至潜移默化地影响了现代中医学教材的编撰。温补学派和绍派伤寒学派代表张景岳重视灸法，认为“凡用灸者，所以散寒邪，除阴毒，开郁破滞，助气回阳，火力若到，功非浅鲜”，此与其主张“阳非有余”“真阴不足”及“人体虚多实少”一脉相承，他重视补益真阴元阳，慎用寒凉和攻伐之剂，临证常用温补之剂。本草学派代表赵学敏在李时珍《本草纲目》的基础上撰《本草纲目拾遗》，补充收录了散在民间的七百一十六种药物，并纠正《本草纲目》中的误记和疏漏，为我国中药学的发展做出了贡献。其另著《串雅内外编》，该书是我国第一部民间走方医的专著，其中有大量针法、灸法的创新。温病学派集大成者王孟英著有《温热经纬》《王氏医案》《归砚录》《潜斋简效方》等，其不仅在汤药治疗温热病及霍乱方面造诣高深，而且还长于针灸治疗，在用针刺、放血、熨灸、贴穴救治温病和霍乱方面给后人留下了宝贵经验。

综上，中医学的起源与针灸学有重要关联，从现存最早的中医典籍中可以看出，针灸学与中医方脉密不可分。在此后数千年的历史发展长河中，中医方脉与针灸学互相促进，大大丰富了中医学的内涵。许多医家在中医方脉与针灸学上均取得了巨大成就，影响深远。浙派中医各医家尤承其绪，注重针药灸的结合。浙派中医针灸流派已成为打造“浙派中医”品牌不可或缺的部分。对浙派针灸各医家的进一步挖掘、整理研究，有利于更好地传承中医学。

二、浙江针灸对全国针灸发展的影响

针灸学在我国有悠久的历史，其具有相对简便又能切实有效地治病养生的特点，我国广阔的地理环境加之独特的文化，使其理论能逐渐完善并发展至今。针灸学是中医学的一颗璀璨明珠，相较古代西方医学普遍依赖药物疗法而言，针灸学深刻体现了中国古代劳动人民的智慧。正如英国著名学者李约瑟在他的代表作《中国科学技术史》（医学分册）中所说，中国的治疗方法与欧洲的最根本区别当然是针灸疗法，它在中华文化圈内一直被持续使用了大约两千五百年的时间。许多世纪以来，数千博学和虔诚的人的努力，已经使针灸疗法变成了医学理论和实践中高度体系化的一个部分。

中国针灸学实际包括针法和灸法两大类，由于历史上各个时期不同的历史条件，发生战乱和疫病的情况不尽相同，针法、灸法的发展并非并驾齐驱，而是各有偏重。1973 年湖南长沙马王堆出土的两部针灸著作《足臂十一脉灸经》《阴阳十一脉灸经》只提到灸法和砭石，而两部著作的撰写均早于《黄帝内经》，此可作为灸法早于针法的佐证。虽然春秋战国时期成书的《黄帝内经》《难经》奠定了针灸的理论基础，特别是《灵枢经》对经脉理论的形成及九针制式的确定意义深远，而后晋代《针灸甲乙经》对腧穴进行了全面总结，但在此后几百年间，灸法一直占据主导地位，而针法几乎停滞不前，鲜有探讨针法理论的著作。如从敦煌遗书中发现的针灸文献中就有“灸师”这种专业职称。南北朝时灸法盛行，达到了“贵贱争取之，多得其验，二十余日，都下大盛，咸云圣火，诏禁之不止”(《南史·齐本纪第四》)的盛况。这种情况一直持续到隋唐时期，唐代孙思邈《千金要方》《千金翼方》虽大力提倡针灸药并用，但其施灸仍采用艾炷重灸，壮数多达几百。王焘《外台秘要》更倡言:“至于火艾，特有奇能，虽曰针、汤、散，皆所不及，灸为其最要……此之一法，医之大术，宜深体之，要中之要，无过此术……针法古来以为深奥，今人率不可解。经曰:‘针能杀人，不能起死人。’若采之恐伤人性命，今并不采针法，惟取灸法。”这过分夸大了针刺的危险性，以至废针但言灸法。此外尚有更多专论灸法的著作，无疑也是对当时时代的真实写照。

为何如此，可从近代著名的针灸泰斗承淡安论述古称针灸不可并用的文章中悟得答案:尝考医书，有针者不及灸，灸者不及针之说。简言之，即于一穴中不能针灸并施。余则临症应病，针灸未尝不并施，从未发生意外不幸事。前贤既有是说，必有其意义。间尝思之，前人治疗素不研究清洁与消毒之法，且前人制造之针具，无现时精细，所用之针较今之毫针为粗。以之刺穴，其针孔大，污物易入。针刺之后，继之以不洁之艾灸，污物若留着筋肉，不过发生溃疡疼痛，若侵入血管中，则不堪设想矣。古人之针不及灸，慎也。于灸之后，局部已伤，表皮复有污物，灸而再针，其弊更甚于针而后灸。灸不及针，亦慎也。今之针细如毫，复注意消毒清洁，针灸并施，可无虑焉。

宋金元以后，随着针刺工具的改进，针法迎来了辉煌的发展时期，针灸学术得以实现全面发展，从基础经络腧穴到临床运用(针法、灸法、辨证取穴)均有所阐释和创新。浙江针灸学术也在此后走在全国前列。根据目前的文献资料分析，宋金元以前的著名针灸医家，多在今河北、陕西、甘肃、山西、河南、山东等北方地区，宋金元以后的著名针灸医家，则以今江苏、浙江、安徽、江西等南方地区为多，而在南方各省中，浙江针灸医家最多。高希言、田岳凤主编，魏稼主审的《各家针灸学说》中记载，从宋金元至清代，著名医家共五十一人，浙江医家就有十五人之多，占比超过四分之一。浙江虽然地域面积小，占据全国总面积的1.1%，但几乎每个地区均有影响针灸界的著名人物，如湖州的凌氏世医方贤；嘉兴的闻人耆年；杭州的楼英、赵学敏、张志聪、高世栻；金华的朱丹溪、王开、王国瑞；宁波的滑寿、高武；绍兴的张景岳、马莳；衢州的杨继洲、雷少逸、杨敬斋；温州的王执中。这在全国其他地区来说都是绝无仅有的，他们的著作与学术思想在国内外都有深远影响。

浙江自唐末五代以来社会较稳定。五代十国时期，天下大乱，浙江属吴越国统治，钱镠及其子孙施行“保境安民、发展农商”的基本策略，不参与中原争霸，统治期间未有重大战争。苏轼曾评说：“其民（指吴越百姓）至于老死，不识兵革，四时嬉游，歌鼓之声相闻，至今不废，其有德于斯民甚厚。”政治的安定、经济的景荣、人口的增长，使医学获得了良好的发展机会。宋朝建立后，钱氏子孙纳土归宋，避免了浙江地区受到战争破坏。北宋时期浙江地区社会进一步发展，临安府（今杭州）已成为全国十大城市和四大商港之一，其后宋室南渡，先后建都于金陵（南京）、临安（杭州），当时北方几乎所有的阶层均加入了这场移民大军，上至皇室、官僚、地主，下至商人、农民、手工业者、文艺界人士甚至歌女舞伎，这是中国古代历史上规模最大、影响最深远的人口迁徙。大量移民涌入临安，“中原士民，扶携南渡，不知其千万人”，“天下贤俊，多避地于此”，杭州成为全国政治、经济、文化中心，迁入移民中亦有大量医家。人口的大量涌入，带来的是巨量的财富、先进的文化和生产技术，浙江此时成为全国最繁华的地区。人民生活水平提高后，必定对医学有更高的需求，这极大地促进了针灸的发展。

浙江地区文化昌盛、底蕴深厚，文人儒生如林，这为医学学术的总结和提高创造了条件。古代针灸医生普遍文化水平不高，“儒医”是在宋以后才出现的，浙江历史上许多针灸医家都是儒生出身，王执中、滑寿、朱丹溪、高武、杨继洲等最初皆以科举为志。他们加入医学研究队伍后，凭借着深厚的文化功底，结合临床实践，总结学术思想并著书立说。如元明两代许多针灸歌赋的创作不仅需要丰富的临床经验，还需要一定的文字功底。又如雷少逸著有《时病论》，因其医名远扬，又工文字，于是针灸医师金冶田将己所学，倚重雷氏著作撰成《灸法秘传》，使之得以传世。

浙江的地理环境与气候具备多样性与独立性。浙江自古就有“七山一水二分田”的说法，说明了浙江地域的多样性，从浙北地区水网密集的冲积平原，浙东地区的沿海丘陵，浙南地区的山区，到舟山市的海岛地貌，可谓山河湖海无所不有。东临东海，境内高山如莫干山、天目山、天台山、雁荡山分布东西南北；有湖泊如杭州西湖、嘉兴南湖、绍兴鉴湖；有大江如钱塘江，发源即在本省（开化县），而非其他省只是长江或黄河流经的一段。气候上，浙江地处亚热带季风气候区，水资源丰富，易于温热病的流行，此与中原易外感温燥不同。浙江多样的地理环境，带来了多样的气候变化，病因繁复，容易形成多样的疾病谱。据史料记载，仅在南宋152年间，就至少有81年发生过疫灾，当时疫灾中心有今杭州、海宁、湖州、绍兴等城市。这无形中给浙江医家提供了良好的实践机会，客观上为浙江针灸学术百家争鸣创造了有利条件。最后需要指出，浙江医家与周边江苏、江西、安徽、上海等地区医家交流频繁，对周边地区的医学产生了巨大影响力，特别是到了近代，大量浙籍医家前往上海、江苏等地行医并有所建树，如澄江学派代表人物邱茂良，严氏医学流派传人严君白等。

中国针灸在宋金元之后得到较全面的发展，而其中浙江医家做出了巨大贡献。从基础到临床，从经络理论的形成、对古医籍的阐释，到腧穴的发明与运用、刺灸法的发展，均可看到浙江医家的身影。随着浙江中医学院（现浙江中医药大学）针灸系的建立，以高镇五、虞孝贞为代表的老一辈教育家、医学家培养了一代针灸学者和医生。其中，浙江针灸学术以方剑乔为代表的针刺镇痛研究居于全国领先水平，以吴焕淦为代表的灸法理论与应用研究位于全国领先地位。整理学习浙江针灸名家的著作和学术思想，有利于后世更好地理解针灸学发展历史。

三、浙江针灸对海外针灸发展的影响

随着现代社会的发展、祖国的日益强盛及国际交流的深入，以针灸学为代表的中医学在海外的影响力越来越大。针灸作为一种非药物自然疗法，其有效性和安全性得到了世界上200多个国家和地区的认可和使用。2010年，美国国防部就报道了医生运用针灸作为最新的战地医疗项目。2017年7月，美国科学院、美国工程院、美国医学院三院联合发表题为《疼痛的治疗和阿片类药流行：处方阿片类药物与社会及个人的风险和效益的平衡》的报告，建议美国医生和医院对疼痛使用非药物疗法。该报系统总结了阿片类镇痛药物的滥用为美国社会带来的严重问题，推荐非药物止痛疗法，针灸疗法名列榜首。该报告还介绍了针灸治疗疼痛的基础研究和临床研究的证据。另外，在欧洲许多国家如奥地利、德国、法国、意大利、西班牙等，患者享受针灸治疗的费用已经可以由政府或国家医疗保险公司支付。由此可见，针灸疗法已受到很多西方国家的认可。针灸走向国际化，离不开大量针灸从业者和学者的不懈努力。其中，很多浙江籍专家在针灸国际化的进程中做了很大的贡献。

1979年，一位中国科学家在美国波士顿国际麻醉研究学会上宣布：“我们已经初步探明了针灸镇痛的神经化学原理，说明传统的中国针灸是有理论基础的！”会后发表的声明对中医针灸的有效性和安全性给予了官方肯定。《纽约时报》头版头条报道了这一事件，使得“针灸旋风”从中国刮到了世界各地，世界各大媒体纷纷报道中国针灸镇痛的神奇疗效，针灸很快赢得了世界各地民众的喜爱。这位中国科学家就是被誉为中国“疼痛学”之父的浙江萧山籍神经生物学家——韩济生，他是中国科学院院士，北京大学神经生物学系教授，博士生导师。韩济生在40多年前研究针刺镇痛原理，在追踪研究各类物质和针灸镇痛之间的关系之后，终于锁定了一种名叫5-羟色胺的物质，该物质具有镇痛作用。后来韩济生又确定了内啡肽、脑啡肽、强啡肽等关键镇痛物质及其与电针不同频率的关系。韩济生在美国的报告，是全球范围针灸疗法全面推广的重要转折点，自此，西方社会开始官方认可针灸疗法。韩济生为中医针灸走出国门立下了汗马功劳，同时为中医的现代化发展之路起到了重要的示范作用。

此后的数十年，大量中国的医生和学者走出国门，传播针灸技术和中医学理论。他们在海外进行各种讲座和临床实践，使针灸逐渐被外国人所接受。其中涌现了许多杰出的浙江医家与学者。在此简要介绍几位代表医家和学者。

李栋森，主任中医师，1954年中学毕业后开始拜师学习针灸，先后在杭州市第一医院、杭州市红十字会医院从事针灸临床工作，1975年、1981年两次参加马里共和国和中非共和国援外医疗队，1982年荣获中非共和国骑士勋章。1992年年初移居澳大利亚，被聘为澳大利亚中医药协会名誉顾问。

朱明清，教授，1975—1987年在浙江丽水、嘉兴与杭州三地工作，先后担任浙江丽水地区针麻办公室主任、丽水地区医院中医针灸科主任、浙江省嘉兴市卫校中医全科教师、浙江中医药大学针法灸法教研室主任等职。在浙江工作期间，朱明清在自己丰富的针灸临床经验的基础上创立了“朱氏头皮针”，1984年在全国耳针头针学术会议中被选为头皮针穴名国际标准化方案制定人，成为最早头皮针国际标准制定人之一。1987年11月14日在中国北京首届世界针联成立暨学术交流大会上，朱明清以头皮针现场示范治疗急性中风偏瘫患者，使其当场站立行走，从此蜚声中外。1989年以大陆杰出人士身份访问台湾，开辟了海峡两岸40年来医学交流的先例。1989年应邀赴美国讲学，进行学术交流，此后被邀请到世界各地教学、演讲、示范，并担任多个针灸学会的学术顾问。1990年创办美国“朱氏头皮针神经医学中心”，开设全世界第一所神经专科的针灸诊所，任首席顾问及主任医师。2003年创办美国“朱氏头皮针教育与研究基金会”，并任主席。他以培训头皮针专业医师与促进针灸医学的临床研究为宗旨，在全球推广针灸医学（朱氏头皮针），在美国、加拿大、巴西、澳大利亚、日本、新加坡、马来西亚、菲律宾、印尼等地区传授针灸技术，他的讲学在日本引发的针灸热潮，被日本针灸界誉为“针灸的第二次革命”。关于朱明清的详细介绍可参阅本书“近代名医”章节。

金观源，祖籍浙江义乌，美国国际系统医学研究所所长，美国威斯康星州执照针灸师，美国国家针灸及东方医学认证委员会（NCCAOM）认证的针灸师与中药师（最先认证的18位美国“中药之父”之一）。1982年毕业于浙江医科大学临床医学本科及生理学专业研究生，后留校任教，从事大量针灸、针麻机制的神经生理学研究。1989—1992年，在美国威斯康星医学院完成博士后。2005年受聘为广州中医药大学名誉教授、客座教授，2015年受聘为北京中医药大学首批全球特聘中医临床专家及美国中心专家，美国中医学院、大西洋中医学院等博士班教授，纽约中医学院荣誉客座教授。曾任威斯康星州政府中医针灸顾问，美华学社（美国华人教授科学家学社）创会会长，旅美科学家工程师专业人士协会会长、理事长。金观源1966年开始自习中医，早年曾受师于焦勉斋、郑魁山、魏稼等针灸前辈。其古典与现代针灸技术炉火纯青，在继承与发展经络学说基础上创建“反映点针灸”，治疗各科顽固疾病，疗效卓著。其独特针灸方法可参见其专著《临床针灸反射学》。金观源著作论文丰盛，除200余篇论文外，（合）著有《针灸与控制论》及《当代医学针灸学》（*Contemporary Medical Acupuncture*），以及《现代时间医学》《生物钟与健康》《系统医学原理》等近30部中英文著作。自2004年至今，他通过全球免费授徒的方式，组建了一支由150余位高学历、高年资、老中青同仁组成的科研团队，参与国际系统医学和反映点针灸临床的研究。金观源已经从事针灸临床与科研近60年，治疗美国与中国患者数十万人次。

陆卫东，浙江省宁波市人，浙江中医药大学医学学士，美国哈佛大学公共卫生学院公共卫生硕士，北京中医药大学中西医结合医学博士。现任美国哈佛大学医学院教学医院达纳法伯癌症研究院（简称哈佛肿瘤医院）首席肿瘤针灸专科医师，临床肿瘤针灸专科组长和达纳哈佛癌症中心课题主持人，美国哈佛大学医学院医学讲师。2004年起任美国马萨诸塞州政府医疗注册局针灸委员会主席，管理全州执照针灸医师。曾任美国新英格兰中医学院中药系主任和中医教授。任美国国家癌症研究所（NCI）癌症综合信息库（PDQ）整合疗法编辑委员会委员，美国整合肿瘤学会（SIO）董事会成员和科研委员会委员。陆卫东在哈佛肿瘤医院一手创建并至今领导着主要由中国大陆中医学院毕业生组成的临床肿瘤针灸专科。他是第一位采用针灸在美国主流肿瘤医院对肿瘤患者进行症状管理的医生与学者，这为针灸在美国肿瘤医院中的普及开创了先河。他开创的肿瘤针灸学，作为西医肿瘤治疗中一个具有中医特色的新兴学科，具有广泛的应用前景。陆卫东博士是少数在西方主流医学内部从事中医临床、科研、教育和管理的华人中医。

程晓明，教授，医学博士，现任美国哈佛大学医学院整合医学研究所中医师，浙江中医药大学客座教授，复旦大学华山医院手外伤教研室、上海中医药大学针灸学院特聘专家，曾担任浙江中医药大学刺法灸法教研室主任。1991 年由浙江中医药大学外派至美国马萨诸塞州 NESA 针灸学院工作 1 年。程晓明最初在美国的大学讲授中医心理学课程，同时潜心研究经络学说，开创了世界空白学科感觉医学，是目前世界上少有的中医、西医知识结构极其完整，科研、临床、教学经验都丰富的中医医生，国内外中医人士称他为“世界级中医大家”。2020 年至今，程晓明在世界各个平台累计做了 150 多场网络公益教学。2020 年 12 月分别被“2020 全球整合抗疫论坛”和“复兴中华优秀文化暨生命与健康全球论坛”邀请出席做“疫情与整合医学方法论”和“生命与健康系统集成”的主题演讲。2021 年受邀中国国际服务贸易交易会暨传统医药文化高峰论坛做“中医方法论”的主题演讲。程晓明在美国编撰出版了《针灸临床案头参考》一书。他几十年来一直致力于把中医更好地带向世界，在国际中医的学术领域方面默默耕耘和奉献着。

杜煦电，医学博士，德国知名中医针灸专家。1978 年就读于浙江中医药大学，获中医学学士学位，1984 年就读于湖北中医药大学，师从国医大师李今庸，获中医学硕士学位，1992 年公派留学德国，在海德堡大学从事“针灸抗肿瘤化疗毒副作用”的课题研究。他具备中医硕士和西医博士学位，拥有良好的医学教育背景。杜煦电于 2002 年正式在德国开办私人诊所，是当地少数拥有西医资质的中医医生。他的中医诊所位于黑森州第四大城市达姆施塔特，一共 15 张床位，每天要接待约 50 名患者，其中 95% 以上都是德国当地居民或者来自周边国家的患者。在德国，中医并没有被列为西医学体系之外的分支，具有西医资质的医生，经过一定的培训，就可以用针灸给患者治病，国家保险也覆盖这部分费用。而对没有西医资质的自然治疗师来说，提供的中医治疗要么是患者自费，要么是私人保险偿付。在德国行中医治疗的人大多是德国人，在全球（除中国外）的医生范围内，德国使用针灸的医生数量是数一数二的。杜煦电治疗的患者疾病以疑难杂症为主，其中包括消化道疾病、呼吸系统疾病、疼痛疾病等，比如过敏、哮喘、慢性腹泻、偏头痛、慢性骨关节病等，这些疾病中医的疗效都非常明显。肿瘤康复患者的数量也不少，其中以乳腺癌患者居多。杜煦电认为："西医很强大，中医很伟大，西医讲究深度，中医讲究广度，中西医结合又强大又伟大。"他在德国行医的实践中发现，外国人对中医药的治疗更为敏感，往往只需要小剂量的中药就可以实现很好的效果。中医药宝库需要好好挖掘和传承，要让全球人民都能享受到这个好东西。中医药是中华文明的重要载体，像杜煦电这样的中医医生已经成为海外推广中医药文化的有力助手。

王培文，医学博士，法国皮蒂埃－萨拉佛勒医院（pitie–Salpetriere）使用中药针灸治疗的首位中国中医，首创法国第一所面向医学博士后的中药学校，近十年任法国国民教育部公职，普及养生保健课堂，提供中医针灸临床试验课题咨询。王培文于1978—1983年就读于浙江中医药大学，曾任天津中医药大学中医系中医基础教研室讲师。1986年任法国卫生部、加拿大魁北克医师公会的中医针灸文凭甄别顾问暨中医针灸教学评估员。曾与国家卫生健康委员会合作在中国首推法国顺势疗法临床试验。著有《中医鉴别诊断》，1990年由法国马松（Masson）医学专业出版社出版发行，该书除法语版外，还有意大利语、葡萄牙语、西班牙语等版本在多国发行。王培文认为，中医药不仅要注重疗效，还要注重基础研究，如此才能长远发展，她为中医针灸在法国的发展做出了很大贡献。

杨观虎，浙江省苍南县人，首位被美国西医院校聘为临床教授的中医针灸师。先后获得浙江中医药大学中医学学士、南京中医药大学硕士、日本金沢医科大学呼吸内科学博士学位。曾在美国辛辛那提儿童医疗中心从事呼吸生理学博士后研究工作。现为俄亥俄大学医学院针灸临床教授，被北京中医药大学、浙江中医药大学、南京中医药大学等11所国内医学院校聘为客座教授。担任温州医科大学中美联合针灸康复研究所美方所长、美国络病学会会长及世中联多个专委会副会长。在美国俄亥俄州开设有两个中医诊所。担任多家SCI杂志的特约审稿专家，《中国针灸》杂志编委，《国际针灸临床杂志》（*International Journal of Clinical Acupuncture*）副主编，《神经科学前沿》（*Frontiers in Neuroscience*）专刊客座主编。主编及参与编写了11部中医学和西医学著作，发表以SCI为主的论文80多篇。杨观虎学贯中西医学，除对中医针灸、温病颇有研究外，在西医学方面，对糖尿病胰岛素受体、呼吸内科急性肺损伤及肺生物分子学等做了大量研究并取得丰硕成果。2014 年在美国独立行医，2015 年被美国十大公立研究型大学之一的俄亥俄大学聘为临床助理教授，所就职的俄亥俄大学海瑞泰基骨科医学院于 1975 年成立，该医学院是全美教学临床一体化的领军院校，学院拥有 75 个骨科医学研究生专业和 25 家合作医疗机构，包括全美知名度最高的克利夫兰诊所。杨观虎临床上擅长诊治妇内科疑难杂症，近十年来已带教西医师、针灸师及医学院学生逾百人，不仅将中医针灸的博大精深广泛传播，还将西医知识娴熟地结合于中医经络理论中，赢得了西医学院学生对中医科学性的理解与信服。2022 年，杨观虎正式晋升为中医针灸临床教授，开创全美西医院校聘任临床中医教授之先河。寸草衔结，思报家乡，2003 年起，杨观虎以客座教授身份与温州医科大学合作，建立中美联合针灸康复研究所，致力于脑卒中 VR/AR 智能、脑功能的康复研究，将基础理论和临床应用相结合，开展了多元反馈针灸规律、多元规律配穴、分子生物学镇痛机制整合优化及康复评定下多途径传导疗法等一系列研究。

金小明，浙江天台人，美国印第安纳大学医学院解剖生理系及斯塔克神经科学研究院终身教授。1989 年在浙江中医药大学中医学专业毕业，1992 年针灸学硕士毕业后就职于浙江省中医药研究院。1996 年赴美国西弗吉尼亚大学攻读解剖与神经生物学博士。2002—2006 年在斯坦福大学医学院神经科学系从事博士后研究工作，2006—2008 年担任斯坦福大学医学院神经科学系副研究员。2009 年至今任职于美国印第安纳大学医学院斯塔克神经科学研究院解剖与细胞生物学系，被美国印第安纳大学聘为终身教授。金小明一直致力于神经科学的基础研究，多次获得美国印第安纳脊髓与脑损伤基金会、美国国立卫生院神经疾病与中风研究院、美国国家药物滥用研究所、美国治愈癫痫基金会、美国国防部等部门的基金资助。在癫痫、脑损伤、神经病理性疼痛等领域的基础研究方面获得了丰硕的科研成果。2014 年开始，金小明多次受邀回浙江中医药大学进行学术交流，同时，浙江中医药大学针灸学团队分别派出陈利芳、邵晓梅、房军帆等博士赴金小明的实验室进行访学进修。

汪慧敏，祖籍浙江金华。曾担任浙江中医药大学针灸临床教研室主任，连续四届担任香港中医学会会长，兼任世界中医药联合会外治法委员会和医学生殖专委会副主任委员。1985 年毕业于浙江中医药大学中医学专业，在金华中心医院中医科工作 3 年。1988 年于浙江中医药大学攻读针灸专业硕士研究生，1991 年毕业后留在浙江中医药大学针灸推拿系工作。2002 年公派香港大学专业进修学院工作 1 年。2005 年在浙江中医药大学附属第三医院开设全国第一家针灸治疗子宫内膜异位症专病门诊。2008年被授予浙江省中青年临床名中医称号，其针灸妇科的经验得到国内、国际专家的高度认可，共培养研究生和弟子30余人。目前为广州中医药大学、浙江中医药大学和美国加州中医药大学客座教授。担任香港多家中医药机构的顾问，多次举办中医药国际学术论坛，为中医药国际传播产生良好作用。汪慧敏硕士研究生师从刘元亮，在导师培养下，她圆满完成针刺疗效机制研究的课题，建立了良好的科研意识和科研能力。在针灸临床方面，她深得针灸名家虞孝贞厚授。2005—2008年师从何氏妇科传人何嘉琳，为何氏妇科第五代传人，并为第四批全国老中医药专家学术经验继承工作指导老师王樟连的学术经验继承人。汪慧敏在充分汲取前辈名家治疗经验的基础上，通过努力探索，广泛积累临床经验，开拓了针灸治疗妇科疾病的新领域。汪慧敏从事中医针灸的医、教、研工作30余年，其临床、科研、教学紧紧围绕针灸妇科，她从子宫内膜异位症（简称内异症）的研究着手，孜孜不倦、辛勤耕耘，树立起独特的以针灸妇科为主的专业方向。早在2006年，汪慧敏就前瞻性地在中国针灸年会倡议成立针灸妇科专科，20多年来在国内外各种学术论坛上不遗余力地推广针灸治疗妇科疑难杂症，个人在针灸治疗妇科疾病方面有创新性及良好的临床疗效，得到专家、同行的广泛赞誉，对目前全国针灸妇科兴起和发展起到了重要的引领作用。

以上诸位知名专家和学者，无论是在针灸临床方面还是在基础研究领域，均为针灸走向海外、扩大国际影响力做出了很大贡献。除此以外，1989年以来，浙江中医药大学针灸学科的王樟连、刘元亮、胡芝兰、沈爱学、方剑乔、陈华德、叶德宝等，分别多次被派往德国、巴西、墨西哥、波兰、美国等国家进行讲学和医疗工作。浙江的针灸推拿医生在援非方面更是付出了大量的努力，医疗援非工作自20世纪60年代开始延续至今，从未停歇。早在1968年，浙江省政府便派出第一批优秀的针灸推拿医生前往马里进行医疗援助，迄今为止已有57人次。自1978年支援中非，至今已有23人次；自1996年支援纳米比亚，目前已有25人次。援非医疗队的针灸推拿医生将中医针灸推拿的理论和临床运用带到非洲地区，切切实实帮助当地居民解决医疗健康问题，这既提高了传统中医药的应用和发展，又为非洲地区的医疗发展提供了新的契机和选择，也为针灸学在海外的发展提供了新的机遇和空间。以下为参加援非医疗工作的针灸推拿医生名单（表1–2）。

表 1-2　浙江省援非医生名单（针灸推拿专业）

援马里（始于 1968 年 2 月）				
	姓名	性别	派出单位	派出年份
1	边根松	男	诸暨县医院	1968 年、1976 年
2	张炉高	男	东阳县魏山医院	1970 年
3	盛振华	女	杭州市中心门诊部	1971 年
4	徐绍裘	男	海宁县医院	1972 年
5	劳文龙	男	慈溪县长河医院	1973 年
6	王明如	男	宁波市第一医院	1973 年、1981 年
7	何琴芳	女	浙江医院	1974 年
8	孙祖源	男	杭州市卫生局	1975 年
9	李栋森	男	杭州市五院	1975 年
10	马信飞	男	慈溪县医院	1977 年
11	刘洪斌	男	绍兴二院	1977 年、1982 年
12	董敖齐	男	绍兴卫校	1978 年、1984 年
13	章道泉	男	黄岩县一院	1979 年
14	魏长法	男	诸暨县人民医院	1980 年
15	许文波	男	浙江省中医院	1983 年
16	盛燮荪	男	嘉兴市第一医院	1984 年
17	金声	女	浙医大附属二院	1986 年、1993 年
18	陈法根	男	嘉兴市第一医院	1987 年
19	高英起	男	杭州市中医院	1988 年
20	许平	男	嘉兴市第二医院	1989 年
21	沈继崇	男	温州市中西医结合医院	1990 年
22	吴其康	男	临海市中医院	1991 年
23	张法	男	温州市中医院	1992 年
24	刘效周	女	杭州市第一医院	1994 年
25	龚秀杭	女	浙江中医药大学附属医院	1996 年
26	韩崇华	男	杭州市中医院	1996 年
27	马泽云	男	浙江中医药大学附属医院	1998 年
28	陈峰	男	嘉兴市第一医院	1998 年
29	杨亚平	女	杭州市中医院	2000 年

续表

	姓名	性别	派出单位	派出年份
30	骆方	女	浙江中医药大学附属医院	2000 年
31	叶宏亮	男	岱山县中医院	2002 年
32	朱勇	男	嘉兴市第一医院	2003 年
33	何樟明	男	桐庐县中医院	2003 年
34	蔡卫根	男	金华市中医院	2005 年
35	胡志平	男	临海市中医院	2005 年
36	王慧萍	女	丽水市中医院	2007 年
37	戎永华	男	舟山市普陀区人民医院	2007 年、2015 年
38	金建丰	男	衢州市中医院	2009 年
39	曹阳	男	宁波市第一医院	2009 年
40	周驰	男	浙江省立同德医院	2011 年
41	杨斌	男	衢州市中医院	2013 年
42	戎永华	男	舟山市普陀区中医院	2015 年
43	陈荣	男	绍兴市人民医院	2017 年
45	毋振华	男	浙江省立同德医院	2018 年
46	薛平	男	衢州市中医医院	2019 年
47	王孟长	男	湖州市中医院	2020 年
援中非（始于 1978 年 5 月）				
	姓名	性别	派出单位	派出年份
1	吴芝青	男	杭州市卫生局	1978 年
2	何祥妹	女	萧山县人民医院	1980 年
3	李栋森	男	杭州市红会医院	1982 年
4	陈松泉	男	杭州市红会医院	1984 年
5	赵本传	男	浙江省中医院	1984 年
6	冯伟民	男	杭州市中医院	1986 年
7	杨媚良	男	浙江省中医药研究院	1986 年
8	楼星煌	男	浙江省中医药研究院	1988 年
9	张淑华	女	浙江省中医院	1988 年
10	许文波	男	浙江省中医院	1990 年
11	戴伟民	男	杭州市红会医院	1990 年

续表

	姓名	性别	派出单位	派出年份
12	高英起	男	杭州市中医院	1998 年
13	程志刚	男	杭州市中医院	2000 年
14	王冠鹏	男	瑞安市第三医院	2002 年
15	郭凤春	女	浙医二院	2004 年
16	俞竹青	女	绍兴市中医院	2006 年
17	戎军	男	杭州市红会医院	2008 年
18	刘敏	男	湖州市中心医院	2010 年
19	戎永华	男	舟山市普陀区中医院	2012 年
20	王永生	男	宁波市中医院	2017 年
21	廖文军	男	温州市中医院	2018 年
22	陈顺喜	男	杭州市中医院	2019 年
23	郝亚波	男	嘉兴市中医医院	2020 年
援纳米比亚（始于 1996 年 4 月）				
	姓名	性别	派出单位	派出年份
1	胡臻	男	温州市二医院	1996 年
2	倪锋	男	浙江中医药大学	1996 年
3	解光尧	男	浙江中医药大学	1998 年
4	骆燕宁	男	杭州市中医院	1998 年、2006 年
5	秦爱国	男	广西中医学院附属二院	2000 年
6	吴欣	女	浙江省中医药研究院	2000 年、2002 年
7	吴美倩	女	浙江省立同德医院	2002 年
8	李新伟	男	浙江省立同德医院	2004 年、2006 年
9	杨春花	女	临安区中医院	2008 年
10	褚海林	男	浙江中医药大学	2008 年、2010 年、2018 年
11	祝才银	男	浙江省三门县人民医院	2010 年
12	蒋忠	男	浙江中医药大学附属医院	2012 年
13	应晓明	男	浙江中医药大学附属第三医院	2012 年
14	郁继伟	男	浙江省中医院	2014 年
15	王鹏	男	浙江中医药大学附属第三医院	2014 年

续表

	姓名	性别	派出单位	派出年份
16	金志旦	男	浙江省立同德医院	2016 年
17	吴高飞	男	浙江省中医院	2016 年
18	王富江	男	浙江中医药大学附属第三医院	2018 年
19	房连强	男	浙江中医药大学附属第三医院	2020 年
20	钮铭	男	浙江省中医院	2020 年
21	周海江	男	浙江省中医院	2021 年
22	魏晖	男	浙江省中医院	2021 年
23	李邦伟	男	浙江中医药大学附属第三医院	2023 年
24	褚波	男	浙江中医药大学附属第三医院	2023 年

除以上的援非项目外，近年来，为了推进中医药的海外发展，促进与“一带一路”合作伙伴经济文化的深入交流，浙江中医药大学附属第三医院于 2019 年 11 月建立了中国 – 白俄罗斯中医药中心。这是国家中医药管理局“2019 年度中医药国际合作专项”项目，也是浙江省“一带一路”重点项目。2019 年 11 月 3 日在白俄罗斯首都明斯克州地区医院举行了中国 – 白俄罗斯中医药中心的揭牌仪式。浙江中医药大学附属第三医院计划在白俄罗斯开展针灸推拿技术培训、人才培养、科学研究、中医康复、针刺麻醉、中药研发等一系列国际合作，推动中医药在白俄罗斯的发展，让白俄罗斯人民在享受优质中医药医疗保健服务的同时，进一步了解中医、了解中国、了解中华文明。到目前为止，浙江中医药大学附属第三医院分别派遣韩德雄、李邦伟、李增图、叶鑫等针灸推拿专业医生前往白俄罗斯讲学和从事临床医疗等工作。年轻医生扎实的中医功底、娴熟的操作技术及谦逊有礼的态度受到了白俄罗斯同行和患者的高度评价！

第二章

浙派中医针灸的学术特色

第一节　师宗《内》《难》，推陈出新

一、法从典出，理源于经

浙江针灸流派的学术思想有坚实的理论基础，可追溯到古籍经典《黄帝内经》《难经》，历代浙江针灸医家都对《黄帝内经》《难经》等医学经典作了深入研究，并在研究的基础上提出各自的理论。

元代浙江名医朱震亨，亦称朱丹溪，为金元四大家中“滋阴派”代表医家。朱氏曾拜师于刘完素，并熟读金元名医著作，他提出的“阳常有余，阴常不足”理论，一方面与其所处时代民间用药偏于香燥有关，另一方面可见其并未受限于前人的经验，而是在此基础上进一步深入，最终自成一派。同一时期的浙派医家滑寿则求学于李东垣，对《黄帝内经素问》《难经》颇有研究，并在研究的基础上著有《读素问钞》和《难经本义》。其最具代表性的著作则是《十四经发挥》，书中将任督二脉归于正经，提出十四经脉及循经取穴，明确了经络与脏腑的关系，绘制经穴图，这些均是针灸学史上的重大创举。另外，《十四经发挥》还传到海外，对推动针灸在世界范围内的传播具有深远影响。张景岳也是浙派医家的代表，他提倡的“温补”思想源自《黄帝内经》“阴平阳秘，精神乃治”理论，他在前人理论经典的基础上，深入挖掘，提出“真阴不足”等理论，并且倡导用药温补及多用灸法。

清代及民国时期，虽然经历了针灸发展的低谷期，但浙江针灸医家仍旧在重重阻碍下发展针灸理论，在医经研究上有颇多成果。浙江医家张志聪、高世栻著有《黄帝内经灵枢注证发微》《灵枢集注》《经学会宗》《针灸内编》和《凌门传授铜人指穴》。在当时特殊的历史环境下，浙江医家除研究医经、发展针灸理论以外，还积极创办针灸教育机构及宣传机构，以另一种方式挽救针灸的命运。浙江宁波医家张世镳（俊义）创办了中国东方针灸研究学社和东方针灸书局，编印了《高等针灸学讲义》《温灸学讲义》等教学用书；浙江绍兴医家裘吉生出版了《三三医报》《三三医学》；时任浙江慈溪中医专门学校教务主任的张山雷，将针灸学与西医学相结合，编著了《经脉腧穴新考证》《经脉腧穴记诵编》，二书是西医与针灸相融合的早期体现；浙江鄞县（今宁波市鄞州区）医家王有忠编绘的《中西汇参医学图说》也是中西医结合的早期代表著作之一。在针刺疗法遭到严重打压时，浙江灸法仍在继续发展。浙江医家不仅将一些前人的灸法传承下来出版成书，还保存了不少民间的灸法。这个时期的代表著作包括张文澜的《太乙神针》、孔广培的《太乙神针集解》、雷少逸的《灸法秘传》、赵学敏的《本草纲目拾遗》和吴尚先的《理瀹骈文》等。

中华人民共和国成立后，浙江针灸得到了迅速发展。一方面，浙江各地的优秀医家有机会前往全国各地进修学习，且学成后在各地设立有针灸科的医疗机构工作或开办的中医学校中任教，继续传播和推广针灸；另一方面，针灸学术重新繁荣发展，大量针灸学术论文和著作在这个时期涌现，具有代表性的有黄学龙的《屠龙之术》《针灸疗法与生理作用》，陈璧琉、郑卓人合著的《灵枢经白话解》《针灸歌赋选解》，李栋森、杨楣良、盛燮荪等相继编著出版的《宋明浙江针灸》和《浙江近代针灸学术经验集成》，这些著作为浙江针灸学术的历史发展，以及浙江针灸医家临证经验的保护、整理和进一步研究做出了极为重要的贡献。

浙江针灸流派从古至今都没有脱离经典，无论在何种历史环境下，浙江医家始终坚持从《黄帝内经》《难经》等中医经典中提炼理论，从理论中发现可用于临床的疗法。正是因为有历代对针灸怀有一腔热情和忠心的浙江医家，才有历久弥新的浙江针灸流派，以及浙江针灸流派生生不息的发展。

二、不拘于古，升华典论

浙江针灸流派具有深厚的理论基础，上至《黄帝内经》《难经》等汉晋时期著作，下至《针灸大成》《十四经发挥》等近代著作，浙江医家不断从经典中汲取营养，始终致力于在古代针灸理论的基础上推动针灸学术的发展。

《针灸大成》是针灸历史上一本集大成的著作，由明代浙江三衢（今浙江衢州市）医家杨继洲在其早年编纂的《卫生针灸玄机秘要》的基础上辑录了多本古代著作编著而成。后世医家在一本《针灸大成》中能够一览《黄帝内经》《难经》原文，又能领略针灸歌赋、治法图谱的精妙，还能领悟针灸手法与理论之间紧密又微妙的关系，这都得益于杨继洲将历代针灸典籍中的精华汇集于一体。杨继洲将历代对《黄帝内经》《难经》的评述作为理论基础放于全书重要位置，这是他重视针灸理论的体现。书中还收录了多种针刺手法，包括他本人的三衢杨氏补泻法，丰富了后世针灸医家的临床针刺手法。除针刺内容外，书中还收录了大量灸法的内容，集中于第九卷，包括各种灸疗的操作方法、注意事项和灸后调摄，在最后还附有医案，可见杨继洲针灸并用，非常重视灸法。全书包含内、外、妇、儿各科内容，涉及针刺、灸法、推拿按摩、经络等针灸学科的各方面，是一本针灸学的百科全书。杨继洲通过《针灸大成》，不仅将前代针灸理论进行了凝练，还将其进一步发展。杨继洲注重特定穴的运用，特别扩充了井穴的理论，在《针灸大成》中对井穴的配伍运用进行了完善。他还率先提出使用穴对，“四关穴”就是最早使用的穴对。他将前人的针灸论述发展为针灸理论，比如将《玉龙经》中对透穴的论述发展为透穴理论，为针灸理论的发展做出了重大贡献，使针灸学术得到进一步发展。杨继洲将针灸理论与针灸临床、经络腧穴与针法灸法、歌诀图谱与医案策问融于一本著作中，开创了编撰体例的先河。

第二节　针药并重、针灸并用

一、手法众长，施术精巧

浙派针灸医家自古就有擅长针法的传统。元代浙派医家王开、王国瑞父子是擅长针法的代表性医家。后世的浙派针灸医家逐渐分为擅长《黄帝内经》针法的医家和擅长其他针法的医家。

（一）《黄帝内经》针法

浙江针灸医家以擅长针刺手法为特色，其中尤以《黄帝内经》针法为长。在众多浙江针灸医家中，以楼百层的补泻刺法、盛燮荪的五体刺法和高镇五的速迟刺法为代表。

1. 楼百层补泻刺法

楼百层的补泻刺法包括徐疾补泻、迎随补泻、呼吸补泻和开阖补泻。其中，徐疾补泻是补泻刺法中最基础、最主要的一种。补泻刺法均建立在“气”的基础上，完全遵循《黄帝内经》中“刺之要，气至而有效”的原则。楼百层对徐疾补泻的研究和认识有别于近代其他医家。他认为，针刺过程中的“出”和“内”是一组相关联的概念，它们表示的是由浅及深、由内而外相互往来的意思，这种在穴内上下往来的动作是伴有轻微捻动的，就像《铜人针灸经》中记载的“如转如不转，徐徐下之”。据此，楼百层提出了徐疾补泻的操作方法：针进入穴内后，由浅部徐缓地微捻纳入深部，再由深部疾速捻退至浅部，上下往来，以气调为度，这样可导致阳气内交，称为补法；反之，由浅部疾速捻入深部，再由深部徐缓地微捻退至浅部，上下往来，以气调为度，这样可引导阴气外出，称为泻法。

呼吸补泻是将医者的针刺手法与患者的呼吸相结合的一种补泻手法。现代多将这种针法简单地理解为呼气时进针，吸气时出针，是补法；吸气时进针，呼气时出针，是泻法。然而，楼百层对此有自己的观点，他提出，从基本内容上看，呼吸补泻实际上就是徐疾补泻。他认为，这两种补泻手法都以阴阳出入为基础，都与“出”“内”有密切关系。呼吸补泻中的“吸则内针”和“呼尽内针”的“内”字，应当认为与徐疾补泻中的“内”含义相同，都指针在穴内由浅入深。因此，他认为徐疾补泻的内容包括：针刺入穴内，趁患者吸气时将针由浅部疾速地捻入深部，借其“吸者随阴入”之意，以“气入针入”的方法，使针与气相继，而不逆迎（无令气忤），再随阴入时捻针（吸则转针），可不致使邪气散布；达到调气的目的后，借“呼者因阳出”之意，以“气出针出”的方法，徐缓地将针由深部微捻退向浅部（候呼引针），以导引阴气出外；“呼尽乃去”，即趁患者呼气时，由浅部退针出穴，不加按闭针孔，以使病邪从针孔泄出（大气皆出），这是泻法。反之，当患者呼气时，将针由浅部徐缓地微捻纳入深部，借“呼者因阳出”之意，用“气入针出”的方法，以导致其阳气之内交，操作中不能稍存急躁之心，“如待所贵，不知日暮”，要谨慎守护其气，“适而自护”；达到调气的目的后，再借“吸者随阴入”之意，将针疾速地由深部捻退至浅部，即“气入针出”的方法，而不使阳气外泄；最后趁患者吸气时，由浅部退针出穴，而疾速地按闭针孔，使神气内存，这是补法。

上文已经提到，楼百层认为补泻刺法都是建立在“气”的基础上，开阖补泻同样着眼于“气”，正如《素问·针解》中记载的补法和泻法的论述，“徐出针而疾按之”“疾出针而徐按之”，以及《素问·离合真邪论》中的论述，“推合其门，令神气存，大气留止，故名曰补”，“大气皆出，故命曰泻”，从中可以发现，开阖补泻实则包含了前两种补泻手法的操作。由于开阖补泻的“开”与“阖”是进针、行针、出针后的一步操作，也可以说，开阖补泻是在进行了徐疾补泻和呼吸补泻后的一个操作，是与其他补泻手法结合使用的一个操作步骤，严格来说，不能单独称为一种补泻方法。

关于迎随补泻，重点在于对“迎随”的理解，为此，楼百层同样提出了自己不同的观点。他认为，“迎随”是补泻手法的统称，“迎者泻也，补者随之”，“泻者迎之，补者随之”。楼百层认为，“迎随”与针尖和经脉的方向没有关系，而是表示补与泻的手法。

2. 盛燮荪五体刺法

《黄帝内经》针法的另一位代表医家及其代表针法是盛燮荪的五体刺法。五体刺法源于《黄帝内经》“五体”的概念，五体包括皮、肉、脉、筋、骨，对应人体不同层次，这也是五体刺法的理论基础。五体的每个部分都有赖于气血濡养、津液充养和营卫调节，都是经络系统的组成部分，每个部分都有各自的生理作用。皮部位于人体浅层，是人体的第一道防线，位于该部位的经络有浮络和孙络；经脉位于分肉之间，属于人体中层，分肉腠理合于脾，脾为水谷精微化生之源，该部位是气血充盛之处；经筋附着于骨，位于人体深层，与肝肾相合，该部位尤其有赖于津液的濡养。除此之外，“五体”也是在疾病传变过程中，病邪逐渐侵入人体的发展过程，位于表层的病邪逐步侵犯脏腑；同时，脏腑的病变，也会在相应的“五体”中有所表现。

根据“五体”的不同，每一部位的刺法不同。刺皮部，属于浅刺法，为“取皮气”，重点在于调营卫，激发人体卫气。在这一部位，盛燮荪认为有 5 种基本手法和 5 种刺法形式，分别是俯（仰）掌持针法、推法、弩法、抽法和点按法，刺法形式为挟皮刺法、毛刺法（点按刺）、浮刺法（卧针法）、半刺法、组合刺法。刺脉，是以出血为目的的刺法，刺络放血就属于刺脉。盛燮荪认为刺脉有 3 种针法，分别是循按法、点刺法、旁针法。刺分肉是最常使用的刺法，针刺部位为肌肉较丰满处，重点在于调气。盛燮荪在《黄帝内经》记载的调气针法的基础上，总结了 3 种刺分肉刺法，分别是分刺法、鸡足刺法、浮刺法。这 3 种刺法或可扩大刺激面，或针对肌肉浅层，使针刺手法得到丰富，可灵活运用。刺筋是刺向肌腱的刺法，起到松解筋结、宣散气血的作用。盛燮荪总结的刺筋常用手法包括揣、摇、拨、飞，这些手法有利于针感传导，刺筋刺法包括关刺法、齐刺法、傍针刺法。刺骨，也叫“骨边刺”，是盛氏刺法学术最具代表性和最独特的创见之一。骨边刺，顾名思义是刺向骨边，而不是针刺入骨，以镇痛为主要作用。盛氏刺骨的基本手法有切、刺、探、啄，刺法包括输刺法和短刺法。

盛氏五刺包含了基本手法和基本刺法，这是两种不同的概念，先有手法，然后才有刺法；刺法建立在手法的基础上。每一种刺法针刺的部位不同，发挥的作用亦不同，在使用时需要根据辨证进行选择，才能体现疗效。

3. 高镇五速迟刺法

“速迟刺法”是高镇五在《灵枢经》的基础上，结合临床，创立的一种补泻刺法。速迟刺法，速，指运针快速、急速及留针时间短；迟，指运针缓慢、徐和及留针时间长。高镇五认为，速迟刺法的“速迟”应贯穿针刺操作的整个过程，包括进针、行针、留针、出针，也就是贯穿进针、候气、守气、调气、留针至出针的全过程。

详细来说，速，指急、快、角度大、幅度大和针留穴内时间短的操作，刺激量大，针感强，作用力大，作用时间短；迟，指徐、缓、慢、角度小、幅度小和针留穴内时间长的操作，刺激量小，针感弱，作用力小，作用时间长。进针、出针时，有徐疾之分；候气，则分徐徐得气和快速得气；运针调气守气，则讲究频率快慢、幅度大小、时间长短。高镇五对针灸的影响因素有深入研究，他研究发现，速迟刺法的影响因素包括针具的粗细、材质和针刺深浅。针粗刺深者，刺激量重、针感强、作用力大；针细刺浅者，则刺激量轻、针感弱、作用力小。针具质料有不锈钢、铜、银、金等区别，各材质对针的导气传热功能有不同的影响。

《灵枢·阴阳清浊》曰："故刺阴者，深而留之；刺阳者，浅而疾之。"高镇五据此认为，阴证，宜刺深，久留针；阳证，宜刺浅，须疾出。《灵枢·邪客》载："先知虚实，而行疾徐。"高镇五强调，在施针之前应对患者的整体情况，如病情、体质、病史等有全面的了解，注重"三因治宜"，明辨虚实，辨证施术，方可取得满意疗效。

（二）其他针法

1. 王氏"飞腾八法"

王开师从当时针灸名医窦汉卿，并整理先师遗嘱，著有多部著作，包括《重注标幽赋》，均散佚；王国瑞为王开之子，著有《扁鹊神应针灸玉龙经》，其继承了窦汉卿的针法，并在此基础上发展了子午流注针法，深刻认识了奇经八脉理论，并提出了"飞腾八法"。除此以外，王国瑞对行针的补泻、进针法等亦有深入研究，为浙派针灸的针法发展起到了承前启后的作用。

2. 凌氏补泻手法

浙派医学凌氏针灸传承至今已有十六代，代代有传人。凌氏针灸在针法及灸法上均有特色，其中补泻手法具有"多用捻转"及"宗左转为补，右转为泻"的特点。进针时皆用捻转进针，强调使用左手重按的指切押手法。补泻手法包括补泻皆施的"龙虎交战"，以补为主的"苍龟探穴""饿马摇铃"和"烧山火"，以泻为主的"赤凤展翅""白虎摇头"和"透天凉"。凌氏补泻针法发展了前人的针法，弥补了窦汉卿《标幽赋》的些许不足，为浙派针法的发展奠定了基础。

3. 金氏《金针赋》"飞经走气"针法

除《黄帝内经》针法之外，金氏《金针赋》针法也是浙派针灸中具有特色的针法之一。金氏《金针赋》针法是金文华在继承《金针赋》针法的基础上发展而来的，其中尤以"飞经走气"针法为长。金文华认为，《金针赋》汲取了何若愚《流注指微赋》和窦汉卿《标幽赋》两家之长，候气、调气、行气及各种补泻手法的要诀均在其中有所体现。金氏“飞经走气”针法具有鲜明的自身特点，由于金文华常年修炼气功，指力过人，又十分注重针刺操作时的神、形、气三者相合，因此他的“飞经走气”针法体现出传统针刺形神、意念相结合的特点。

金氏“飞经走气”针法：用28～30号不锈钢针，在取准穴位、常规消毒后，先以左手拇指反复切按其穴，进针先入皮下，针尖斜向病所，微捻入分肉之间，待针下得气后，施补法应略扳倒针柄，左右轻慢摇动，泻法可不必扳倒针柄，左右摇动针柄宜快宜重，同时配合医者呼吸，即吸气时摇动针柄，呼气时用震颤手法。如此反复施行，持针勿释，使酸胀感或凉热感渐渐达病所，向远处放射。如感应迟缓者，可再在针刺浅深中调节，或退一二分，或进一二分，重复操作。

在金氏“飞经走气”针法中，先以左手反复切按穴位，这体现了金文华对押手的重视。大多数人认为押手的作用是切按以候气，金文华则认为押手的作用是贯穿整个针刺治疗过程的，在取穴定位、辨别得气、催气引气、控制针感和帮助守气等方面，押手均有十分重要的作用。

4. 严氏针法

浙派针灸中的严氏针灸，通常以灸法广为流传，但其实严氏的针法也颇具特色。严氏在针法方面具有针法丰富、手法轻巧的特点。

严氏顶刺法是一种以轻刺为特点的进针手法，为严氏家传之术。

严氏顶刺法：确定穴位后，以左手拇指或食指重压穴点，并左右掐动数次，使气血宣散，同时尽量避免进针时刺破附近血络；右手持针，以拇指、食指紧撮针根之上与针柄下端，小指或无名指抵住针体；进针前押手押住一方，右手小指一面抵住针体，一面押住一侧皮肤，使进针处皮肤略绷紧，此时右手拇指、食指用适当之力轻捷刺入皮下一分左右，然后再视诊治需要施行进针后手法。顶刺法的手法要领是要轻柔，切忌急躁，过于急躁则不易刺入，易使针体弯曲，如一刺未入，针体已成弓形，须将刺手放松，使针体放直再刺，务必使力点集中于针尖。由于医者手指会接触到针体，故应在术前进行消毒。

透刺针法是严氏针刺的另一大特色针法。

严氏透刺针法：包括深刺和浅刺透刺，浅刺透刺运用更多。严氏透刺针法的主要作用是增加刺激量，扩大刺激面，以较少的穴位发挥更多的治疗作用。深刺多用于表里二经相透，有加强和沟通表里的作用，进针后缓慢推进到相应深度，以不穿出体外为宜；浅刺透刺用于本经一针二穴或数穴，若邻近经穴之间、局部浅表之上，本经二穴之间亦可应用。

除以上两种以外，严氏对风池的刺法亦有深入研究。风池穴是人体上的一个大穴，也是临床中经常使用的穴位之一，属足少阳胆经，为手、足少阳经，阳维脉和阳跻脉之会，常用于头痛、头晕、颈椎病、中风等疾病的治疗。由于风池穴的位置在颈后区，枕骨之下，临床中对于该穴的针刺深度和角度应格外留意。严氏对如何发挥该穴的最大作用进行了研究。

在浅刺时，严氏认为针尖应朝向鼻尖，1.5 寸毫针向鼻尖方向刺入 0.5 ～ 1 寸，须有局部酸胀感，或针感向头顶、颞部、前额及眼眶扩散，可用于治疗头痛、眩晕、鼻炎、面瘫、中风后遗症等多种疾病。这种刺法主要取风池穴祛风散寒、宣肺解表、宣通鼻窍的作用。

在深刺时，针尖朝向不同方向，具有不同疗效：针尖斜向内上、对侧眼窝方向深刺，主治头面部疾病，取 2.5 寸毫针，用小幅度捻转法，向对侧眼窝方向靠颈椎深刺，可达 2 寸以上，针尖所到之处相当于眼窝下 1 寸。此时多出现较强的针感，针感循胆经向上，传至耳颞部及头顶部，再向前传至前额，直抵眼部。患者得气后，可感到头痛、头晕、头沉、目眩、面痛、耳塞等症状减轻或消除。

针尖向同侧鼻旁平直刺入，治疗中风后遗症。刺法同前，针尖所到之处相当于眼窝下 2.3 寸，针感或同前，或向上、下肢及躯干传导。对于中风后偏瘫或半侧肢体麻木等病证疗效较好。

针刺向咽喉方向，主治假性延髓性麻痹等症。取 2 寸毫针向咽喉方向刺入 1.5 ～ 2 寸。严氏认为，风池穴深层解剖有丰富的血管、神经分布，故针刺可改善椎动脉供血。另外，风池穴为胆经要穴，“胆主决断”，向咽喉方向深刺，可增强其醒脑开窍，通利咽喉之功效。

针刺方向微向外（颞侧），主治偏头痛、重度失眠等症。取 3 寸毫针，针刺方向对喉而稍向外，进针 2.5 寸，针感向头部同侧阳白穴放射。风池穴向外斜刺，直达病所，有行血祛风止痛之功效，不仅对外感风寒引起的偏头痛效果显著，对肝阳上亢、瘀血阻滞、痰浊上扰、气血亏虚之头痛亦有极好的疗效。

针尖向同侧口角下方刺入，可以治疗躯干、颈项、四肢，以及咽喉、气管等疾患。针刺向同侧口角下方，过颈椎，深度可达 2 ～ 3 寸，针尖所到之处，相当于眼窝下 3.3 寸，此时针感除循胆经上传以外，向下可达同侧上、下肢和躯干，局部可传到喉部附近。

严氏还将透刺法运用到风池穴上，针向对侧风池穴透刺，主治颈椎病等病证。取 2.5 寸毫针向对侧风池穴透刺，进针 1.5 ～ 2 寸。该法类似于针刺颈椎夹脊穴，可疏通经脉、调和气血，对椎动脉型颈椎病疗效更为显著。

浙派针灸医家在针法上各有所长，即使是同出于《黄帝内经》的针法，也各有不同，有的着重补泻，将补泻手法研究透彻，提出许多创见；有的精研原文，从只言片语中提炼出针刺理论和操作方法，丰富临床手段；有的将现代研究手段与传统针刺结合，对影响针刺疗效的因素进行客观化的研究；有的发掘家传手法，将其运用到临床，保护了浙派针灸的传承，推进了浙派针灸的发展。

二、辨证辨病，内外兼治

浙派针灸医家有许多都擅长针药并用，或针、灸、药并用，这可以看作浙派针灸的一大特色。在众多浙派针灸学术流派中，阮氏针灸和严氏针灸对针药的联合使用更为专长。

1. 阮氏针灸针药结合

阮氏针灸学术流派，特别是近期的几代传人，在中药使用上尤为擅长。阮氏针灸第八代传人阮步青擅长以针灸、中药内服或外用治疗内科、骨伤科疾病；阮步春则擅长以针药结合治疗内科、妇科、儿科疾病。

阮氏的针药并用是建立在辨证论治、四诊合参的基础上的，一方面以八纲辨证来辨别疾病的病因、病机、部位及证型，另一方面以西医学手段明确诊断。可见阮氏是以中医辨证，以西医辨病，最终中西合参，制定治疗方法。对于“辨证论治”，阮氏认为，“辨证”决定了治疗的前提和依据，“论治”是治疗疾病的手段和方法，辨证论治在诊治疾病过程中是相互联系、不可分割的，是临床上理法方药、理法方穴的具体运用。阮氏对四诊合参也十分重视，凡针刺前，必经四诊合参后才辨证选穴，制定相应的治疗原则。在治疗方面，无论是针法、灸法、拔罐，还是膏药、现代器械，阮氏都会根据患者情况进行选用，可以说阮氏的治疗手段丰富多样，一切以治疗患者为中心，多管齐下、内外兼施。

阮氏家传的针具为自制金针，在与现代工艺相结合后，曾制作生产过“不锈钢镀金毫针”，临床研究发现，在治疗风湿病患者中，使用不锈钢镀金毫针的疗效明显优于不锈钢毫针，但由于前者成本过高，只进行了小量生产。

阮氏在针刺时尤为重视针刺辨气，并由此决定手法的补或泻。针刺辨气，需要医者在操作过程中仔细揣摩。阮氏认为，刺穴时若针下出现“如闲处幽堂之深邃”之空松手感，乃气虚或气血虚所致，当运用补虚的操作手法；若针下出现“邪气来也紧而疾”之紧快手感，乃气滞血瘀寒凝所致，当运用泻实的操作手法；若针下出现“谷气来也徐而和”缓缓柔而和之的手感，乃穴位气血运行的正常状态。阮氏认为，在针刺临床中应根据疾病寒热、正气盛衰、病位深浅、体质强弱、肌肉厚薄乃至节气变化，确定针具规格、手法补泻、刺激大小，据此可见阮氏针灸在施术之前有严格的要求和完备的条件，只有这样才能使针刺在合适的程度治疗疾病。

2. 严氏针灸针、灸、药并用

与阮氏同样善于针药结合的浙派针灸学术流派还有严氏针灸。严氏针灸与阮氏针灸的区别在于前者还擅长使用灸法，因此他们更多采用针、灸、药并用的方式来治病。

严氏用药的特点在于重视调理脾胃和扶正。严氏针灸传人严君白认为，应将脏腑辨证与经络辨证相结合，在此基础上针药兼施、标本兼治。他认为，疾病的产生是气机失调，因此无论用药还是施针，均应以调气为先。如何做到调气，严君白认为需要医患配合，一方面患者要配合医者的治疗，此为治神；另一方面医者在辨证的基础上要选择合适的治疗方法和刺激量，唯有如此，才能达到最佳的调气水平，利于疗效显现。

严氏针灸传人严蕊雪擅长以针刺和方药相结合的方式治疗类风湿关节炎。她认为，在治疗类风湿关节炎时，针刺和方药具有不同的作用。方药可根据不同的证型对证施治，比如病在早期，病位表浅，可用方药通解清热，化湿和络；病在慢性稳定期，则方药以强筋健骨为主，兼顾扶补正气，以治本和调理为目的。针刺作用直接，可使疼痛关节的经络疏通、瘀血得蠲，弥补方药不能直达病处的不足。同时，她也强调调补脾胃的重要性，多在治疗类风湿关节炎的方药中加入健脾益气之品以顾护胃气。

严氏化脓灸久负盛名，在每年冬病夏治期间为众多患者解除了痛苦。严氏化脓灸是严氏灸法的代表技法，也是浙派针灸的特色技法，以取穴精准、灸必发疮、重视养灸为特点。严氏化脓灸多用于治疗哮喘等肺系疾病，先针后灸治疗哮喘是严氏针灸的一大临床经验。严氏认为，哮喘发作时，须降气平喘，以针刺为主；若发作频繁，则应化痰逐饮、清宣肺气，亦以针刺为主；当哮喘迁延不愈，转为慢性时，可在不发病之夏季进行化脓灸。

针刺、灸法是中医外治法的代表，方药是中医内治法的代表，浙派针灸医家通过针刺、灸法、方药的综合运用，在内外兼治上体现出自身的特点，或以手段多样为长，或以调理脾胃取胜，或以针具改良为创新，或以神气兼顾见长，总之浙派针灸医家均遵循辨证论治的宗旨，结合多种治疗方法，以治病见效为根本，不断推进浙派针灸的发展。

第三节 精研针法、革新灸法

一、立足传统，发展科研

浙派针灸医家不仅发掘传统之术，也积极推进浙派针灸的进一步发展，自古如此。南宋时期，浙派医家王执中在研读了《针经》《明堂孔穴针灸治要》《针灸甲乙经》等典籍后，编撰了被当时奉为经典的《铜人腧穴针灸图经》，书中详列经脉腧穴，考证腧穴名称、定位、取穴方法，厘定腧穴数目、归经，整理针灸禁忌证，铸造针灸铜人，方便教学、练习及考核，为后世规范操作、临床运用做出了巨大贡献。宋代浙派医家闻人耆年是擅长灸法的代表性医家。闻人耆年深受宋代名医张涣《鸡峰普济方·备急卷》的影响，并融合了孙思邈与葛洪的学术思想，编著了《备急灸法》。其推崇灸法急救，认为急症应早灸，防止病证恶化、传变，这体现了浙派针灸医家不仅立足于临床，还极具创新思想的优点，善于提出不同于传统的新颖疗法。

近现代医家中，浙派针灸医家以高氏针灸为代表。高氏针灸擅长针灸的现代研究，从第五代高镇五就有显著体现。他虽有家传为基础，又先后拜众多名家为师，但他仍多次参加各种针灸进修学习，学习西医知识，并认识到中西医结合的重要性。高氏针灸第六代传人是现代针灸研究的代表性一代，如吴焕淦精于灸法的现代研究，成为两届国家973计划项目首席科学家；林咸明则在针灸治疗脑病方面成绩斐然，获得多项国家级科研项目。第七代传人在上一代的研究基础上继续深入，已成为高氏针灸的中坚力量。

高镇五的代表性研究成果之一是对针具的材质和规格、针刺深度、针与艾炷关系的研究，他细致地研究了影响温针灸的各种因素，并且将研究结果与临床相结合，大大促进了温针灸的发展。

根据高镇五的研究，温针灸器具，在银针、钢针、不锈钢针中，导热性最佳的是银针，最差的为不锈钢针；在针的温度方面，接近针柄处温度较高，远离针柄处温度较低；在针的规格方面，粗针、短针导热性佳。此外，他还进行了温度上升速度与保持时间的研究，银针温度上升速度快且持续时间长，粗针、短针导热速度与持续时间均优。对于艾炷，他也进行了全面的研究。他的研究发现，略松一点的大艾炷能使温针灸的温度保持更久，温度也可以更高，并且艾炷壮数的增加并不会改变温度。同时，高镇五强调要正确装艾炷，应将艾炷完全套入针柄，使艾火能充分接触针柄，若针柄有部分露出，则会影响温度及持续时间，必然影响疗效。除针与艾炷之外，高镇五对使用温针灸治疗疾病时的环境温度也做了研究，他认为诊室温度会对疗效产生影响，所以临床中应根据患者实际情况调整诊室温度。

高镇五对温针灸的实验研究，是近现代浙派针灸发展的标杆之一，他的中医学背景并未成为他为浙派针灸做贡献的阻碍，反而成为其坚实的基础。正是在他积极的现代观念引领下，高氏针灸的传人才会走出一条“以科研促浙派针灸发展”的路，并坚定而优秀地走下去。

吴焕淦传承高镇五的科研观念，在灸法治疗肠腑疾病上独树一帜。他毕生都致力于灸法治疗溃疡性结肠炎、肠易激综合征、克罗恩病等的研究，并在基础研究上颇有建树。更为可贵的是，他并未重基础而轻临床，而是以基础促临床，以临床带基础，达到基础、临床共同发展。

吴焕淦在隔药饼灸治疗溃疡性结肠炎的基础研究中认识到，隔药饼灸治疗溃疡性结肠炎的机制或与调节免疫功能有关，并且发现了隔药饼灸消除肠道炎症、防治肠纤维化和癌变的原理。他的这些基础研究结论，虽然出自实验室，但究其根本源自古代医家的学术思想。吴焕淦在治疗溃疡性结肠炎时继承和发展的是元代医家罗天益“灸补脾胃”的学术思想，在此基础上，他提出“温养脾胃，调和阴阳”的学术观点。他认为溃疡性结肠炎的病机为“脾胃虚弱为本，湿热留滞为标”，平素以脾胃虚弱多见，但在炎症复发期和炎症持续期，表现为湿热蕴结、气血壅滞肠腑的标实之证。在临床中，他以穴为靶点，以药为子弹，以灸为武器，三管齐下，精准打击。多年的临床经验验证，隔药饼灸治疗溃疡性结肠炎疗效明确而显著。

由此不难发现，现代的科研发展是需要有坚固的传统中医理论作“骨架”的，只有“骨坚”，才能使“血脉肌肉”有所依附，才能撑起整个浙派针灸。

二、融会贯通，守正创新

浙派针灸学术流派中，有一些学术流派并不拘泥于原有的特色技法，或发展多种技法，或与同道交流技艺，总之，都通过各种形式，使浙派针灸更丰富、更多元化、更具影响力。

施氏针灸一直以温针灸广为流传，但施氏传人并没有仅固守“老传统”，而是在临床中运用多种灸法，以针法与艾灸相结合的形式进行变革，并借鉴其他流派的学术经验，将一些技法进行改良，形成“新”施氏特色技法。施氏传人罗开涛在治疗眩晕病时，首先采用针刺，取双侧风池、完骨、天柱、百会，前三穴用1.5寸毫针直刺1～1.2寸，百会顺经平刺1.2～1.5寸，施补法得气后留针20分钟，针后在百会施以改良后的麦粒灸压灸，这样不仅可以保证灸热渗透入脑，又不留瘢痕，使患者易于接受，保证疗效。这种先针后灸的方法，也可以认为是一种针法与艾灸的结合。

罗开涛在治疗面瘫时，也运用了这种变通后的“温针灸”法。首先进行针刺，采用透刺法，以阳白透鱼腰、地仓透颊车、外关透牵正为主穴，配以水沟、风池、攒竹、四白、颧髎、合谷，留针30分钟后，予以隔姜灸，隔姜灸的选穴有两组，一组为阳白、四白、地仓、颊车，另一组为攒竹、颧髎、牵正，两组交替选用。罗开涛认为在使用这种方法时，灸量的掌握是关键，艾炷不宜过大，以半截枣核大小为宜，制作艾炷勿过紧或过松，过紧则燃烧时间长，热度过高；过松则燃烧太快，易脱散掉落火星。在治疗顽固性面瘫时，穴位透刺能产生较强的刺激量，促进机体经气通畅，加速气血运行；隔姜灸则能发挥生姜与艾灸的协同作用，温通经脉，透邪外出。二法同奏可达到疏风通络，调和营卫气血之功效。

传统的施氏针灸以传统的温针灸为特色，而新一代施氏针灸不仅将温针灸发扬光大，还将其形式变通改良，形成新的“温针灸”，这正体现了浙派针灸医家不忘传承又不断创新的特点。

罗氏针灸学术流派的铺灸一直都是浙派针灸中精益求精的代表。众所周知，铺灸来源于民间，但经过罗诗容的不断研究和挖掘，一方面赋予它明确的理论基础，使其在理论层面得到升华；另一方面又使铺灸的操作流程更清晰，使其适于临床推广使用。因此我们可以说，没有罗氏传人的辛勤精研，就没有浙派针灸的铺灸疗法。

罗氏针灸重视督脉与肾在疾病产生与治疗中的作用，尤其喜用和善用灸法补肾强督。罗氏针灸传人罗诗容对各种灸法均有研究，他认为不同的灸法具有不同的治疗作用，如《太平圣惠方》中记载的“硫黄灸”可治疗痔漏，《医学入门》中的“桑枝灸”可治疗“发背不起”，这些均是灸法消肿止痛、解毒生肌的体现。其他，如白芥子灸可治疗哮喘，蓖麻子灸可治疗滞产，斑蝥灸可治疗顽癣；艾条灸较温和，麦粒灸力精准；太乙雷火针是艾与药的结合，温针灸是艾与针的结合。总之，罗诗容认为不同的疾病应选用不同的灸法。除灸材的选择以外，他对灸量也十分重视。他认为，须根据患者的体质、年龄、部位、疾病性质等行灸法，不可抱柱守株。

罗诗容认为脊柱是奇经督脉循行所在。督脉为阳脉之海，统摄人体之阳；督脉与肾相通，肾为先天之本、元气之根。久病顽疾必累积于肾，伤及真元。铺灸的施灸部位在脊柱督脉之上，灸量大，艾灸面广，有别于其他灸法，并且铺灸施治通常在三伏天，借助自然界充足的阳气，使督脉宣通气血、强壮真元的力量得到增强，是一种治疗重症痼疾的疗法。

铺灸的操作并不复杂，督脉常规消毒后，涂以大蒜汁，在大椎至腰俞处敷以斑麝粉，再铺以宽 5cm、高 2.5cm 的蒜泥，蒜泥上铺宽 3cm、高 2.5cm 长蛇形艾炷，点燃艾炷头、身、尾三点，让其自然烧灼，每次灸 2 ～ 3 壮。灸毕清洁施灸部位，若出现水疱，须进行相应处理防止感染。

罗诗容不仅在浙江省内运用铺灸，还将铺灸带到了全国。甘肃何氏针灸何天有曾到杭州向罗诗容学习铺灸治疗类风湿关节炎的经验，并在此基础上进行改良，形成了“何氏铺灸”；山东中医药大学附属医院中医外治中心主任医师崇桂琴也曾向罗诗容学习铺灸，为其运用督灸治疗疾病打下了坚实基础。

从施氏和罗氏两家浙派针灸学术流派中可以看出，浙派针灸医家始终勤求古训，博采众长，立足临床，着眼实践，乐于并善于继承和发扬浙派针灸，这也是浙派针灸生生不息的重要原因之一。

第三章 浙派中医针灸流派及其传承

第一节　凌氏针灸

一、流派简介

凌氏针灸源远流长，始祖凌云，字汉章，号卧岩，双林人，生活在明代成化至正德年间，是明代著名的针灸学家，其后代更是人才辈出，传至今日已历五百余年，共计十七代。其具体源流和传承见本书第四章“古代名医”。

二、代表人物

在此重点介绍近代在浙江进行医事活动的凌氏针灸传人。

1. 第十五代传人

凌煦之：1916—1981年，男，字贯六，苔生，号善长，浙江桐乡人。是明代著名针灸医家凌汉章第十五世孙，属双林东支。凌氏七世宸（字兰亭）于康熙年间迁至桐乡濮院，以针灸著称，驰名江浙。八世应发（字南臣），九世玉樵，十世邦从，十一世振华，十二世子圃，十三世鞠廷，十四世文潮、文涛、文睿（浚），代有传人。凌煦之先随文潮公习针灸家业，学成，又负笈湖州名医西阳喉科传人张禹九门下，历经三年，返故里后悬壶于桐乡、乌镇、嘉兴等地，声名藉甚，人多以“凌针灸”呼之。煦之好学不倦，爱好雅致，字画均通，尤擅金石，于针灸学术之探讨，著述甚丰。晚年与盛氏针灸始祖盛燮荪相知有素，过从甚密，切磋多年，情谊甚笃，二老合作校注凌云遗著《经学会宗》及合撰《标幽赋浅释》存世。

2. 第十六代传人

凌建维：男，主任中医师，自幼随父亲凌煦之学习中医、针灸，在《中华中医药杂志》《中华中医医学刊》《中医杂志》《中医针灸》《上海针灸杂志》《浙江中医杂志》《浙江中医药大学学报》等发表论文三十余篇，获“嘉兴市中医先进个人”“桐乡市名中医”等称号。

三、主要贡献

1. 针法特色

凌氏取穴进针的具体操作方法包括养针、揣穴、指腹揉穴、指甲定穴、指甲切穴、破皮进针。

（1）养针：养针一词，是凌氏针灸世代相传的一个专用名词，其内容包含了与针效养护相关的一系列必须注意的事项，如对于初次接受针灸治疗的患者，医生应该告知针灸治病的基本原理，针刺时的正常感应，针灸治疗前后与留针时的注意事项等，其目的是得到就诊者的理解、信任与配合。凌氏养针说的内容还包括医生自身素养，以及体质与指力等方面的修养，做到这些，才能持针坚实有力，运针从容自如，调气得心应手。

（2）揣穴：又称指腹揣穴，是在基本取穴法的前提下以押手手指（可用拇指、食指、中指）的指腹对穴位进行仔细地揣探定位，以探知穴位的基本状况。对于一些位于关节活动部位的穴位（如大椎、阳池、肩髃、解溪），或需要引起肌肉收缩成形部位的穴位（如承山、颊车、耳门等），则需要让患者做相应的主动活动或被动活动，以利于精确取穴。揣穴时，在运用指腹仔细触摸按压寻找穴位的同时，宜依据医者指下的感觉和被按压者的反应，探得准确的定位，探知穴位的寒热虚实，并确定穴位的方向、组织的层次，同时避开血管、骨骼，另外，需探知皮肤与皮下组织的硬度、厚度、深度与部位等，以达到司外揣内的目的，并以此决定进针时的力度、角度、方向与深度。

（3）指腹揉穴：探得穴位后，便开始对穴位进行揉按。揉穴的手法、方向、范围、时间、强度则视病情与治疗的需要而定。对于一些顽固性疾病或不易得气的患者，可以适当增加揉按的范围、力度与时间。揉穴的目的在于导气，有利于经气的聚集或邪气的疏散，而经过揉按的穴位，其反应性可明显增强，下针后更易徐和的得气，从而提高针灸治疗的疗效。

（4）指甲定穴：运用手指的指腹找到的穴位，只是一个大致的穴位，不是一个精确的穴点，因此，在完成上述几步操作后还需要将指甲垂直于皮肤的表面（或直对穴位的方向），运用指甲（尖）对穴位进行仔细地探查，以最终确定穴点。举例，对于位于骨边与肌腱边缘的穴位（如三间、三阴交、尺泽等），爪甲的平面宜与骨骼或肌腱的方向一致，先做横向探查，以确定其骨边或肌腱边的位置（先确定其线），然后再做纵向探查，用以确定在线（经络）上的精确的点。

（5）指甲切穴：穴点被确定后，用切指对所确定的穴位进行爪切。切穴时需注意指甲在经络上的方向，还需注意用力不可过大，但必须保持适当的时间。在凌氏取穴进针法中，切穴的目的是固定穴位，并给机体一个由揉到针的过渡性的刺激，以提高其对针刺的适应性；同时具有使穴位开放、气血宣散、消除痛点、令针尖有所依附、便于确定进针的方向等作用。

（6）破皮进针：押手在完成揣穴、揉穴、定穴、切穴后，将切指指甲停留在穴位上，并保持适当的压力，稍等片刻，然后刺手持针将针尖的侧面停靠在切指指甲面的中央离被刺穴位皮肤约 5mm 的部位，随之运用右手之腹力将针尖快速而轻巧地沿着指甲面滑下，刺入 1 ～ 3mm 深，将针尖穿过真皮，刺入天部，然后将刺手的拇指、食指回归至针柄处，视治疗的需要或针下的不同感应施以相应的后续手法。至此，凌氏取穴进针法完成。

对于针刺，凌氏针灸强调需有足够的刺激强度，并在进针后需不断地运动针，并保持足够的刺激时间。而在进针行针的过程中，又需察人颜色，及时调整手法，以确保其手法与患者的状况相适应。如江上外史所著之《针灸内篇》云："凡针入穴，宜渐次从容而进。攻病者知酸、知麻、知痛，或似酸、似麻、似痛而不可忍者即止。此乃病源已在于此……又有不二之法，横斜可深，直插宜浅。斜不过一寸，直不过五分。然非目击临证而不能。病者宜知酸、麻、痛则病浅，易治；针入不觉者病深，难疗。用针之法，针入穴少停，须运动其针左转为补，右转为泻，提针一飞三退为透天凉，一退三飞为烧山火。观人体气，察人颜色，或宜何法，先后而用。古法进针宜缓，出针宜迟，不可骤然拔出针头。"

另在严振所撰的《循经考穴编》中载有肩井刺法，书云："凌氏针一寸，此穴入连五脏，真气所聚不宜泻，亦不可骤深，须三度停针到穴，方无晕针之患，晕则宜针足三里补之。"关于膝阳关的刺法，书云："凌氏针法，此与膝关及委中三穴刺之，须使针锋相向为妙。主膝头红肿不能屈伸，鹤膝风毒等症。"上文中"三度停针到穴"的目的：一是可以令患者天地人三部得气；二是可以给患者一个刺激量由轻至重的渐增过程，从而让患者在不晕针的前提下达到足够的刺激强度；三是有利于医生观察患者的反应，掌握进针的深度与强度，不致发生针刺意外。而针取膝阳关、膝关、委中三穴，使其针锋相向，则可以令针效集中于患处，从而达到提高疗效的目的。此外，在《循经考穴编》中，明确引录了凌氏针法的原文 18 条，其中引"凌氏"或"凌氏针法"者 10 条，在

《针灸内篇》中也载有各种不同的凌氏针法，从中可以看出，凌汉章精于取穴，并根据腧穴部位、病证主治等不同情况，灵活运用透穴刺、沿皮刺、平针刺、横刺、浅刺、深刺、刺络出血等法。

凌氏针法，多用冷针，少用温针（烧针尾等法），针入穴位以后，多用“转针”之法，催使得气，即“针转千遭疾自消”之意也。欲气上行，则右手持针，针转向上，左手在针体上方行循摄之法；欲气下行，则右手持针转向下，左手在针体下方行循摄之法。其得气敏感者，可以不用循摄之法，其气自通。

凌氏针法，历来用留针者多，补者一退三飞，紧按慢提直须热至。泻者一飞三退，紧提慢按，直待寒侵。补者如待所贵不知日暮，泻者内圆外方惊针即止。其陈久痼疾，年迈体弱，无热感凉感者，多益转针之数，或以汤药辅佐之。凡遇急暴赤肿、回阳九针与十三鬼穴，则不必留针。小儿稚阳之体，皮薄肉脆，血少气弱，当浅刺疾发，亦非留针所宜。

凌氏对于初诊者，针治后每给一针单，名曰“针家须知宜忌例”，其中有“针后勿以手摸穴，禁止下水，不宜负重操劳，慎风寒、节劳欲”等内容。此为患者考虑甚为周详，同时可以防止针孔感染，也有利于养针。

2. 灸法特色

凌氏灸法，多用直接灸，尤以化脓灸为主，兼用隔姜灸、隔药灸、隔附片灸等法。每年自小暑至白露，为灸疗之期。直接灸之法，是用陈年细艾绒在专用模具内做成圆锥形艾炷，或在艾绒中掺入七香散（由丁香、桂皮、砂仁、豆蔻、茴香、郁金、枳壳等组成）、麝桂散（由麝香、肉桂组成）等。操作步骤：先以墨点穴，然后在穴位上涂蒜头汁，再将艾炷黏在穴位上用线香暗火点燃。每根艾炷之高度约 1cm，当艾火接近皮肤时，会产生烧灼痛感，此时必须用双手在艾火四周不停击拍，以分散其痛感，称为“拍灸”，而施灸的壮数，则依据患者病证、体质、年龄和施灸部位而定（一般均用奇数）。灸后隔日，贴上清水膏，以保护灸处且有催发灸疮的作用。灸后每天须吃发物，如鱼、羊肉、麻菇、香菇、鞭笋、虾等，忌食生冷之物，以催发灸疮。灸疮化脓达所需的时间后（时间也视病证、年龄、体质等情况而定），则须忌食发物，并忌姜、蒜、辣椒之类刺激性食物，以免灸疮发痒及影响灸疮收口。冬至后再予调补。对于小儿发育不良者，常直接灸百劳、膏肓、太仓等穴。对于慢性支气管炎、哮喘患者，常灸肺俞、天突、璇玑等穴。对于初灸者，灸后都给“灸家须知宜忌”一文，除告知饮食宜忌，灸处保养之外，尚有“避免重活，远离房帷”等内容。对于病重者，可连续施灸 2 ～ 3 年，以提高与巩固疗效。

四、传承谱系

凌氏针灸传承谱系见图 3–1。

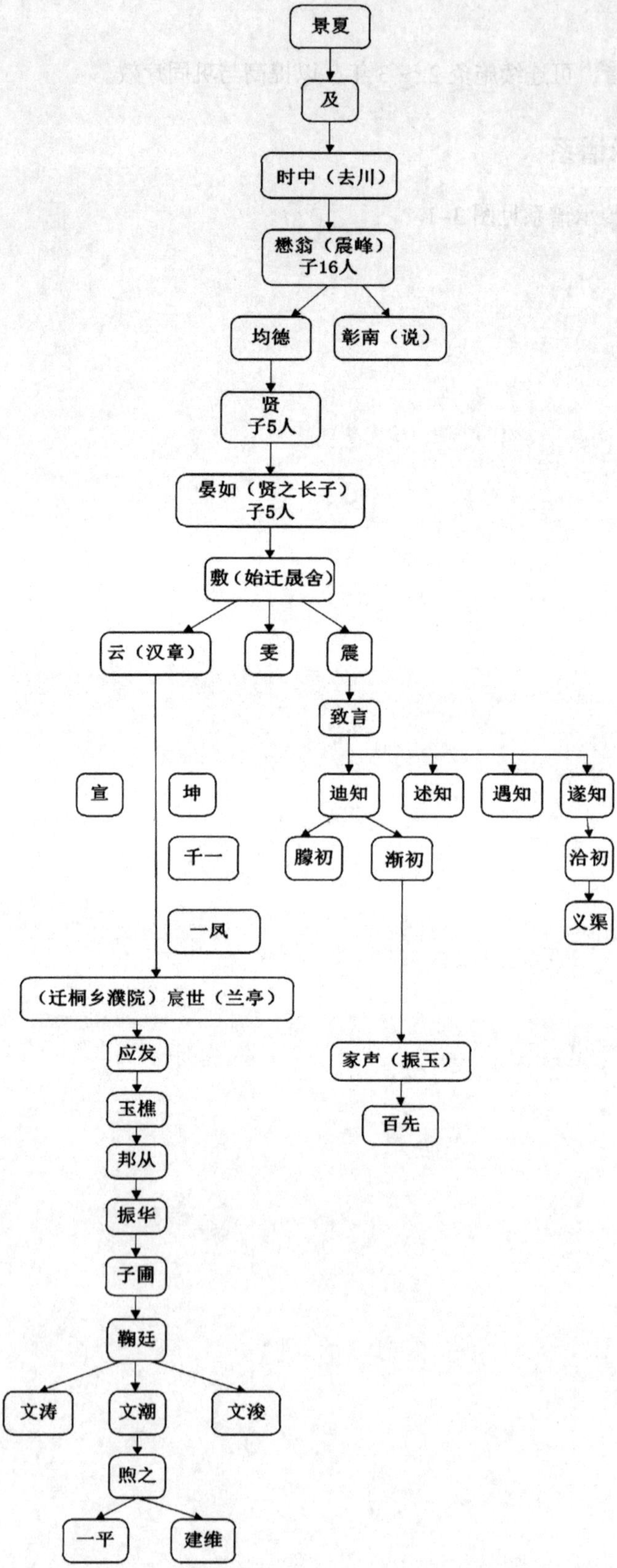

图 3-1　凌氏针灸传承谱系图

第二节　高氏针灸

一、流派简介

高氏针灸起于高氏世医第三代高子和、高子京，其祖上自清代开始在余姚一带从事中医内科、伤寒、妇科医疗活动，传至高镇五时已有五代。高镇五自幼随父习医，先后拜陆瘦燕、马雨荪、金文华、陈佩永为师，请求教益，又参加承淡安创办的中国针灸学研究社，后毕业于天津国医函授学院，在浙江中医药大学任教直至退休。高氏针灸传人在前人的学术思想和临证经验基础上深入研究，不断创新，高氏第六代传人，国家973计划项目首席科学家吴焕淦是其中的典型代表。

二、代表人物

1. 第二代传人

高宝增：生卒年不详，男，字研耕，号补谈居士，清代余姚人。医业得亮甫公所传，擅长治伤寒、温病等热性疾病，不少危殆重病，服药辄效，医名自此而振。学术源出《黄帝内经》《难经》《伤寒论》，服膺叶桂。主张伤寒与温病汇通，提出温病邪伏部位当在阳明。治六气新感，自立急汗、缓汗、小汗、微汗四式。治温病善用豆豉，其认为新感主“表”，伏气主“透”，豆豉能表善透而无伤津之弊。传业于长子子和，次子子京。

2. 第四代传人

高仰洙：1903—1974年，男，字圣水，授业于子和公（高子和），业中医内科于余姚。其善吸时贤新知，尊古不泥，习新不惑。讲究整体辨证，衷中参西，力求科学。擅疗四季外感时病，兼长内伤杂证。曾悬壶于余姚、上虞。传业于长子镇五、次女姚琴、女婿徐云章。

3. 第五代传人

高镇五：1927 年出生，男，浙江慈溪人。教授，主任中医师。1939 年随父高圣水习医，又先后拜陆瘦燕、马雨苏、金文华、陈备永为师。1947 年参加承淡安创办的中国针灸学研究社研习针灸，1949 年毕业于天津国医函授学院。自 1957 年起在浙江中医药大学任教直至退休。其详细介绍参见本书第四章“近现代名医”。

4. 第六代传人

（1）吴焕淦：1957 年出生，男，教授，博士生导师、博士后合作导师，上海中医药大学首席教授。两届国家 973 计划项目首席科学家，上海市名中医，中国针灸学会副会长，上海市针灸学会会长，上海市针灸经络研究所所长，国家中医药管理局针灸免疫效应重点研究室主任。享受国务院政府特殊津贴专家，2003—2004 年度卫生部有突出贡献中青年专家，2005 年上海市医学领军人才，2006 年上海市领军人才，2005 上海市重点学科针灸推拿学学科带头人，2007 年教育部国家重点（培育）学科针灸推拿学学科带头人，2012 年上海市 085 一流学科中医学学术带头人，2015 年上海市高峰高原学科学术带头人。国家自然科学基金委员会第十届、第十一届生命科学部专家评审组成员，第十四届国家自然科学基金委员会医学科学部专家评审组成员，中国人民政治协商会议上海市委员会委员。30 余年来，吴焕淦致力于灸法的临床与基础研究，提出“人体对艾灸的温热刺激及其生成物的反应是灸效的科学基础”“灸材、灸法、灸位、灸量及机体反应性是影响灸效的关键因素，合理运用是提高疗效的关键”“艾灸的温热刺激能产生温通温补效应”等理论，并总结阐释了艾灸温通温补效应规律与机制的科学内涵，注重灸法理论创新。他首次提出“肠腑病证，从脾（胃）论灸”，认为脾胃是提高艾灸治疗肠腑病证疗效的关键，并以“艾灸温养脾胃理论与治法”为指导，提出“艾灸温养胃，调和肠腑气血”的治疗学观点。先后主持国家 973 计划项目 2 项，国家自然科学基金项目等各级课题 40 余项；获国家科学技术进步奖二等奖，高等学校科学研究优秀成果科学技术进步奖一等奖，上海市科技进步奖一等奖等 9 项科技奖；发表论文 250 余篇，其中发表 SCI64 篇；主编、主审学术专著 10 部。2012 年获“第五届全国优秀科技工作者”称号；2015 年获上海市卫生系统第十五届“银蛇奖”特别荣誉奖。

（2）林咸明：1966 年出生，男，医学博士，教授，主任中医师，博士生导师。1989 年毕业于浙江中医药大学中医学专业，1995 年获针灸学硕士学位（师从高镇五），2008 年获中医内科学博士学位（师从范永升）。历任浙江中医药大学第三临床医学院副院长、浙江中医药大学附属第三医院（省中山医院）副院长、浙江中医药大学教务处副处长、浙江中医药大学附属第三医院（省中山医院）院长。临床上主张针灸经典理论与现代解剖、生理学知识相结合，擅长针、灸、药并用治疗临床疑难病症。对针灸治疗中风后遗症，颈椎病引起的头痛、眩晕，偏头痛，失眠等神经系统疾病有丰富的临床经验。其详细介绍参见本书第四章“当代名医”。

5. 第七代传人

（1）刘慧荣：1976 年出生，女，研究员，医学博士，博士后，博士生导师，上海中医药大学讲席教授。第十三届中国青年科技奖获得者，教育部新世纪优秀人才，上海市领军人才，上海市优秀学术带头人，上海市医学领军人才，上海市卫生系统优秀学科带头人，上海市教委曙光学者，上海市青年科技启明星，上海市优秀青年医学人才（优秀培养对象），全国老中医药专家学术经验继承工作继承人，上海市针灸学会秘书长，中国针灸学会理事，中国针灸学会学术流派研究与传承分会副会长，中国针灸学会临床分会委员，中国针灸学会经络分会委员。先后获上海市卫生系统第十五届“银蛇奖”一等奖、上海市新长征突击手（标兵提名奖）、全国高等中医院校优秀青年等多项荣誉。长期从事针灸－免疫和针灸治疗肠腑病症的临床与基础研究，积极开展针灸作用原理与应用规律研究。在针灸治疗溃疡性结肠炎、克罗恩病、肠易激综合征的技术及生物学基础研究方面做出了创新性贡献，研究成果获国家科学技术进步奖二等奖，以及省部级一等奖等省部级科技奖 10 项，获授权专利 12 项。发表论文 120 篇（SCI 收录 38 篇），其中第一作者 / 通讯作者论文 42 篇。出版著作 10 部（其中担任主编 3 部、副主编 3 部）。先后主持国家自然科学基金项目等各级课题和人才计划项目 24 项，作为项目骨干参加 2 项国家 973 计划项目，其中完成的首次立项的灸法 973 项目，2013 年验收为优秀。

（2）狄忠：1982 年出生，男，医学博士，主治医师。2006 年毕业于山东中医药大学，硕士、博士先后师从于山东中医药大学高树中、广东省中医院符文彬，2012 年进入浙江中医药大学第三临床医学院博士后科研流动站，合作导师林咸明。2015 年起就职于浙江中医药大学附属第三医院针灸科，现为世界针灸联合会腹针传承委员会委员、浙江省针灸学会经络养生分会委员。研究领域主要是艾灸治疗脑血管疾病的基础及临床研究。主持省部级课题 1 项，厅局级课题 2 项，参与国家级课题 2 项，获得厅局级科研奖项 1 项，发表研究领域学术论文10余篇。临床上注重灸法的应用，能够综合运用温针灸、麦粒灸、隔药灸脐法等治疗疑难病症。重视特色针灸疗法的临床应用，对一针疗法、腹针疗法、刺络疗法有一定的研究，对各疗法不同病证间的选择运用有一定心得。对麦粒灸治疗慢性胃炎、直立性低血压、白细胞减少、帕金森病，一针疗法配合腹针治疗各种急慢性疼痛，调神针法治疗情志相关疾病具有一定临床经验。

三、主要贡献

1. 注重温针灸的应用与研究

高氏针灸认为，温针灸具有针刺、温灸的双重作用，适用于阳气虚衰、阴寒凝滞等慢性疾病，毫针有材料、粗细的区分，艾炷有大小、松紧的不同，这些都直接影响着温针灸的作用。20世纪60年代中期，高氏针灸对温针灸的研究得出以下结论：第一，就毫针的材料而言，银针较不锈钢针、钢针，针体温度上升的速度更快，灸温持续时间更长。第二，就针体的粗细、长短而言，粗针、短针行温针灸时温度上升的速度较细针、长针更快。第三，艾炷体积的大小对针体温度的影响并不大，大艾炷因艾量大的原因，可令温热刺激的持续时间有所延长。另外，艾搓揉较为松散者，其针体温度略高于紧致的艾炷。除艾炷自身因素以外，艾炷的放置亦有讲究。放置艾炷时最好将其完全套入针柄，使艾火能最大范围地接触针柄，有利于升高针温及延长温度持续时间，提高温针灸之疗效。艾炷燃端以朝向皮肤为宜，其与皮肤之灸距，以3cm左右为佳。第四，就艾炷壮数而言，连续更换艾炷，针体温度并无明显升高，仅仅起重复及延长温针灸时间的效果。第五，除针体及艾炷自身因素以外，针体温度的高低与室温成正比，即室温越高，针体对应部位的温度也就越高。

2. 针刺治疗心律失常

高氏针灸认为，不同辨证类型的心律失常，取穴有所不同。对窦性心动过缓的患者，针刺以内关、列缺、膻中、足三里为主穴，心气虚者，上列穴位每次取1～2穴，心胆虚者加素髎或大椎；气阴两虚者加神门，或安眠、三阴交；心脉痹阻者加三阴交或膈俞。具体刺法要求：进针入皮快，入皮后进针缓慢，要求徐徐“得气”，以有弱或中等感应为主。“得气”后持续运针“守气”半分钟，然后留针5～15分钟。出针前运针15～30秒钟，再徐缓地起针，用消毒干棉球按压针孔片刻。胸闷胸痛明显，或眩晕、失眠者，留针每隔3～4分钟可捻转或提插，或按压一次，每次半分钟左右，使患者有中等感应。素髎用刺皮刮柄法，针刺入皮约半分，左手拇指从上向下刮柄1～2分钟（1次/秒）。

大椎用温针灸，或针刺加艾条温和灸。对于窦性心动过速或者期前收缩的患者，针刺以内关、神门、心俞或厥阴俞为主穴，每次选用1～2穴，心气虚者加膻中或足三里；气阴两虚者加三阴交、安眠或肾俞；心脉阻闭者加膻中、膈俞或三阴交。手法以捻转结合提插的平补平泻手法为主，得气后有中等感应，留针10～20分钟。脉促、胸痛明显者，须间歇运针，用泻法。每日或隔日针刺一次，8～10次为一个疗程。高镇五结合临床经验认为，疗效与病程长短相关，一般病程短疗效佳，病程长疗效差，5年以上病程的患者效果就不会十分理想。

3. 创新穴与经穴新效

高氏针灸重视觅师访贤，搜集民间一技之长。1965年高镇五在民间采访时，汲取了针刺"睛明"治疗咯血的经验。历代针灸文献都没有"睛明"治咯血的记载。高镇五认为睛明是足太阳膀胱经腧穴，其经循行"入络脑"，而脑乃元神之府，针刺睛明具有宁神镇静作用，神静则血宁，故有治咯血之功效。他把"睛明"主治咯血的功能，写进了他主编的《新针灸学》一书。高镇五常取督脉大椎、百会、风府、命门等穴，针刺（补法）与艾灸配伍，治疗顽固性失眠，颇有心得。高镇五在临床使用"井穴"治病时，发现了甲根穴。甲根穴位于手指背侧，甲根后缘皮肤侧0.1cm处，自内角至外角呈弧形，其部位在甲根部，故称甲根穴。此穴用指甲切压时很敏感，每指一穴，共10穴，各指分别名为拇根（拇指）、食根（食指）、中根（中指）、环根（无名指）、小根（小指）。常用爪甲切压法进行治疗，也可用针刺。经过较系统的临床观察，高镇五总结了甲根穴的共同主治病证，如昏迷、发热、中暑、疼痛、小儿急惊风、痞病、手指麻木等，拇根、食根、中根、环根、小根各有相应主治。各甲根穴的主治病证是此穴的特点，治病方便有效，犹如家庭常备良药，可教患者使用，使其自疗自救。对不同病证，应该选择相应的甲根穴进行治疗，才会获得更佳的疗效。如对于心律失常的患者，建议使用环根和小根，比使用其他手指的甲根穴效佳。

四、传承谱系

高氏针灸传承谱系见图3-2。

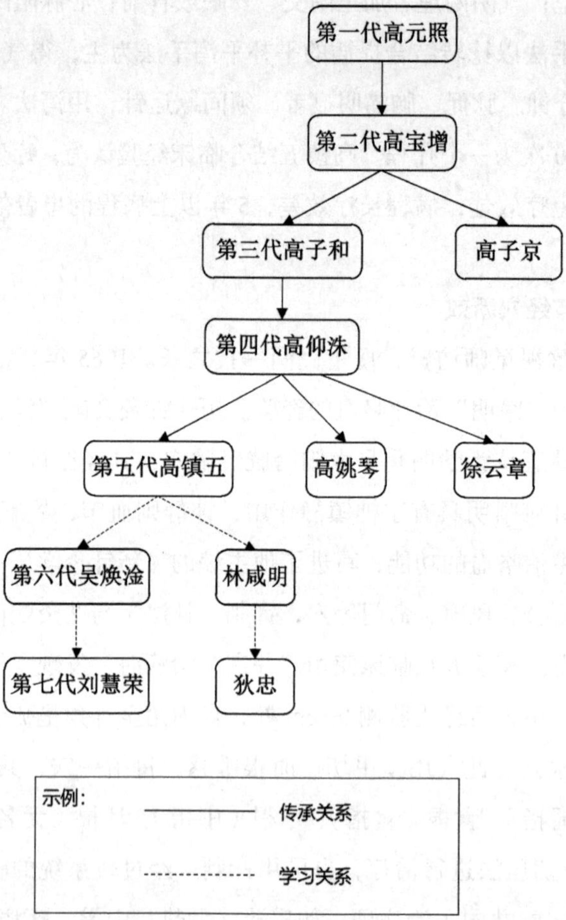

图 3–2　高氏针灸传承谱系图

第三节　虞氏针灸

一、流派简介

虞氏针灸，世代书香之杏林大家，通儒学、精医门、长望诊、专妇科，学术源远流长，虞氏针灸至今传承有六代，传人分布各地，传人在传承祖业的基础上，不断继承与创新，将传统针灸与西医学紧密结合，使虞氏针灸不断适应西医学的发展。

二、代表人物

1. 第一代传人

虞凌云：男，祖籍宁波，清代曾任杭州医官，且后代俱为浙江名医。

2. 第二代传人

虞秉章：男，清末宁波名医，幼承家学而自学弥勤，笃志中医，医理与临床承先贤而又有创新卓见，传世医业，鼎盛当时，擅长内科、儿科，名噪江浙，技超群雄。

3. 第三代传人

虞佐唐：1885—1970年，男，字昌肇，祖籍浙江宁波。虞佐唐初从宁波栎社儒医周维岐，对伤寒、杂病等有较深厚之根基，生平服膺陈自明、叶天士、徐灵胎、费伯雄等，妇科处方多出于《妇科良方》《医宗金鉴》，后拜师于宁波小尚书桥老宋家妇科掌门名医宋森芳门下，得其亲传，身承虞、宋两大中医学术流派的精华，悬壶于宁波。后于1916年迁居上海，年二十四便悬壶于上海天津路，以妇科见长，兼通各科，尤精医不孕症、痛经、妊娠兼证、产后疑难杂症等顽难之症，行医六十余载，医技有口皆碑。虞佐唐不但学术造诣高超，医技惊人，活人无数，且德高望重，重德轻财，凡遇穷人求诊，每每非但分文不取，还免费赠药，既治病又救人，是当地极负盛名的“送子观音”，求医者众，远近闻名。虞佐唐曾与沪上同道共组“春在社”，对于有益公众之事务，无不慷慨解囊，鼎力捐助。学术上亦深有造诣，1936年与上海灵学会药店合作编著《药物鉴别常识》，又著有《虞氏妇科经验》等，为当时沪上为数不多的学问大家，是学验俱丰的一代妇科宗师。

4. 第四代传人

（1）*虞孝舜*：1922年出生，男，字小白，祖籍浙江宁波，上海黄浦中心医院主任中医师。虞孝舜1922年12月出生于上海，自幼聪慧，由虞佐唐教导，启蒙中医，授以岐黄经典、药性汤头，中学时代就已打下深厚的中医根基。1943年进入上海新中国医学院攻读中医，得到章巨膺、章次公、祝怀萱、余无言等人口传心授、潜心雕琢，使虞孝舜在《黄帝内经》《伤寒论》，以及温病学、杂病学等基础学科及临证方面打下深厚功底。后从师于西医妇产科专家瞿绍衡，掌握了西医妇产科高深、复杂的专业理论与临床技术。1947年毕业于上海新中国医学院，后考取了“中医师证书”，成为早年首批获国家认可的高水平中医师之一。曾任上海黄浦中心医院主任中医师，后移民澳大利亚开诊临证。虞孝舜秉承浙江宁波宋氏妇科及虞氏两个学术流派的精髓，承袭名医父亲虞佐唐一生之经验，并博采众长，继承发扬，不断总结提高，对治疗妇女不孕症和习惯性流产积累了一套自己独特的理法方药，开创了自成体系的理论学、经验体系。据不完全统计，虞孝舜亲诊过的患者超过七十万人次，治愈的子宫内膜异位症患者超过两千多例，经他亲手调治获愈之不孕不育夫妇已生下了三千多位健康可爱的宝宝，堪称名副其实的“送子观音”。

（2）*虞孝贞*：1924—2022年，女，祖籍浙江宁波，教授，主任中医师。1942年9月，进入上海中医专门学校，拜师于上海名家徐小圃、包天白、章次公、钱今阳、潘澄濂等。1944年肄业于上海中医专门学校，后师从上海名医陆瘦燕研习针灸，1957年进入浙江中医药大学执教中医妇科学和针灸学，是浙江中医药大学针灸教研室创始人之一。虞孝贞毕生投入于针灸的临床和科研工作，在针灸、中药治疗妇科疾病和针灸治疗疾病等方面多有建树，长期从事针灸名家杨继洲著作研究，著有《中医妇科手册》等书，发表论文30余篇。历任浙江中医药大学针灸教研室、研究室、门诊部针灸科副主任，经络腧穴教研室主任，曾任浙江省针灸学会常务理事、名誉理事，浙江老年病学会理事，浙江省人体科学研究会理事，杭州市针灸学会顾问等。1973年出席浙江省第五次妇女代表大会，1985年被评为浙江中医药大学先进工作者，1992年被评为浙江省工起会“巾帼贡献”活动积极分子。其详细介绍参见本书第四章“近代名医”。

5. 第五代传人

（1）方剑乔：1961年出生，男，教授，主任中医师，博士研究生导师。1983年毕业于浙江中医药大学中医专业，获学士学位。1998年9月任浙江中医药大学针灸推拿系主任。2000年3月毕业于日本昭和大学医学部，取得医学博士学位。2001—2010年，历任浙江中医药大学针灸推拿学院院长、浙江中医药大学附属第三医院（浙江省针灸推拿医院）院长。2010年任浙江中医药大学副校长。2015—2019年，任浙江中医药大学校长。方剑乔在浙江中医药大学求学和任教期间深得虞孝贞赏识，2019年带领学术团队对虞孝贞的学术思想与临床经验进行系统总结，并著有《浙江中医临床名家——虞孝贞》。关于方剑乔的详细介绍参见本书第四章“近现代名医”。

（2）陈华德：1957年出生，男，教授，主任中医师，博士生导师，医学博士，浙江省教学名师。1982年毕业于浙江中医药大学，在求学和任教期间受到虞孝贞的悉心指导。陈华德于2001年任浙江中医药大学针灸推拿学院、浙江中医药大学附属第三医院（浙江省针灸推拿医院）副院长；2010年任浙江中医药大学国际教育学院院长；2014年任浙江省针灸学会副会长兼秘书长。陈华德从事中医针灸临床36年，擅长用多种中医药和针灸疗法治疗眩晕病，以及多种脑病和神经内科疾病，如头痛、面瘫、中风偏瘫、脑梗死、脑萎缩、脑外伤后遗症、帕金森病、阿尔茨海默病、高血压、失眠、焦虑症、耳鸣耳聋，小儿脑瘫、多动症、小儿抽动秽语综合征等。曾担任浙江省卫生厅中医眩晕病重点专科建设项目学科带头人，脑病重点专病学术带头人，国家中医药管理局眩晕病重点病种研究协作组成员单位项目负责人。主持完成国家973子项目、国家自然科学基金项目、省自然基金项目，以及国家中医药管理局、省科技厅和教育厅等多项科研课题。获浙江省政府科技进步奖二等奖、三等奖，浙江省中医药科学技术奖一等奖等奖项。获国家发明专利1项，实用专利2项。主编和参编学术著作18部，发表百余篇论文。已指导毕业的中外硕博研究生百余名。

（3）蒋松鹤：1968年10月出生，男，主任医师，教授，博士生导师，浙江省名中医，浙江省高校中青年学科带头人。1989年毕业于浙江中医药大学针灸专业，在读书期间跟随虞孝贞潜心研读各种针灸古籍，同时遵师嘱，坚定不移地走中西医结合道路，后经虞孝贞推荐跟陈同丰进行穴位解剖学研究。主要研究方向为智能强化康复技术及脑与脊髓功能机制的研究，针灸康复的整合优化医学研究，现任温州医科大学中美针灸康复研究所中方所长、智能康复国际（两岸）联盟主任等。关于蒋松鹤的详细介绍参见本书第四章“当代名医”。

6. 第六代传人

马睿杰：1978年出生，男，教授，主任中医师，博士研究生导师。2010年起任浙江中医药大学附属第三医院针灸科副主任，2017年7月至今任浙江中医药大学附属第三医院副院长。浙江省首批医坛新秀，浙江省中青年学科带头人，方剑乔名中医工作室继承人。曾受邀到澳大利亚昆士兰大学做访问学者。擅长应用针药结合治疗延髓麻痹、脊髓损伤、中风及面肌痉挛等神经系统疾病，同时擅长针药结合治疗围绝经期综合征、不孕、卵巢功能早衰等妇科疾病。主编著作有《浙江中医临床名家——虞孝贞》《虞孝贞针灸集验》《浙江针灸学术流派》。

三、主要贡献

1. 针药并举，尤擅女科

虞氏针灸源远流长，最早可追溯至南宋时期，后虞氏定居江南宁波，世代业医，以妇科见长，兼通各科，推崇“一针、二灸、三服药”的针灸临床治疗规律，常以孙真人之“汤药攻其内，针灸治其外，则病无所逃矣”“药而不针灸，针灸而不药，皆非良医也”训诫后学。传至虞孝贞这一代，针、灸、药并重之意更为明确。虞孝贞治疗妇科疾病，尤擅针药结合，有时单用针法，有时针法与中药并施，有时针法与灸法并用，有时针、灸、药三管齐下，因病而施，互相配合，效如桴鼓。虞孝贞针药结合调治女科之临证，以其提出的“针药二途，理无二致”这一学术思想为基础，并与其自幼业秉家传，攻研妇科，后随针灸大师陆瘦燕及名医顾鸳天研习针灸的成医之路密不可分。虞孝贞在妇科上常从血论治，主要体现在以下5个方面：①调气破血治肌瘤；②益气养血治漏红；③祛瘀活血治发热；④益气摄血治崩漏；⑤痛经诸证气血同治。就经络论治而言，虞孝贞临证主张脏腑辨证与经络辨证相结合，认为女子胞属奇恒之腑，五脏安和则经血自调，而五脏之中尤以肾、肝、脾、心为重。并将奇经八脉理论用于妇科病的施治之中，尤其重视冲、任、督、带在妇科病中的病理病机表现。虞孝贞针灸治疗妇科疾病多以“调气血，益肝肾（疏肝理气），和脾胃，清湿热，治奇经”为治疗原则，以关元、三阴交、肾俞、足三里为基本主穴，辨脏腑经络，随证加减，虚补实泻，腹部穴位行运气手法且多加艾条灸以温通气血、和调经脉。

2. 蠲除急症，独创六法

虞孝贞从事针灸之医教研工作40余载，学验俱丰，匠心独运，治法巧妙，应针取效，在中医急症领域颇有建树，独创针灸治疗急症六法，即醒神开窍法、回阳救逆法、清热解毒法、息风解痉法、利尿通淋法和泻痢导滞法。

（1）醒神开窍法：主要用于高热或神志昏迷等病变，或邪实郁闭的昏厥，或中风神志昏迷等。虞孝贞认为，厥证多因体质因素、情志因素及暴感外邪等导致，其病机主要是气机突然逆乱，升降乖戾，气血阴阳不相顺接。虽然厥证有虚实之分，但其共同之处都是起病急，突然昏倒，不省人事，手足厥冷，故治疗当醒脑开窍。

（2）回阳救逆法：多用于正气暴脱之亡阴、亡阳或阴阳离决之候，此候临床较多见的有大出血、心衰、肾衰等，其症可见休克，或四肢厥逆、大汗出、血压下降等。选穴以神阙、关元、百会、内关、素髎等为主穴，以人中、中冲、涌泉等为辅穴。

（3）清热解毒法：多用于外感温邪、湿热等引起的高热，或传染病、痈肿疮疖等。选穴以大椎、曲池、合谷、委中、曲泽、十宣等为主穴。虞孝贞认为上述穴位有清热解毒、退热止痛的功效，外感引起的红肿热痛之症，宜选上述穴位用放血之法，能迅速起效。

（4）息风解痉法：多用于肝火蒸腾、痰浊阻络的病证，以及气郁闭遏或高热引动肝风出现的抽搐之症。针对上述病证，虞孝贞一般采用平补平泻之法，亦可遵杨继洲“急惊泻，慢惊补”之训。选穴以四关（合谷、太冲）、曲池、阳陵泉、人中、印堂、百会为主穴，伴高热者刺大椎、风池、风府。

（5）利尿通淋法：多用于肾虚、下焦湿热、膀胱气化失司之尿闭、尿淋，或产后、术后之小便癃闭。选穴以中极、关元、阴陵泉、三阴交、神阙、秩边等为主穴。关元沿皮透中极（不可直刺），用捻转法中等刺激，使针感下传，留针时旁用艾条温灸20分钟。

（6）泻痢导滞法：适用于肠腑积滞、湿热内阻之痢下赤白或急性吐泻。选穴以神阙、天枢、下脘、气海、委中、止痢（三阴交与阴陵泉连线的中点）为主穴，呕吐者加内关。

以上六法均为虞孝贞以针灸为主要手段，应用于危急病情和农村多发病证的经验总结，至今仍有较高的临床指导价值。

3. 善用单穴，效如桴鼓

单穴治病，屡见不鲜，辨证得当，取穴精准，施以手法，每见奇效，正所谓“一针中的，病者应手而起，诚医家所先”。虞孝贞临床取穴独特，手法灵活多变，效如桴鼓。

4. 针灸保健，益寿延年

《扁鹊心书》云：“人于无病时，常灸关元、气海、命门、中脘等穴，虽未得长生，亦可保百余年之寿矣。”虞孝贞很早就意识到针灸具有防病保健和延年益寿的作用，尤其在心血管疾病、呼吸道疾病及肿瘤疾病三大方面。虞孝贞根据前人经验和本人的体会，对大椎、身柱、风门、膏肓、肾俞、中脘、神阙、关元、风池、曲池、内关、足三里、三阴交、阳陵泉、百会等进行了系统的整理总结，注明各穴的治疗特点。虞孝贞亦十分重视灸法的保健养生作用。灸法不仅可以祛寒散邪、温阳升陷、回阳固脱，还有扶正保元的作用，其功有时尤胜于针。虞孝贞尤其推崇关元温和灸的保健方法，认为这是延年益寿最简便有效的针灸疗法。而《扁鹊心书》将“关元”“气海”俱称为丹田，“气海”又为生气之海，窦氏云：“一年辛苦惟三百，灸取关元功力多，健身轻身无病患，彭祖寿算更如何。”

四、传承谱系

虞氏针灸传承谱系见图 3-3。

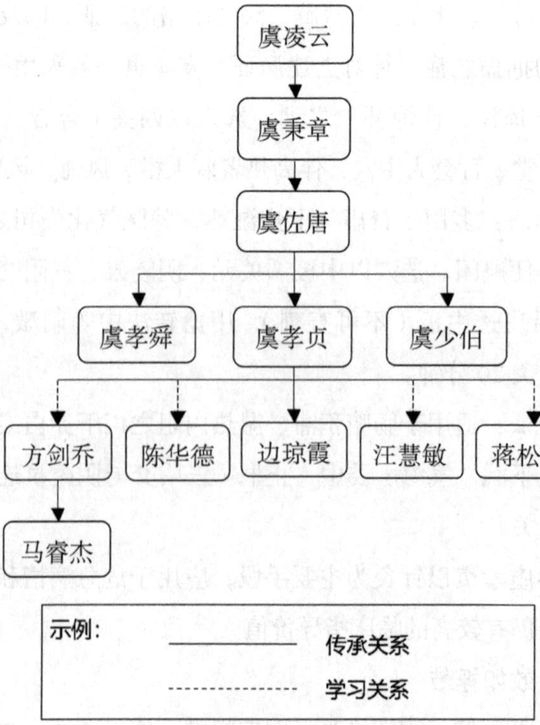

图 3-3　虞氏针灸传承谱系图

第四节　阮氏针灸

一、流派简介

阮氏针灸学术流派起源可追溯至清代乾隆年间，始祖可追溯至阮魁元，传承至今已有九代，其传人主要分布于北京、绍兴、杭州等地。流派后代在传承祖业的基础上，既继承和总结了前人的理论和学术经验，又各有创新，临床辨证中西医结合，施治针药结合，其中尤以传统针刺手法的灵活应用为诊疗特色。阮氏针灸对当代常见病、疑难杂症有很好的疗效。本书介绍阮氏针灸在浙江的传人（自第六代开始）。

二、代表人物

1. 第六代传人

阮耀南：1880—1959年，男，受业后执业于北京市前门大栅栏街七贤堂中医诊所。1899年受绍兴名士鲍德馨力邀，离京移居于绍兴，于绍兴北后街210号开有一间名号为"卫生医局"的中医诊所。曾任绍兴中医师公会学术咨询委员，与曹炳章、何廉臣、陈幼生、傅柏杨、徐仙槎、邵兰荪等同辈绍兴名医皆有交往。每逢初一、十五均至绍兴龙山下的凌霄社会馆开展义诊，免费施医施药，每次施治约100名病患。临床擅用特制金质针灸针施以阮氏复式补泻手法，辅用艾灸、拔罐、中药、膏药、虎骨药酒等方式医治病患，疗效显著，声名鹊起。患者治愈后为表感谢赠送的大块金字牌匾，挂满诊所四壁，足有三圈之多。画家陈蔚南2015年的画作《新正嬉街》被誉为绍兴的"清明上河图"，记录了1938年新春绍兴大善寺新年庙会民风民俗的历史场景，画作右下"针灸阮耀南"五字的遮阳伞旁，有一男子右手持竹罐，正在给另一袒露左肩臂的男子做拔罐治疗，袒露左肩臂的男子嘴角轻翘，脸上露出病痛减轻的微笑，而右手持竹罐，神情认真关切的男子正是阮耀南。

2. 第七代传人

阮少南：1932 年出生，男，自幼随父学习中医针灸。1947 年进入承淡安主办的中国针灸学研究社函授部学习。1948 年毕业于中国针灸学研究社函授部及天津国医函授学校。1962 年被评为绍兴市名中医。1978 年进入浙江省中医药研究所针灸科工作。1980—2007 年任浙江省针灸学会副会长。1992 年起享受国务院政府特殊津贴。历任浙江省第六届政协委员，浙江省第七届政协常务委员，浙江省第三、第四届针灸学会副会长，第二批全国老中医药专家学术经验继承工作指导老师。1996 年被聘为浙江省名中医、浙江省老科学技术工作者协会优秀工作者。1997 年入编《中国中医年鉴杏林人物栏》。1998 年被英国剑桥国际名人传记中心咨询委员会聘为委员。关于阮少南的详细介绍参见本书第四章“近现代名医”。

3. 第八代传人

阮步青：1955 年出生，男，1985 年毕业于浙江中医药大学，家传及师承全国老中医药专家学术经验继承工作指导老师阮少南。历任第五、第六届浙江省针灸学会副会长，浙江省针灸文献专委会主任委员，浙江省刺法灸法专委会主任委员，浙江省针灸临床专委会主任委员，浙江省知联会理事，浙江省医学会医学鉴定专家库成员，第四届、第五届中国针灸学会理事，浙江省中医药研究院门诊部主任，浙江省立同德医院第二门诊部主任，浙江省立同德医院针灸推拿科主任，国家重点专科学术带头人。1999 年，阮步青在浙江省针灸学会年会上代表学会向全省针灸医师发出“一个患者一套专用消毒针具”的倡议，为一次性针具的推广普及做了铺垫工作。阮步青从事中医针灸医教研工作 45 年，临床坚持传统与现代相结合，科研与临床相结合，疗效与标准相结合。主持和参加课题研究 4 项，出版合著 3 本，发表论文 10 余篇，应邀赴澳大利亚、日本进行学术交流考察，带教各国留学生 200 余人。临床以中医辨证结合西医学诊断疾病，以针灸治疗配合中药，内服外用并施为特色，临床注重及秉承传统针刺手法，从取穴至行针、得气、辨气，阮氏复式补泻手法的应用一气呵成。临床擅长治疗脑卒中后遗症、语言障碍、社交障碍、睡眠障碍、焦虑、突发性耳聋、视疲劳、屈光不正、弱视、斜视、慢性鼻窦炎、过敏性鼻炎、慢性气管炎、周围性面瘫、小儿脑瘫、小儿抽动秽语综合征、颈椎间盘突出、腰椎间盘突出、风湿性关节炎、类风湿关节炎、骨性关节炎、慢性非萎缩性胃炎、女子月经不调、多囊卵巢综合征、结节性红斑等各种针灸适应证及多种疑难杂症。

4. 第九代传人

阮晨：1987 年出生，女，浙江中医药大学针灸推拿学硕士，家传及师承全国老中医药专家学术经验继承工作指导老师阮少南。家学渊源，幼承庭训，通读中医经典古籍，对阮氏中医针灸学术流派的学术经验及特色有一定的研究，临床随诊 10 余年，主持厅局级课题 1 项，参与厅局级课题 7 项，省部级课题 2 项，发表论文 4 篇，带教实习、规培医生及外国留学生 100 余人。

三、主要贡献

阮氏针灸学术流派的学术思想及特色包括：①衷中参西，将中医辨证、西医辨病有机结合，四诊合参结合西医辅助检查手段，更全面地辨别疾病。②针药共治，灵活地应用传统针刺手法搭配中药，内外相协，共治疾病。③喜用任督二脉，搭配膀胱经调治各类内科病证。④金针刺穴，继承和发扬家传古法金针，分析金针效用，结合现代工艺，更好地将金针应用于临床治疗。⑤针下辨气，正确辨别正邪虚实，用补虚泻实的针刺手法。⑥手法至要，重视指力的锻炼，要求在辨证配穴基础上，灵活地应用各种补泻手法。

阮氏针灸的传承方式以家传为主，师承、院校教育及国际交流为辅。

1. 善用督脉治疗各科疾病

阮氏针灸善于运用督脉及相关穴位治疗内外妇儿各科疾病。《素问·五脏生成论》云："诸髓者，皆属于脑。"《灵枢·海论》云："髓海不足……懈怠安卧。" 王清任在《医林改错》中说："灵机记性在脑者，因饮食生气血，长肌肉，精汁之清者，化而为髓，由脊骨上行入脑，名曰脑髓。"《素问·脉要精微论》云："头者，精明之府。" 阮氏根据上述理论精要，结合临床，治疗阿尔茨海默病、血管性痴呆、注意缺陷与多动障碍、癫痫、腰椎间盘突出、围绝经期综合征等内外妇儿各科疾病。如治疗腰椎间盘突出症，急性期取穴人中、后溪，因人中乃督脉经穴，督脉行于脊里，后溪为手太阳小肠经腧穴，通于督脉。《拦江赋》曰："后溪专治督脉病……" 泻此二穴，能疏通督脉、手太阳经经气，以行气化瘀利腰脊。治疗腰脊痛，"腰背委中求"，取督脉之命门、腰阳关，加局部之下极俞、大肠俞。下肢疼痛不适者，如下肢后侧不适针刺委中、承山、昆仑，委中为治腰脊痛的循经取穴，下肢外侧不适则加阳陵泉、悬钟。对于病情日久的患者，认为多为肾虚，可加肾俞、太溪以补肾强腰。张景岳认为，腰为肾之府，肾与膀胱相表里，故在经为太阳，在脏属肾，肾气又为冲任督带之要会，所以久病腰痛多由真阳不足导致，最宜温补肾气。取督脉经穴和肾俞、太溪，可壮肾水，达到补肾强腰的治疗目的。治疗注意缺陷与多动障碍，取穴百会、印堂、风府、四神聪，采用平补平泻法。阮氏针灸认为此病为脑发育不全所致，脑为元神之府，与人体精神、意识思维及运动功能有关。督脉与脑关系密切，督脉通于脑，是精髓生成、传输、上达疏布的主要道路，故取督脉循行路线上的印堂、百会、四神聪、风府等穴以畅达督脉之气、镇静安神。治疗围绝经期综合征伴或不伴失眠的患者，取穴百会、四神聪、安眠、肾俞、心俞、印堂、内关、神门、三阴交、申脉。因督脉入络于脑，百会泻之平肝息风，百会、四神聪、印堂均有镇静安神之功，在头部取穴能增加脑部血液循环而改善睡眠。安眠属经外奇穴，主治失眠。神门为心之原穴，脏有疾取之原。内关为手厥阴心包之络穴，又为八脉交会穴之一，通于阴维脉，联络上中下三焦，可宁心神，宽胸理气调脾胃。心俞、肾俞可调节阴阳，交通心肾。三阴交是足三阴经交会穴，可益肝健脾补肾以养心神。申脉为阳跻脉之起穴，针之可泻阳跻之盛。

2. 重视针法，补泻分明

阮氏针灸对针刺手法十分重视，认为针刺手法是治疗疾病取效之关键。在给患者针刺时，多用单手进针，以右手拇指、食指持针，以中指、无名指及小指定穴，迅速破皮进针。这就要求手指的灵活运用，将点穴、押指、破皮、进针一连串动作揉合到一起，持针之手，指力实而腕力虚，运针有“手如握虎”之力，运力于指，力达指尖，沿针透力，力至神至，气随神生，而获良效。正如《灵枢·官针》云：“病小针大，气泻太甚，疾必为害；病大针小，气不泄泻，亦复为败。”阮氏针灸在临床中根据患者证型之寒热，体质之强弱，肌肉之厚薄，正气之盛衰，病位之深浅等来确定针具的粗细、长短，灵活应用迎随、提插、捻转、徐疾等各种补泻手法，强调掌握恰当的刺激量和针刺深度，该泻则泻，该补则补，施术恰到好处。阮氏针灸尤为重视针下辨气以定手法。针下辨气的功夫，全靠医者在针刺操作中仔细揣摩，方能神而明之。根据针下感觉，“谷气来也徐而和”，这是穴位的正常状态；若针下出现“如闲处幽堂之深邃”的空松感，当运用补虚的操作手法；若针下出现“邪气来也紧而疾”的手感，这是气滞血瘀寒凝所致，当运用泻实的操作手法。只有这样，补虚泻实才能收到良效。

3. 金针刺穴

阮氏针灸第五代传人阮魁元，于 1898 年偕二子（继承人）在北京市前门大栅栏街开设七贤堂中医诊所，诊所以金针治病为主要专业特色，兼用中药，颇得患者的信赖及好评，求诊者络绎不绝。阮氏针灸世代相传的金针针具由针柄和针身两部分组成，针身含金约 90%，含银约 10%，通过拔丝工艺加工而成，拉制成直径 0.3 ～ 0.5mm 的 K 金丝，按照 1、1.5、2、3、3.5 寸针灸针所需的长度分别截取 K 金丝，在其中一端用砺针石磨出针尖制成金针身，另一端用纯银丝缠绕于针柄。阮氏针灸前人在应用金针治疗疾病时，先用高度白酒浸泡针具，而后消毒皮肤，精简选穴配穴，视病情轻重及体质强弱的不同，施以补泻手法，行针 3 ～ 5 分钟不等，并默诵家传的行针诀 1 ～ 3 遍。行针决内容：金针到处，万病如拈；经络接续，龙降虎升；阴阳妙道，插入神针。家传金针的针体直径较现代不锈钢针的针体直径大，同时结合金的金属属性（柔软易弯）、当时的制作工艺，以及阮氏针灸的临床体会，要求进针时要有较好的指力、腕力及臂力，这些需要经过一定的训练。其中，指力的训练需通过练功、刺棉垫、刺纸垫等方式锻炼。

第八代传人阮步青通过对家传金针与不锈钢毫针的比较，从材料特性和疗效特性等角度，总结了两者的区别。他意识到，家传金针具有的独特治疗作用，应进一步发掘和应用。经反复斟酌后，他决定用不锈钢毫针做基础载体，应用电镀工艺在不锈钢毫针的表面镀上一层薄薄的 24k 金。1995 年 3 月，阮步青与苏州环球针灸器械厂合作，反复实验研究不锈钢毫针表面所镀的 24k 金镀层 1 ～ 5μm 不同厚度的合理性，力求做出兼顾实用性和经济性的针灸针，从最初的 5μm 镀层、价格 8 元 / 根，筛选到后来的 3μm 镀层、价格 5 元 / 根，试制成功后，取名为“不锈钢镀金毫针”。因当时的不锈钢镀金毫针价格是不锈钢毫针的 33 倍，成本过高，故生产制作了很小的批量，专用于治疗类风湿疾病。之后，他在应用不锈钢镀金毫针治疗类风湿疾病的过程中进行研究，分别设立不锈钢镀金毫针组与不锈钢毫针组，两组对照观察，评估疗效。通过对照观察发现，不锈钢镀金毫针组的疗效明显优于不锈钢毫针组，证实不锈钢镀金毫针治疗类风湿疾病，具有优于不锈钢毫针的效用。

四、传承谱系

阮氏针灸传承谱系见图 3–4。

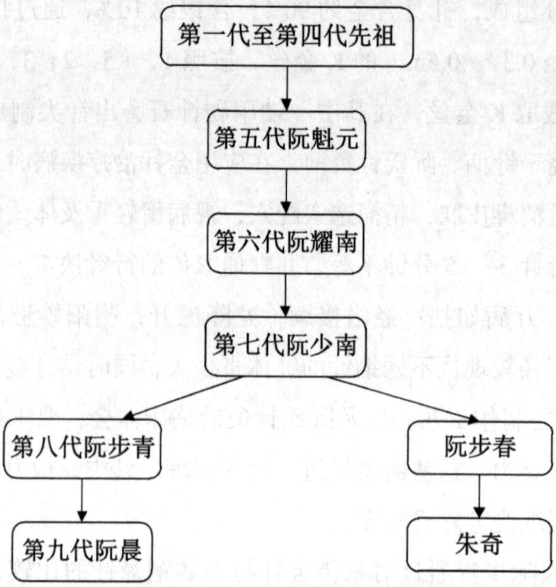

图 3–4 阮氏针灸传承谱系图

第五节　施氏针灸

一、流派简介

施氏针灸源远流长，第三代开始，施氏针灸由绍兴发展到嘉兴，第四代传人施鹤年在嘉兴张家弄42号开设施氏针灸风科诊所，至此，施氏针灸、施氏风湿药酒名扬嘉禾大地，家喻户晓。此后施鹤年之长子施延庆、次子施延明、长儿媳鲍济湘、内侄女盛燕君在施氏针灸风科诊所帮诊和学习，并由施鹤年口授心传。他们研习施氏针灸，在临床实践中继承和逐渐充实、发展施氏针灸的具体内容。20世纪50年代初，出身中医针灸世家的施延庆，联合当时嘉兴老一辈知名中医组建了嘉兴市第一家中医联合医疗机构——嘉兴市人民路联合诊所，针灸门诊即嘉兴市中医医院针灸科前身。1959年，嘉兴市中医医院成立，针灸科成为当时医院6个主要专科之一。以施延庆60余年针灸临床经验为基础的嘉兴市中医医院针灸学科，形成了“一针、二灸、三用药，提倡针、灸、药三者并用”的特色，充实并丰富了针灸学的内容。

二、代表人物

1. 第四代传人

施鹤年：1885—1947年，男，1906年由平湖移居嘉兴创业，早年跟随祖父施源泉，父施凤歧学医，先后行医于杭州、平湖。施鹤年于20世纪初在嘉兴自设诊所，针、灸、药兼施。其医术精湛，患者接踵而来，使“施氏针灸”闻名浙北。

2. 第五代传人

施延庆：1920—2012年，男，主任中医师，首批全国老中医药专家学术经验继承工作指导老师。1938年毕业于上海中国医学院，历任浙江省针灸学会第一、第二届常务理事，第二届浙江省针灸学会名誉理事，嘉兴市针灸学会会长，嘉兴市中医医院顾问，嘉兴市针灸学会名誉会长等职。1992 年获嘉兴市“优秀科技工作者”称号，并享受国务院政府特殊津贴。施延庆善用温针疗法，在治疗顽痹、消化系统疾病等方面有独到之处。关于施延庆的详细介绍参见本书第四章“近现代名医”。

3. 第六代传人

（1）*施孝文*：男，施延庆与鲍济湘之子，嘉兴市名中医，副主任中医师，出身中医针灸世家。1976 年进入嘉兴市中医医院针灸科跟随父亲施延庆学习和从事针灸。1991 年被确定为全国老中医药专家施延庆学术经验继承工作继承人。在温针灸治疗慢性结肠炎、帕金森症、腰腿痛、筋膜炎、膝关节骨性关节炎等方面有特长。主持课题“温针合穴位敷贴治疗慢性结肠炎疗效观察”，获嘉兴市科技进步奖三等奖。发表主要论文、论著有《施延庆治疗震颤麻痹经验》《温针加穴位注氧治疗膝关节骨性关节炎》《针刺治疗臀中肌及筋膜损伤 38 例》《温针合穴位敷贴治疗慢性结肠炎》《温针治疗帕金森氏症 21 例》《温针治疗陈旧性腰椎间盘突出症 22 例》《针药并用治鹤膝》等。

（2）*王寿椿*：男，嘉兴市名中医，副主任中医师，全国老中医药专家施延庆学术经验继承工作继承人，从事针灸临床 60 余年，经验丰富，擅长运用传统温针灸治疗颈椎病、肩周炎、腰椎间盘突出症、风湿性关节炎、类风湿关节炎、强直性脊柱炎、软组织损伤，以及神经系统、运动系统、脑血管病等。发表《施延庆运用益气升提针灸法的经验》《施延庆化脓灸法的经验》《药饼灸治疗不孕症 15 例》《针药结合治疗干燥综合征 60 例》等多篇论文。

4. 第七代传人

（1）*罗开涛*：男，主任中医师，师承施氏针灸第六代传人施孝文，嘉兴市中医医院纪委书记、副院长，硕士研究生导师，浙江省首届医坛新秀，浙江省卫生创新人才培养对象，嘉兴市杰出人才，嘉兴市医学领军人才，嘉兴市卫生健康拔尖人才，浙江省非物质文化遗产代表性项目代表性传承人，浙江省“十三五”中医药重点专科带头人，嘉兴市重点学科带头人。兼任中国医师协会中医师分会委员，世界中医药联合会热敏灸专业分会常务理事，浙江省针灸学会理事，针灸临床专委会副主任委员，针灸康复专委会副主任委员，浙江省中医药学会常务理事，浙江省康复医学会常务理事，嘉兴市针灸学会会长，嘉兴市长三角中医药研究院院长等职。先后发表学术论文 40 余篇，主持、参与厅局级以上课题 20 余项，获浙江省科学技术进步奖二等奖 1 项，浙江省中医药科学技术奖一等奖1项、三等奖5项，嘉兴市科学技术奖二等奖、三等奖各2项，嘉兴市自然科学学术奖二等奖3项。擅长中风、颈椎病等疾病的针灸药结合康复治疗。

（2）边晓东：男，副主任中医师，师承施氏针灸第六代传人王寿椿，嘉兴市优秀中青年中医药人才，嘉兴市针灸学会理事，浙江省非遗项目“施氏针灸”传承人，在国家级、省级杂志上发表论文10余篇，擅长颈椎病、腰椎间盘突出、肩周炎、关节炎、面瘫、中风后遗症、痛经、月经不调等疾病的针灸治疗，以及支气管炎、哮喘、鼻炎、慢性结肠炎等疾病的冬病夏治。

三、主要贡献

1. 重视调理脾胃

施氏针灸对脾胃疾病有丰富的治疗经验，认为元气是健康之本，脾胃衰则元气衰，元气衰则疾病生。正如《脾胃论》曰：“百病皆由脾胃衰而生也。”施氏针灸临证十分重视从脾胃论治，凡脾胃虚衰、中气下陷诸症均用益气升阳之法，益气穴与升阳穴相配伍，选用脾俞、中脘、足三里、气海、百会五穴，为统治脾胃气虚之良方，随证化裁，针灸并用，每获良效。

2. 熟谙灸法钩沉发微

“针所不为，灸之所宜也”，对于一些难治之症，施用灸法往往可以取得很好的疗效，施氏针灸临床常用化脓灸、艾卷灸、硫黄灸三法。在施行灸法时，施氏针灸尤重以下三个方面。

（1）选穴当辨：遵循“穴之大法，但其孔穴，与针无异”的原则，指出辨证选穴必须明确，尤其是化脓灸，其留有瘢痕，如效果不佳，此穴就难以再灸。比如哮喘病，若患者年不足十，属先天禀赋不足，取大椎、膏肓为主治穴，取天突以利咽调肺，临床可以取得满意疗效；若年过六十，肾气衰惫的患者，喘息乃肾不纳气所致，取大椎、膏肓已无效，若灸肾俞、气海、关元，则属对症下药；中年人，体质壮实，只是冬季咳喘，夏季自愈，则不用补益真元，亦无须重纳肾气，取肺俞、灵台、天突等穴，以调肺系，有的放矢，可以灸到病除。

（2）取穴当审：灸源于火，即用火烧灼之意，如汉代许慎《说文解字》记载“灸，灼也，从火”。取穴准确，是取效的第一要义，历来灸家使用化脓灸法均十分重视穴位的取法和取穴的准确。龚居中认为“膏肓二穴，无所不治”，若能用心求得正确的穴位灸之，没有什么疾病是不能治愈的。如果是艾卷灸，也是这样。悬灸温和，受热面广，其取穴可不严谨，这种思想是错误的。

（3）因病而施：艾炷有大小，壮数有多少。大如铺灸，成片相连，小如麦粒，仅仅一点，艾炷少则三壮、五壮，多则数十百壮，临床应用，宜因病而施。《千金要方》记载“若丁壮遇病，病根深笃者，可倍于方数”“灸不三分，是谓徒冤”，虚寒冷痛诸病，必要灸足火候，才能取效。

四、传承谱系

施氏针灸传承谱系见图 3–5。

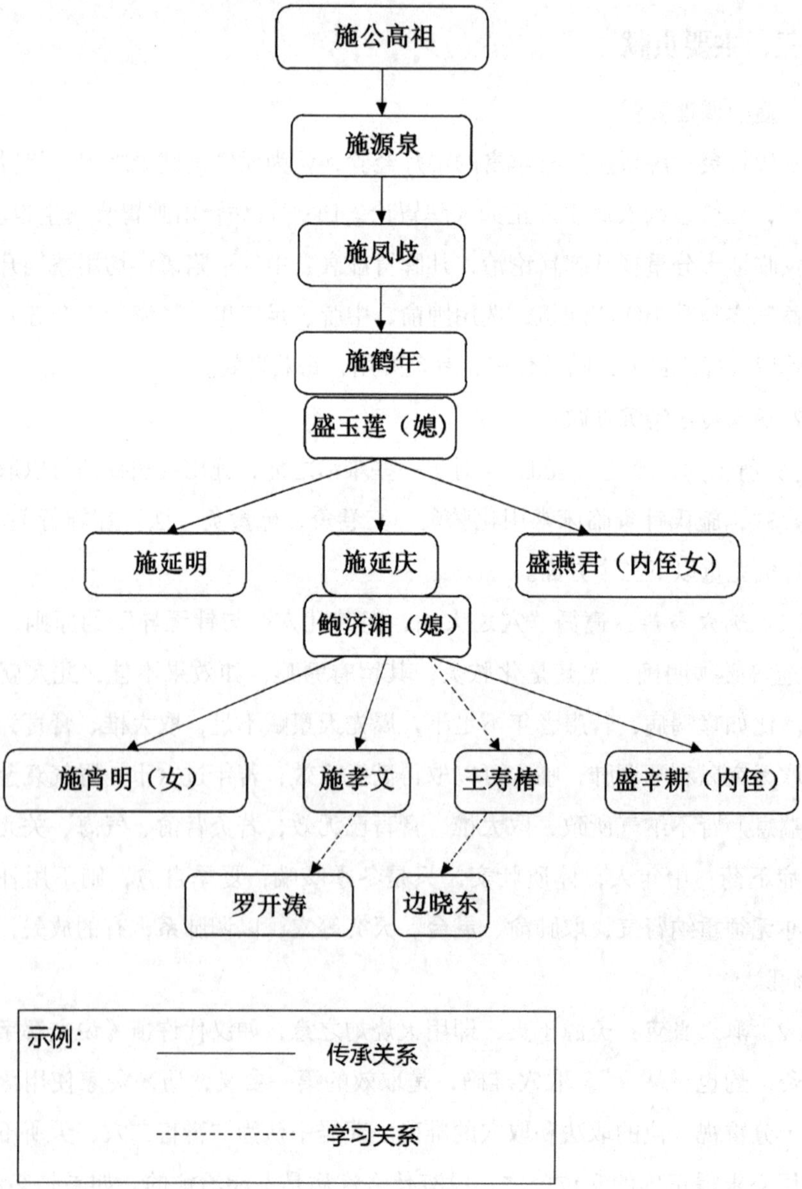

图 3–5　施氏针灸传承谱系图

第六节　罗氏针灸

一、流派简介

罗氏针灸流派以灸法为特色，大力推广和发展铺灸疗法。铺灸又称长蛇灸或督灸，是罗氏针灸在国内最早继承和发扬创新的独特灸法，临床多治疗虚劳顽痹之证，有强壮补虚之效。铺灸时间宜选暑夏三伏天，以白天为宜；治疗位置取督脉，一般从大椎灸至腰俞，在临床上广泛使用。罗氏针灸至今已传承四代。

二、代表人物

1. 第一代传人

罗茂洲：男，生卒年已无从考，仅知其一直在安徽一带行医，以粗银针法和长蛇灸法（铺灸）见长，尤喜用毛茛为灸料进行督脉长蛇灸，强壮补虚以治疗虚劳顽痹之证。

2. 第二代传人

罗诗荣：1923—2004年，男，安徽合肥人，主任中医师。为浙江省、杭州市名老中医，杭州市针灸学会会长。1938年开始学习中医，师从伯父罗茂洲。1943年在杭州开业，从事针灸临床60余年。发表《铺灸治疗寒湿痹症》《铺灸治疗类风湿关节炎65例临床观察》等论文10余篇。其“铺灸治疗类风湿关节炎”临床研究课题荣获浙江省中医药优秀科技成果进步奖三等奖。多次荣获浙江省、杭州市劳动模范称号。1989年被国务院授予“全国先进生产工作者”称号。1992年享受国务院政府特殊津贴。罗诗荣极其推崇灸法，从事针灸临床60余年，运用各种艾灸疗法治疗疑难杂症，取得较好的疗效，尤其是他独创并广泛使用的铺灸疗法，在国内外都有极高的声誉。在几十年的针灸临床过程中，罗诗荣一方面潜心钻研中医经典中记载的灸疗方法，另一方面敢于突破传统灸法的临床思维定式，创新传统灸法，倡导“铺灸督脉可疗痼疾”之思想，以其独特的选位、选时、选药，为治疗重症痼疾开辟了新的途径。关于罗诗荣的详细介绍参见本书第四章“近现代名医”。

3. 第三代传人

（1）朱月伟：1951年出生，男，主任中医师，浙江省嵊州市人，本科毕业于浙江中医药大学，杭州市名中医。历任中国针灸学会理事，浙江省针灸学会理事，杭州市针灸学会理事，杭州市针灸推拿学会常务副会长，中国社区卫生协会理事，中国医师协会全科医师分会委员，杭州市下城区人大代表，杭州市下城区妇幼保健医院院长、党支部书记。从事中医针灸临床、科研工作30余年，在中风、风湿、骨与关节损伤类疾病的治疗上积累了丰富的临床经验，为全国老中医药专家罗诗荣学术经验继承工作继承人，有较高的专业造诣，在《中国针灸》《美国针灸杂志》《针刺研究》等专业学术刊物上发表论文20余篇。课题“铺灸治疗类风湿关节炎的临床研究”获1992年浙江省医药卫生科技进步奖三等奖，“铺灸对机体免疫功能的影响”获1995年国际传统医药博览会优秀科技成果奖。

（2）王健：1969年出生，男，主任中医师，浙江嘉兴人，本科毕业于浙江中医药大学，罗诗荣学术传承人，第二批杭州市名中医学术继承人，杭州市基层名中医，下城区名中医，拱墅区运河名医，先后被推荐、选举为杭州市针灸推拿学会第五届常务理事兼秘书长、第六届副会长兼秘书长、第七届副会长，杭州市针灸推拿学针灸临床专委会副主委和社区分会主委，浙江省针灸学会理事等社会兼职。2013年4月被选举为杭州市医师协会副会长。2005年至今被浙江中医药大学国际教育学院聘为外国留学生带教指导老师。目前为杭州市拱墅区长庆潮鸣街道社区卫生服务中心副院长。王健临床工作30年，注重中医临床研究，发表专业论文和主持、参与省市区课题10多项，参与编写中医专业书籍多本。

（3）包烨华：1972年出生，女，主任中医师，医学硕士，硕士生导师，浙江温州人，杭州市名中医，国家中医药管理局“十二五”重点专科建设项目学科带头人，杭州市医学重点学科带头人，中国针灸学会临床分会委员，中华中医药学会养生康复分会委员，浙江省针灸学会常务理事，浙江省针灸学会脐针专委会主任委员，浙江省针灸学会临床专委会副主任委员，浙江省中医药学会疼痛医学分会副主任委员，浙江省康复医学会中医药学专委会副主任委员，浙江省中医药学会养生康复分会常委，杭州市针灸推拿学会副会长，杭州市针灸推拿学会针灸临床专委会主任委员，杭州市中医药协会中医针灸康复专委会委员，杭州市中医院针灸康复科主任。获杭州市“百佳千优”“最美医师”等荣誉称号。包烨华长期从事针灸临床工作，擅长传统针灸结合现代康复技术治疗脑病，并善用铺灸治疗产后关节痛，擅长治疗中风、产后病、痛经、耳鸣、颈椎病、腰椎间盘突出症、带状疱疹后遗神经痛等病证。主持省部级、厅局级科研项目 10 余项，指导硕士研究生 9 人，发表学术论文 20 余篇，参与编写书籍 5 本。荣获浙江省科学技术进步奖二等奖，浙江省中医药科学技术奖一等奖，浙江省中医药科学技术创新奖二等奖、三等奖，杭州市科技进步奖三等奖等奖项。

（4）卫海英：1968 年出生，女，从事中医临床 20 余年，本科毕业于浙江中医药大学，杭州市肿瘤医院针灸科副主任中医师，早年跟随罗诗荣学习铺灸针灸术，得师传，一直工作于中医临床一线。临床对风湿性关节炎、类风湿关节炎、骨关节炎，以及妇科疾病的针灸治疗有较高的造诣，深受患者信赖。在省级以上期刊发表论文近 10 篇。

4. 第四代传人

（1）姜勤：1982 年出生，男，副主任中医师，浙江兰溪人，本科毕业于浙江中医药大学，杭州市基层名中医，下城区名中医王健的学术继承人。历任浙江省针灸学会穴位埋线专委会委员，杭州市针灸推拿学会青年委员，杭州市针灸推拿学会第二届社区分会常务委员，杭州市中医药协会第二届中医社区卫生专委会委员。擅长颈椎病、腰椎间盘突出症、骨性膝关节炎、失眠等疾病的治疗，对老年慢性病的推拿保健治疗有较丰富的临床经验，现挂职于四川省甘孜州泸定县人民医院。

（2）黄作辉：1986 年出生，男，主治中医师，江西赣州人，本科毕业于浙江中医药大学，从医近 20 年。历任浙江省针灸学会穴位埋线专委会委员、秘书，杭州市针灸推拿学会社区分会常务委员兼秘书，杭州市针灸推拿学会治未病委员会委员，杭州市中医药学会社区分会委员。师承铺灸继承人王健。承担课题“针刺‘腰六穴’配合督脉隔姜灸治疗肝肾亏虚型腰背肌筋膜炎临床疗效观察”等，获杭州市原下城区“最美医师”、拱墅区“运河好医生”等荣誉称号。黄作辉传承铺灸疗法，在铺灸的基础上，注重整体观念和辨证论治，认为灸药结合，可发挥、放大灸药的疗效，擅长治疗类风湿关节炎、强直性脊柱炎等疑难杂症。

（3）纪晓东：1981年出生，男，主治中医师，吉林白山人，本科毕业于浙江中医药大学，从医近20年。历任杭州市针灸推拿学会社区分会委员，杭州市针灸推拿学会推拿临床分会委员，杭州市针灸推拿学会青年分会委员。师承铺灸继承人王健。承担课题刃针结合温针灸治疗膝关节积液的临床研究等，获杭州市“百佳千优”健康卫士、原下城区“骨干全科医师”等荣誉称号。

（4）杨伟颐：1979年出生，男，主治中医师，浙江宁波人，毕业于浙江中医药大学，从医10余年。师承铺灸继承人王健。临床擅长运用针灸、中药、冬病夏治铺灸综合治疗慢性骨关节病，调整亚健康，在余姚、马渚一带深受患者信赖。

（5）叶宁新：1982年出生，女，浙江温州人，本科毕业于浙江中医药大学，主治中医师，师承铺灸继承人王健。现为永嘉苏吴氏骨伤专科医院康复科主任。擅长骨折、脱位、颈椎病、腰椎间盘突出症、骨质增生、骨质疏松症等病证的中西医诊治，同时在肩周炎，髋关节、膝关节病变的保守治疗中积累了丰富的经验。

（6）余静：1989年出生，女，主治中医师，江西南昌人，研究生毕业于浙江中医药大学。历任中国整形美容协会中医美容分会理事会理事，中国民族医药学会筋骨养护分会理事，浙江省针灸学会脐针专委会委员兼秘书，浙江省针灸学会疼痛专委会委员。师承包烨华。主持浙江省中医药科技计划项目1项、浙江省医药卫生科技计划项目1项、杭州市卫生科技计划项目1项，发表论文6篇，临床传承铺灸疗法，且擅长针药结合治疗颞下颌关节紊乱综合征、颈肩腰腿痛、中风后遗症、面瘫、带状疱疹、三叉神经痛、耳鸣、睡眠障碍、便秘等病证的治疗。

三、主要贡献

1. 从督肾证治骨痹，创铺灸疗法

铺灸又称长蛇灸，是一种传统灸法，是罗氏针灸继承和发扬并且善用的独特灸法。铺灸取穴督脉，灸面广，艾灶大，具有火力壮、温通力强之特点，非一般灸法所能比，临床多用于治疗虚劳顽痹之证。罗氏针灸运用铺灸疗法治疗类风湿关节炎、强直性脊柱炎、坐骨神经痛、痛经等疑难杂症，常常收到满意效果。

铺灸疗法简单介绍如下。

时间：一般在暑夏三伏天，以白天为宜。

取穴：督脉（大椎至腰俞）。

灸料：斑麝粉（斑麝粉由麝香 50%、斑蝥粉 20%、丁香粉 15%、肉桂粉 15% 等组成）1 ～ 1.8g，去皮大蒜捣烂成泥 500g，陈艾绒 200g。

操作：患者俯卧床上，裸露背部。督脉（脊柱）上常规消毒后涂蒜汁，在灸穴大椎至腰俞处（脊柱正中线）敷上斑麝粉，斑麝粉上铺敷宽 5cm、高 2.5cm 的蒜泥一条，蒜泥条上再铺宽 3cm、高 2.5cm 形似乌梢蛇脊背样的长蛇形艾炷，点燃艾炷头身尾三点，让其自然烧灼施灸，待艾炷燃尽后，再铺上艾炷灸治，灸 2 ～ 3 壮。灸毕移去蒜泥，用湿热纱布轻轻揩干。灸后皮肤潮红，让其自然出水疱（在此期间严防感染），第 3 天用消毒针引流水疱液，揩干后，涂碘伏（隔日 1 次），直至灸疤结痂脱落，皮肤愈合。灸后 1 个月饮食忌生冷辛辣、肥甘厚味及鱼腥发食等，慎洗冷水浴（可用温水），避风寒，忌房事，全休 1 个月。

2. 临证治疗妙用温灸

罗诗荣临证中对一些疑难杂症运用各种温灸法治疗，取得良好疗效，现简单介绍如下。

（1）*麦粒灸治带状疱疹*：在最初发的疱疹处，找寻水疱较密集的左右两处，俗称“蛇眼”穴，再找疱疹延伸尾端的前后一二处，俗称“蛇尾”穴，常规消毒后，涂蒜汁，各放麦粒大小的艾炷点燃后施灸。医者用口对准艾炷，微微吹气，速燃艾火，当患者感灼痛甚时，用镊子将艾炷夹去。这样按“先眼后尾”的顺序灸治 3 壮。如第二天“蛇尾”穴处继续出现红色小疹，可在这些疹点上再按上法施灸 1 次。也可在疱疹局部周围，用艾条（距皮肤 2.5cm 左右）均匀回旋熏灸 10 ～ 15 分钟，至局部温热，皮肤稍呈红晕为度。每日 1 次，连续熏灸 3 日。以上灸法，可使郁热之邪气从皮毛而出，达到调和营卫、疏通经络之效。治疗本病大多只需灸治 1 次，水疱逐渐焦头结痂，3 ～ 5 天即可痊愈。

（2）*雷火针灸治面瘫*：罗诗荣运用雷火针治疗面神经麻痹、肩周炎、网球肘、中风偏瘫及四肢关节的局部疼痛诸症。罗诗荣制作的雷火针硬如木棒，耐灸。4 分水管 25cm 对半锯开，管的两片内面涂微量菜油待用。制作药绒，艾绒 150g，丁香、肉桂、乳香、没药、姜黄、羌活、防风、穿山甲（现用他药代替）等各 3g，研为细末，过筛后加入麝香 0.3g 及少许糊汁搅匀。将药绒放入管内，再将管内药绒敲紧，分开两半片水管，取出如爆竹状的药绒干，用一层棉纸糊紧，外层再用桑皮纸厚糊 3 ～ 5 层阴干后待用。用酒精灯点燃雷火针，在施灸部位垫 2 ～ 3 层草纸，用点燃的一头快速、用力，使其烫灼于腧穴

15～30秒，每次每穴灸3次，以局部皮肤微红不起疱为宜。

（3）化脓灸治哮喘：化脓灸取效的关键是灸后化脓。罗诗荣施化脓灸，非常重视灸疮的发与不发，强调灸后贴淡水膏时，需食鱼腥或饮酒酿等发物3～5天，促成灸疤化脓。若不发，可继食发物，并在灸疤处热烫，促其化脓得灸疮。罗诗荣常用本法治疗一些哮喘、慢性胃肠疾患，或预防中风、做强身保健治疗。罗诗荣治慢性胃肠疾病常取足三里、中脘及督脉之命门；治哮喘除取风门、肺俞外，必加督脉之大椎、身柱两穴或任脉之膻中；预防中风除取足三里外，必加悬钟、阳陵泉；体质虚弱之强身保健以足三里为主，慎加督脉之大椎、任脉之气海。罗诗荣认为，化脓灸用之得当，疗效胜过针刺。

3. 善用"五输""原"穴

五输穴是十二经分布在肘膝关节以下的五个重要经穴。罗诗荣从学习针灸开始，就熟背"五输""原"穴，领悟"五输""原"穴之要义，临证50余年，善用"五输""原"穴治疗临床常见多发病，对"五输""原"穴的治疗深有体会。临床常取井穴如少商、商阳、少冲、少泽、中冲、关冲等浅刺出血以治疗神志昏迷、热病痉厥；取荥穴如鱼际、劳宫、液门、前谷浅刺疾出，治疗高热惊风；取输穴后溪、中渚治头项强痛及腰脊痛，足临泣、陷谷、束骨、大陵直刺治疗腕、踝关节疼痛和足跟痛；取经穴经渠、阳溪治疗咳喘诸疾；取合穴足三里、阳陵泉、曲池治疗胃脘、胆腑疾病，用委中、阴陵泉、阴谷治少腹和妇科疾病。罗诗荣认为，由于元气源于肾间动气，是人体生命之原动力，原穴又是脏腑元气留止之处，所以临床上常运用肺经原穴太渊治疗咳喘、咯血，用心经原穴神门、心包经原穴大陵治疗心悸、怔忡、失眠，用肝经原穴太冲治疗胁痛、腹胀及肝阳上亢等病证，用脾经原穴太白治疗胃痛、泄泻、痢疾、食积不化等脾胃疾患，用肾经原穴太溪治疗耳聋、耳鸣、腰脊痛及遗精、阳痿等。罗诗荣认为，肘膝关节以下的"五输"穴及"原"穴，既方便安全又确实有效。如果能深谙"五输""原"穴之原理，辨证配伍运用得当，做到取穴少而精，就能收到事半功倍之效。

四、传承谱系

罗氏针灸传承谱系见图3–6。

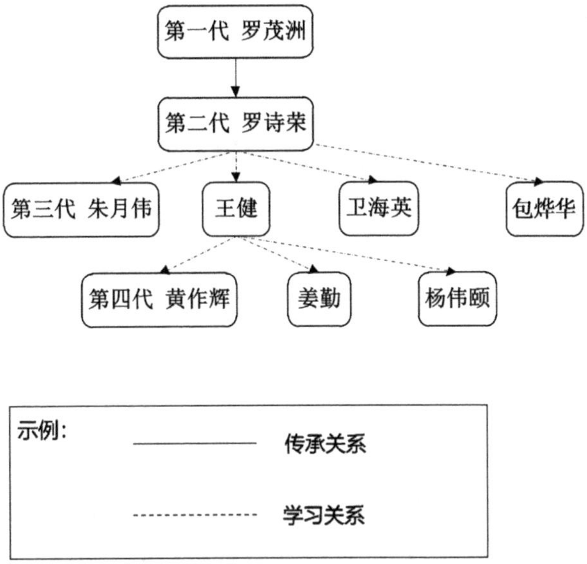

图 3-6　罗氏针灸传承谱系图

第七节　严氏针灸

一、流派简介

浙江平湖严氏针灸流派是浙派针灸中少数以灸法闻名的针灸流派。严氏化脓灸久负盛名，遥承唐代《千金要方》《外台秘要》中的灸法，经后代不断改良而成。严氏针灸至今已传承七代。

二、代表人物

浙江平湖严氏针灸自清代开始，至严定梁、严君白时已传承六代。严定梁、严君白之父严肃容（1904—1968年），针灸技术名闻江、浙、沪地区，当地群众咸呼其为“严针灸”。严定梁、严君白自幼受家庭的熏陶和父亲的言传身教，又进入专业学校学习，从事中医临床和教学几十年。严定梁之弟严君白后移居上海，成为海上名医。严氏针灸以针与灸为治病之主要手段，主张先针后灸，针药并用。针法以敏捷、流利、舒展、顺遂为长。补泻手法不拘一格，主张因人、因病、因时制宜。严氏针灸善用透针法，可以一针透二穴或二穴以上，多为浅表刺激，认为透针能同时发挥几个穴位的作用，其取穴少、手法轻的特点亦符合针灸现代化、国际化的要求。严氏针灸还擅长用灸法，各种灸法均常采用。著名的严氏灸法遥承唐代《千金要方》《外台秘要》的古老灸法，治疗患者数以万计，形成了一套独具特色的化脓灸法。现将严氏针灸代表人物介绍如下。

1. 第一代传人

严曜堃：上海青浦人，曾随双林凌真人（名云，字汉章）后裔深造。清朝道光年间，以针、灸、方、脉，创业于浙江平湖北门松风台。曾遇一因医失误断针留于体内，行动即痛苦万分的患者求医，严曜堃以一针顺势而入，运用反复捻转提插，将患者体内断针吸出，由此声名大振，人皆称“严神针”。严曜堃传子严友彰、友篁、友陶，同业针灸。

2. 第五代传人

严肃容：自幼从父习中医典籍，苦练针灸医术。1922年挂牌开业，擅冷针，对“化脓灸”颇有研究，专治侏儒、蛊毒、哮喘等症，名享浙北，声闻苏南。1930年，担任县国医公会常务理事。1958年转入城关镇医院工作。1962年入选浙江省地区级名中医，曾有专家和外国留学生登门观摩学习。

3. 第六代传人

（1）严定梁：1924—2004年，浙江省平湖市人，主任中医师，全国名中医。严定梁出身于针灸世家，1941—1944年就读于上海中医专门学校，毕业后在平湖随父开业。1954年在省立杭州医院（浙江省中医院前身）开办针灸科。1958年调至嘉兴地区卫生干部进修学校从事针灸教学。1962年调至嘉兴第二医院。曾任浙江省针灸学会常务理事，浙江省中医院针灸科主任。撰写了《平湖严老化脓灸法简介》《针灸强壮疗法的选穴与运用》《灸法浅谈》《透刺十二则》《读杨氏灸法札记》等多篇论文。关于严定梁的详细介绍参见本书第四章“近现代名医”。

（2）严君白：曾任上海第一人民医院针灸科主任，摩洛哥中国针灸中心专家组副组长，上海针灸学会理事。受聘为上海医科大学（现复旦大学上海医学院）教授。首批国务院政府特殊津贴获得者。2011年获得“上海市名中医”称号。自幼受教于父兄，1951年随父兄执业于严氏诊所，1952年兼职于平湖新群联合诊所，历经5年。1956年考入上海中医学院（现上海中医药大学），1962年毕业后，入上海市第一人民医院针灸科工作。1971年，响应国家“建设大后方”的号召，到安徽池州长江医院（由上海市第一人民医院负责援建，是一所为上海小三线单位职工及周边人民群众服务的战备医院）任中医科负责人。1981年返沪，到上海市浦东新区浦南医院任中医科主任。1986年由国家选派，赴摩洛哥默罕默迪亚市中国针灸中心工作2年，任中国针灸专家组副组长兼业务委员。1989年调回上海市第一人民医院针灸科，任针灸科主任。1991年，应日本和歌山市镰田医院邀请，出国行医讲学1年。1994年被聘为上海医科大学中山临床医学院兼职教授。兼任上海市针灸学会理事，《上海针灸杂志》编委。主编《针灸学》等教材，并参与《新编中国针灸学》《住院医师指导丛书针灸分册》等有关篇章的撰写。

三、主要贡献

1. 善用针灸透刺法

严氏针灸的针刺手法中，透针法是一大特点，严氏透针法分为深刺透针和浅刺透针。深刺透针多用于表里二经相透，有加强和沟通表里的作用（如内关透外关），进针后缓慢推进到相应深度，以不穿出体外为宜。浅刺透针用于本经一针二穴或数穴（如列缺透太渊），邻近经穴之间（如阳陵泉透足三里），局部浅表之上，本经二穴之间（如肺俞透魄户）均可应用。透针时先将针斜刺顶进，进入皮下后针柄向前横卧，缓缓推进，到达第二穴位为止。进针与运针均在皮下进行，不宜用捻转法，可用轻而快的频率捣动，并结合留针时间，运针与做补泻手法。透针一般以一针为主方，适当配伍，如治气喘咳嗽而痰多者，以列缺透太渊为主，配丰隆；治偏头痛目胀筋突，取丝竹空透太阳，加风池、太冲。前者为本经相透，后者为异经相透，本经相透能加强经脉刺激面。凡属同一经之腧穴，相邻相近者，绝大部分有共同作用，也有其不同作用，但极少矛盾。如通里、阴郄、神门，均能宁心安神，治一切神志病，通里主心悸怔忡，舌强失音；阴郄能固表敛汗，清心潜阳；神门治失眠、健忘、心烦、脏躁。三穴同中有异，各有所长，透针三穴，共奏振奋心经经气之效。异经相透包括表里相透，有密切联系表里二经，同时发挥其作用之优点，如太溪透昆仑，内关透外关。亦有不属表里经脉，但在治疗上有此需要，部位上可以相透者，例如风池透风府，治头疼目胀，阳陵泉透足三里治肝胃气滞。此外，阿是穴亦可局部透针，以调和气血，促使病灶之吸收与修复。透针穴位应根据人体体表的生理特点选用，如剑突以上内系胸腔，各穴均需横刺，尤以膻中多用；任脉剑突以下可选用者如上脘透中脘，气海透关元，关元透中极。督脉自项至髓，因与脊柱并行受脊突限制，故不能使用透针。还有人认为针尖相对即为透针，如一些文献所记，阴陵泉透阳陵泉，条口透承山，《玉龙歌》记载的丝竹空透率谷、地仓透颊车等也指此说，可作为参考。

2. 善用化脓灸

严氏针灸善用灸法，认为灸法应用不如针法普及，是因为患者在接受治疗时对疼痛、化脓、瘢痕等存在顾虑。针对这些顾虑，近代灸法在原有的基础上进行了一些改革，采用了艾卷灸、隔物灸等方法。但实践证明，这些间接灸法不能全面取代古代灸法。严氏针灸常用的是直接灸法，下面介绍其独具特色的化脓灸法。

严氏化脓灸源于唐代，近代有改进，用穴少而精，壮数以9壮为度，艾炷以铜模压制，施灸季节为每年小暑至白露，贴灸用太乙薄贴膏药，发灸、养灸均有严格要求，取穴亦有特点，非常重视取穴的准确性。严氏针灸认为，针一刺取穴每随手可得，而灸治取穴，则按、押、摩、数，煞费推敲，何也？盖灸治一穴，终生一次（直接灸），既不可复灸，亦不再受针，况且穴之正确与否与疗效有很大关系。杨继洲在《针灸大成》中首谈灸法，强调患者体位之端正，“坐点则坐灸，卧点则卧灸，不易其位也”，就是说明灸法的取穴特别讲究。

（1）取穴：由于化脓灸之后的灸疮及瘢痕较大，故选穴限于躯干及头部个别腧穴。取穴时先定基准穴。严氏针灸所取穴位，部分与国标有异，属其祖传取法。①头部先定百会为基准穴（以颅顶中央凹陷处为准，头部穴只可灸3壮，不可多灸）。②腹部以神阙为基准穴。③项背部先定大椎为基准穴。其余穴再以此类推。严氏针灸背部大椎之取法如下。当患者正坐俯颈屈肘，则颈椎三节凸露明显，俗称“三粒算盘珠骨”，其下为大椎穴。在第一胸椎棘突下，平二巨骨为准，先定大椎，其下均据此推算（比解剖位置下移一椎）。如身柱，为第四胸椎下，肺俞则在此夹脊旁开1.5寸。肺俞取法如下。定大椎后按下三椎，在华佗夹脊穴旁开1.5寸；如取左肺俞，携患者右手臂环颈，取其掌后横纹置肩后边际，将手掌覆于肩下上背部，则其中指尽处当为正穴。严氏针灸以医者取膏肓俞之准确率，衡量其是否初步学好灸法，膏肓取法如下。定大椎后按下四椎，陷中之旁，以夹脊穴旁开3寸，或以患者之手携向背后，使肩胛骨开移而外突，离肩胛骨尖内侧上5分或1寸许，二肋之间陷中，按之酸感特别明显处，即穴位所在。

（2）工具材料：①取极细软的艾绒，捻成枣核状，置于特制的铜模中，用小铜柱及铁锤打紧、顶出，每粒约重0.1g，若干壮。②草或薄纸条数条（折量穴位用）。③竹笔套（点穴用）、印泥各1件。④大蒜1枚（黏艾炷用），小竹片1片（刮蒜汁用）。⑤纱布1块，开水1杯（洗灰烬用）。⑥蚊香（点燃艾烛用）。⑦薄贴约80张（膏药基质摊在油纸上呈1元硬币大小的薄膏药，膏药基质一般中药店有售）。

（3）操作：

取穴：根据临床诊断选定穴位，以草折量，以指押挡，必须反复斟酌，确保取穴准确。中指同身寸与等分折量取穴法相结合，确定穴位位置后，用指甲押一个十字纹，以竹笔套打印泥做出记号。

体位：不论是取穴还是施灸，患者体位都要端正，灸头顶及天突取仰靠坐位；灸背部取俯伏坐位，两手按膝（头部垫枕）；灸胸腹部取卧位。

燃灸与拍击减痛手法：用小竹片刮取大蒜汁少许涂于穴位上，将艾炷轻置其上，以蚊香点燃，燃至半粒艾炷时，患者开始感觉灼痛，此时医者需用双手连续地在灸处周围轮番拍击，以减轻灼痛。每个艾炷可燃四五分钟，熄后必有余灰黏附，蘸温开水浸润，纱布拭净，再灸第2壮。

（4）灸后护理：灸后给予薄贴，需每天每穴更换。脓多时（灸后10～30天）每天需换2次，通常一个半月愈合，此时的护理非常重要，应暂停重体力劳动、运动。灸后至脱焦痂10～20天，吃鸡、鸭、羊肉等发物。焦痂脱落后至愈合期间，则忌发物，以利收口。此外，虾、蟹、姜等，灸后忌食百日，以免灸处发痒，而致搔破感染。

（5）化脓灸的适应证：①治疗幼年多病、发育不良、长期低热、久疟等，灸大椎、膏肓各9壮。②治疗哮喘、慢性支气管炎，第1年，灸大椎、肺俞各9壮；第2年，灸风门、膻中各9壮。③治疗慢性泄泻，灸天枢、关元各9壮。④治疗阳痿，灸气海9壮，如病久而甚者加命门9壮。⑤治疗遗精，灸气海、关元各9壮。⑥治疗遗尿，灸气海、关元或中极各9壮，一般用于病情较重，成人或婚后不育者。如体质虚者第1年宜先灸大椎、膏肓各9壮，第2年再灸气海、关元或中极。⑦治疗妇女宫寒不孕、顽固性痛经，灸关元9壮。⑧治疗男子精冷，灸气海9壮。⑨治疗慢性胃炎，灸中脘9壮。⑩治疗胃扩张，灸上脘9壮。

四、传承谱系

严氏针灸传承谱系见图3–7。

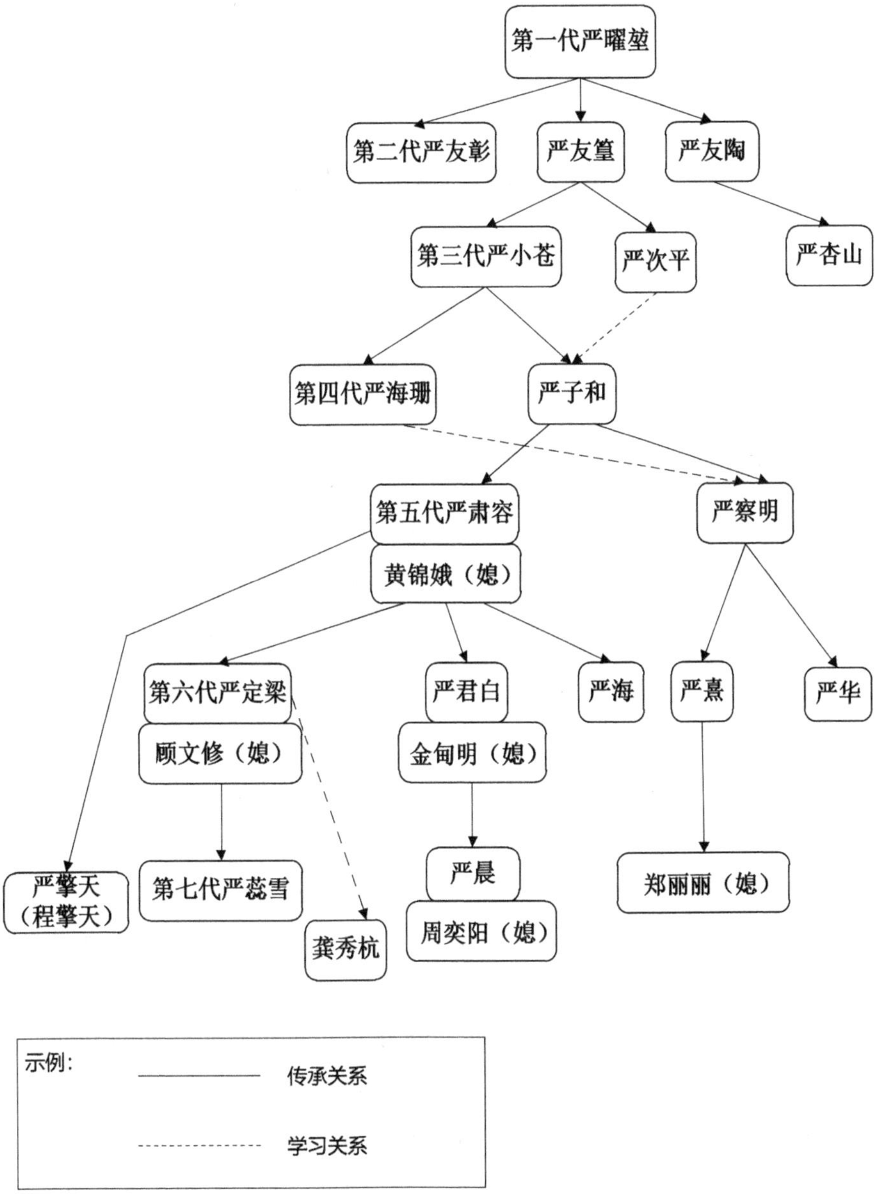

图 3-7　严氏针灸传承谱系图

第八节　金氏针灸

一、流派简介

金氏针灸流派起源于针灸大家金文华，金文华为浙江省中医院针灸科首任主任。金氏针灸重视辨证施治，以南派燔针劫刺为主，取穴少而精，并善用五输穴，以及子午流注、灵龟八法取穴。金氏针灸学术思想传承至今已超过三代，在针刺和灸法方面均独具特色。

二、代表人物

1. 第一代传人

金文华：1906—1980年，男，浙江绍兴人。1925年从杭州宗文中学毕业后，师从浙江著名针灸医家孙济纲，入师门五载，得其师真传，遂定居杭城设诊所行医。中华人民共和国成立初期，曾兼任杭州市针灸门诊部、杭州市红会医院特约医生。1954年响应政府号召，放弃私人开业，进入杭州市中医门诊部工作，任针灸科负责人。1956年，并入浙江省中医院，任针灸科主任。1975年退休后被浙江省针灸学会聘为学会顾问。其业绩被收载于《全国名中医谱》《中医人物词典》。金文华在针灸方面有高深之造诣，早年自制马口铁和金、银质针具，行针手法以转针、摇针为主，入针浅而针感强，手法独特，以独特的"飞经走气"针刺手法自成一家，并创立了金氏针灸其他特别的治疗方法如金氏药饼灸，特殊的配穴如金氏膝三针等。金文华辛勤耕耘，指导了大批有丰富临床经验的针灸名家。其弟子在继承金文华学术经验的同时，对金文华针刺手法和药饼灸法均有创新性发展。关于金文华的详细介绍参见本书第四章"近现代名医"。

2. 第二代传人

（1）李栋森：1936 年出生，男，浙江省杭州市人，金文华之女婿，深得金文华真传。业医近 70 载，精于针刺，手法独特，临证经验丰富。曾任浙江省杭州市中西医结合医院暨杭州市红十字会医院副院长兼针灸科主任。历任中国针灸学会理事，浙江省针灸学会副会长，杭州市针灸学会会长，浙江省刺法灸法专委会主任委员及省、市中医学会理事等职。1989 年被杭州市卫生局评为杭州市首批名老中医，撰有《针刺治疗高血压》等 10 余篇论文。1992 年主编的著作《宋明浙江针灸》出版发行。1975 年、1982 年先后参加中国援非医疗队赴马里共和国和中非共和国，获中非共和国总统颁发的骑士勋章。20 世纪 90 年代后移居澳大利亚，被澳大利亚中医学会聘为高级顾问。关于李栋森的详细介绍参见本书第四章“近现代名医”。

（2）韩祖濂：1932 年 2 月出生，男，浙江杭州人，为金文华之内侄。浙江桐乡市第一人民医院针灸科副主任中医师，拜师于全国名中医金文华门下。1950 年起从事针灸临床工作。1954 年调入浙江省桐乡市第一人民医院创建针灸科，有 50 年临床经验。韩祖濂继承了金文华的传统手法，并在此基础上屡有创新。此外，韩祖濂还是国内首先应用针灸治疗红斑性肢痛症的针灸医师，他创用无痛电化脓灸替代艾炷化脓灸，用此法治疗脑震荡后遗症、强直性脊柱炎、气管炎等，每获良效。他的论文《多刺法治疗良性甲状腺肿伴甲亢 62 例》曾获嘉兴市科委优秀医学论文二等奖。韩祖濂还吸收了现代小针刀治疗伤科的优势，应用小针刀治疗各种软组织损伤、腱鞘炎、腰椎间盘突出症、跟骨骨刺等，均显效，并开创了颞颌关节紊乱启口困难的小针刀闭合性手术，取得了成功。他应用火针美容及代替某些外科小手术，效果良好。先后发表论文 30 余篇。1963 年浙江省卫生厅批准韩祖濂为当地名中医。1998 年 10 月经国际互联网世界名医数据库及中国保健技术学会等研究审定，获准韩祖濂在国际互联网全球问医世界名医数据库注册登录。

3. 第三代传人

（1）徐勇刚：男，浙江省中医院副主任中医师，师承赵本传和张淑华。徐勇刚对金氏药饼灸进行改良，使其具有更强的渗透性，且更加安全。

（2）吴金星：男，杭州市第三人民医院副主任中医师，浙江省针灸学会理事，杭州市针灸推拿学会理事，杭州市经络腧穴专委会副主委，中国武术协会委员。1986 年毕业于浙江中医药大学针灸专业，1989—1992 年师从金氏嫡传人李栋森主任中医师，有幸成为李栋森之助手随诊左右，得其精髓。2006 年拜师首届国医大师张灿玾，并成为其入室弟子。从事中医针灸临床36年，发表《李栋森针刺学术经验探析》《着肤灸治疗关节顽痹》等专业论文近10篇。临床上对麦粒灸、刺络法及针刺理筋等方面均有独到见解及丰富经验，尤其对化脓灸有独特的运用。提出“治病以形入手，调神以指针为先”理念，临床中强调“形神兼治”，取穴精准，手法重视提插补泻，当以患者感觉舒适为要。

三、主要贡献

1. 重视针刺手法

金文华在业界以其针刺手法闻名，金文华在针灸方面有高深之造诣，指力过人。其早年自制马口铁和金、银质针具，行针手法以转针、摇针为主，入针浅而针感强，手法独特，自成一家。他认为《黄帝内经》针法是基础，《灵枢·官能》云:“泻必用圆，切而转之，其气乃行；疾而徐出，邪气乃出；伸而迎之，摇大其穴，气出乃疾。补必用方，外引其皮，令当其门，左引其枢，右推其肤，微旋而徐推之，必端以正，安以静，坚心无解，欲微以留，气下而疾出之，推其皮，盖其外门，真气乃存。”经文中所说的泻必用圆，补必用方，就是在讲行针手法，描述了搓、捻等转针法，以及疾徐、摇针手法，十分切合实际而又简练。但真正要掌握转针、摇针手法，左手的切、按、推等法同样需要娴熟。如左手爪切之法，一般只知其具有宣散气血减轻进针疼痛的作用，殊不知切按之轻重也有补泻之分，重切离泻，稍轻而反复切按则有助于得气，故《难经》有“知为针者，信其左；不知为针者，信其右”之论，实是越人心法。金氏针灸第二代传人李栋森受其师影响，在此基础上进一步有所发挥。李栋森临证时十分注重阿是穴的运用，临床擅长治疗各种痛证，他认为“痛者即不通之处”，首先根据患者的主诉，初步诊断痛在何处，然后运用押手反复揣摸、按压，以准确定位，并厘定阿是穴的具体位置、针刺深浅及方向。因此，押手触诊的重要性在针刺治疗中不言而喻。李栋森十分强调刺手、押手的协调配合，临床上或左右同时行针，或上下前后同时运针，或针刺与指针相互配合。临诊时每遇胃痛患者，往往取双侧足三里，且左右同时运针，常针到痛除，取效神速。这些方法无疑都是“信其左”理论的进一步运用和延伸。有关押手的作用，在李栋森撰写的《针刺押手的应用》一文中有专门的论述。同时李栋森告语后学者，要重视指力和传统行针手法基本功的训练，不可过分依赖针管进针及电针替代行针手法，唯有勤学苦练，方可熟能生巧，求得创新。

金文华对徐凤《金针赋》中的针刺法尤有研究，他认为《金针赋》汲取了何若愚《流注指微赋》和窦汉卿《标幽赋》两家之长，行针手法如候气、调气、行气，以及各种补泻手法的精义尽在其中。金文华承袭《流注指微赋》《标幽赋》两赋的学术思想，在临床上常用子午流注法和五输穴子母补泻法。他认为，针刺迎随补泻之义，一是从内外出入浅深，先后以调营卫，此即《难经》"当补之时，从卫取气；当泻之时，从荣置气"的方法；二是经脉上下往来的顺经逆经刺法，除针刺时的操作术式有所不同以外，子午流注法、五输穴子母补泻法同属于利用经脉往来顺逆的用穴方法。皮薄肉少的穴位，往往难以施用凉热等补泻，但可取原穴、合穴代之。在取定某一穴位后，还可以根据病情的阴阳虚实以定进退。如取委中、曲泽等合穴时，可在穴点下 0.5 ～ 1 寸处灵活增减，金文华认为其要为"阳升阴降"，这种治疗经验是十分值得进一步研究的。

金文华的粗针浅刺、转针、摇针手法，讲究神、形、气三者相合。所谓"神"，是指医者、患者均能"处一其神，令志在针"，医患双方都要"目无外视，手如握虎，心无内慕，如待贵人"。"形"是指患者的体位要舒适放松，衣带宽松；医者应凝神定志，站立施术要桩步稳健，气沉丹田，形于手指则方能气与力合而针下之气可调，"气者，乃指针下之气"。金文华认为，腧穴部位各异，针刺浅深应据穴而定，穴浅者过深无益，已得气则过多提插反致气逸。为此，金文华提出了"层"的概念。他认为，每个穴位都是在一定深度的地方，并有一定厚度和大小。我们平时对于穴位的位置和大小比较注重，一般的教科书上定的穴位位置是皮肤表面的位置，其实穴位是在皮肤的下方。针刺破皮后，并不能马上得气，需要将针缓缓地刺入一定的深度。太浅没有刺到该穴的"层"，不会有针感，太深刺破了这个"层"，也会丢失应有的感觉，只有将针尖留在相应的穴位层面上，并给予一定的刺激，才可以得气。在"层"这个概念的基础上，金文华还提出了"压"字诀，主要针对腹部的穴位，腹部的"层"很薄，容易刺穿，所以针尖到位的时候，可以用一个虚劲按压在针柄上，给予一定的压力，并传导到相应的"层"上，这样才可以得气，并取得比较好的效果。故补泻之法可从捻、搓等转针之法和摇针法中求之。下面简单介绍金文华飞经走气手法的操作。

金氏飞经走气手法：用 28 ～ 30 号不锈钢针，在取准穴位、常规消毒后，先以左手拇指反复切按其穴，进针先破皮，针尖斜向病所，微捻入分肉之间，待针下得气后，施补法应略扳倒针柄，左右轻慢摇动；泻法可不必扳倒针柄，左右摇动针柄宜快宜重，同时配合医者呼吸，吸气时摇动针柄，呼气时用震颤手法，如此反复施行，持针勿释，使酸胀感或凉热感渐渐达病所，向远处放射。如感应迟缓者，可在针刺浅深中再调节，或退一二分，或进一二分，重复操作。

金氏针灸第二代传人韩祖濂认为，传统针刺手法虽然由《灵枢经》奠定基础，金元时期已发展到比较精细的程度，但应当看到针刺手法的形成和发展是随着针刺工具的不断改进而发展的。宋明时期的针法虽以毫针针法为主，但当时的毫针锋尖而体粗，故能施行盘摇等手法。现代已普遍使用较纤细的毫针，便于深刺，却较柔软，医者尤须在意气力的结合上多下功夫，指力、腕力、臂力的锻炼应常习毋怠，才能具备娴熟的手技和敏锐的指感，否则知其法而不善其用，其效必鲜。韩祖濂认为，金氏飞经走气手法达到的效果，就是现代说的针刺感传现象，即气至病所，这有利于针刺效果的提高。韩祖濂运用金氏飞经走气手法，多使用马口铁所制的针具，针体较粗，在选穴上一般选取肌肉丰隆的部位施行手法，进针迅速，一般不超过半秒钟，在针刺入皮下得气之后，用左手稍稍扶住针体，右手拇指按住针尾施行盘摇手法，顺时针为补法，逆时针为泻法。在行盘摇手法时，只能向一个方向旋转摇动，而不能来回做捻转动作。该手法不宜做太快，不然不容易体会针下的感觉，而且容易滞针，患者容易感到疼痛。以上手法看似简单，却对针灸医生的指力、腕力有较高的要求。

2. 创立缠针疗法

缠针疗法是金文华在浮刺的基础上结合搓、颤等催气守气之法而形成的针灸疗法，主要针对“经筋病”的治疗。金文华认为，经筋病病位在筋肉，多由风寒湿等邪侵袭人体，或正虚邪盛、久虚劳损所致，无论“筋急”或“筋纵”，皆属“经筋结聚”，重在“松筋解结”，故而创立缠针以期简化操作，从而达到舒筋通络、缓急止痛、调畅气血的目的。缠针疗法具体操作术式如下。

取毫针于病处平刺，在分肉之间得气后，施以搓法，单向、缓缓捻转，拇指向前，食指向后，同时右手持针柄行小幅度、快频率的震颤动作，使针身产生震动，往往以半圈为度，以针下觉肌纤维缠绕为佳，即以针身有轻微滞针感为止。金文华删繁就简，去其提插捻转，以寸劲将医者自身之气通过震颤之法作用于患者，法从手出，手随心转。医者觉针下似肌纤维缠绕，但阻力不大；患者觉针下酸胀而疼痛可忍，甚至出现热感并有逐渐向远处放射感。如针刺反应欠佳或针感不明显者，可释针后再重复该手法，以得气、守气为度。若病势重、病程长而面积不大者，可类似齐刺，在两旁各补一针，并以缠针手法加强疗效。

缠针主要起到催气、守气，加强针感并促进针感扩散的作用，因此缠针的适应证为实证、痛证、顽疾，对不耐疼痛又惧怕重刺激针刺手法的患者尤为适宜。缠针可用于经筋病，如软组织损伤、慢性肌肉劳损性疾病，也可用于头痛及偏头痛等气血瘀滞、经络不通导致的疾病，失眠、胃肠疾病等内科疾病使用缠针亦有疗效。如针刺肩井以缓解肩背不适；针刺腰夹脊以缓解腰肌劳损等筋肉骨节疼痛；针刺大椎以治疗风热感冒、中暑等热性病证；亦可治疗虚性病证，如针刺背部背俞以调理脏腑经气。偏头痛常规针刺无效且不宜行大幅度提插者，亦可于压敏点处行缠针疗法。

3. 善用指针

金氏针灸在临床治疗时善于配合指针法，每取颔厌、寸口、气冲、趺阳、太冲等一些冲要之处，浅刺配合押手切按，或以指代针直接点之，避免刺伤动脉血管而引起出血等不良后果，而且指针也起到押手的作用，其轻按重切手法又有针刺补泻之意。其娴熟而独特的手法，十分切合实际而又简练，若运用得当，可起到事半功倍之效，对惧针者及小儿患者尤为适当。

李栋森病案：某患者，女，24 岁，1989 年 4 月 21 日因患偏头痛就诊。其头痛以右侧头部为主，呈搏动性，病程近 10 年。自诉头痛发作每与受凉、闷热环境、疲劳、情绪波动及月经周期等因素相关，一般每月发作 1 ～ 2 次。选取 0.3mm×40mm 毫针。取穴：头部颔厌邻近的阿是穴、风池（右侧）、合谷、太冲（左右交叉单取，此法为“开四关”）。因患者惧针，头部穴位以指针代之，四关浅刺得气后留针 1 小时，每周治疗 2 次，同时，每日取加味玉屏风散（黄芪、炒白术、防风、炒白芍、炙甘草各等份，加工成粗末状）6g，沸水冲泡，代茶饮。经上述治疗半年，患者头痛发作基本消失。

4. 内关治重疾

金文华在临床上喜用内关治疗各种危重疾病，且手法以轻灵为主，即使神志不清的患者，金文华给予的刺激量依然很小。金文华针刺内关时多用 1 寸毫针，针刺进入后，只做捻转和盘摇手法，不提插。针尖破皮后，不直刺，略向小指即手少阴心经方向倾斜。韩祖濂根据金文华的经验，在临床上拯救了许多危重患者。韩祖濂在临床中发现，用此法针刺内关治疗高热神昏、急性心肌梗死等危急患者，效果比普通针刺人中更快。韩祖濂曾治疗一例青霉素过敏的患者，患者头晕，心悸，心律每分钟达 180 余次。韩祖濂立即对患者双手同时针刺内关，行上述手法，患者 1 分钟后症状缓解。

5. 腹部穴位善用震颤法

金氏针灸治疗内伤杂病及外感病善后调理，多从脾胃着手，常用中脘、天枢、气海等腹部要穴，以调中气、补元气，并结合自己独特的震颤手法，可谓屡见奇效。

腹部穴位施术要点：一般以直刺为主，轻捻徐入，得气后保持针位不变，再施以极小幅度快速震颤法。操作时手指运针，腕关节微微震颤，每分钟达200次以上。此针法宗《金针赋》针法，但不图其说，每多创新，并指出针刺中脘应注意患者要近乎空腹时操作，患者应保持均匀浅呼吸，缓进针，医者应注意其腹部动脉搏动传导，搏动明显时，切忌随意提插以防刺伤脉管，得气后要求针感向腹部四周扩散，慎守勿失，令已得之气保持舒适的强度，并持续相应时间。此针法有良好的催气、导气作用，故取效快捷而显著。

病案：某患者，男，37岁。于1991年4月16日就诊。主诉：反复咳嗽、咳痰、胸闷少气已4年，伴背部怕冷、晨起痰多（痰色偏白）、大便欠爽，每年春夏两季诸症加重。苔薄略腻，脉细滑。西医诊断：慢性支气管炎。中医诊断：内伤咳嗽，证属痰湿阻肺。因中西药物疗效欠佳前来针灸治疗。选取0.35mm×50mm毫针。取穴：中脘、天枢、气海。针刺得气后运用震颤法令其针感向腹部四周扩散，同时守气1～3分钟，不留针。另外，背部配合刮痧、刺络拔罐，每周治疗1次。经治1次，患者即感咳嗽、咳痰、胸闷少气明显改善，连续治疗3个月，诸症消失而临床告愈。嘱服参苓白术丸及加强锻炼以巩固疗效。

6. 金氏膝三针

膝关节骨性关节炎和慢性腰痛属于“骨痹”范畴，《黄帝内经》指出：“风寒湿三气杂志，合而为痹。”《金匮要略》强调正气不足复感外邪，是历节病的发病机制。人到中年以后，“年四十而阴气自半”，又因饮食劳倦、情志内伤，加重了脾胃及肝肾的虚损；或因精气不足，膝关节抵抗力下降，风寒湿邪乘虚而入，与瘀血痰浊相互胶着于膝关节，加重了膝部筋骨的病变，使之缠绵难愈。这就是这些病的中医病因病机。此病本虚标实，而多以本虚为主。金文华治疗该类疾病有其独到的经验，治疗取患者双侧三阴交、行间和阳陵泉。操作时令患者平卧，伸膝位，取75%酒精常规消毒，取0.25mm×40mm的针灸针，分别刺入三阴交、行间和阳陵泉，行间进针0.5～0.8寸，三阴交和阳陵泉进针1～1.5寸，得气后留针30分钟。每周治疗3次（每次间隔1～2天），4周为1个疗程。对于病情严重的患者，可配合金氏药饼灸疗法治疗，以增强疗效。

7. 金氏药饼灸

金氏药饼灸在治疗各种气血瘀滞痛证（如神经痛，慢性盆腔炎等妇科疾病，以及软组织损伤引起的疼痛）中有比较好的效果，灸法和药物相结合，对一些寒邪引起的疼痛也有较好效果。现简要介绍如下。

配方：生川乌、生草乌、细辛、羌活、独活、红花、乳香、没药、肉桂各等份，研末备用。

操作方法：取适量药末，用饱和食盐水调成黏土状，做成厚 0.5 ～ 0.8cm，直径 2 ～ 3cm 的药饼，再于药饼上放一直径略小于药饼、高约 20cm 的圆锥形艾炷，点燃艾炷的顶端，施灸，连续灸 2 ～ 3 壮。如患者感觉灼热不能忍受时，可将药饼上提后再放下，或放在相邻位置进行交替，直至局部皮肤潮红。

另一金氏针灸传人徐勇刚对金氏药饼灸疗法进行了改良，改良为金氏药酒蜡灸，治疗时无须用火，避免了用火发生意外的可能。蜡袋温度可以长时间保持在 60℃，操作更加简单方便，温度维持时间长且均匀，不用反复换艾炷，且对环境无污染，不造成浪费，加热过程中也无须专人看管。

四、传承谱系

金氏针灸传承谱系见图 3–8。

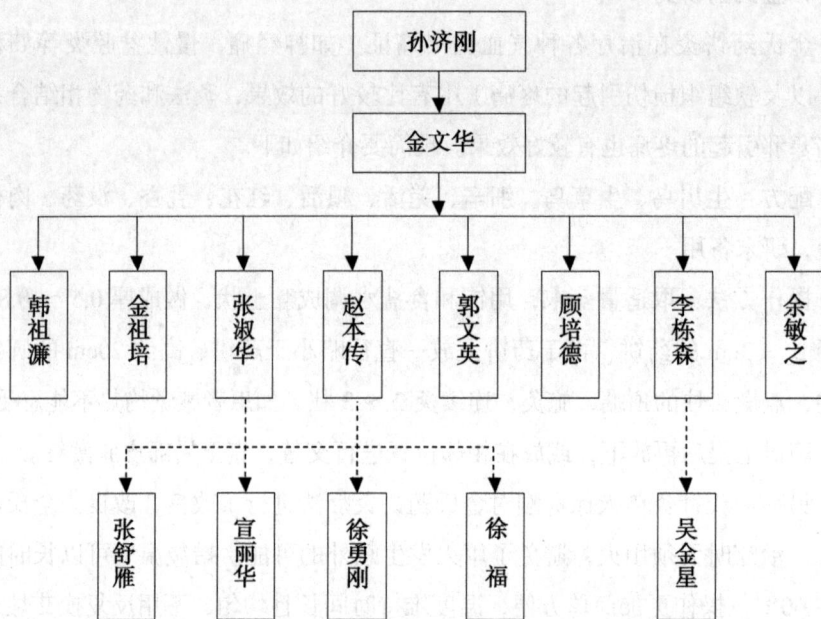

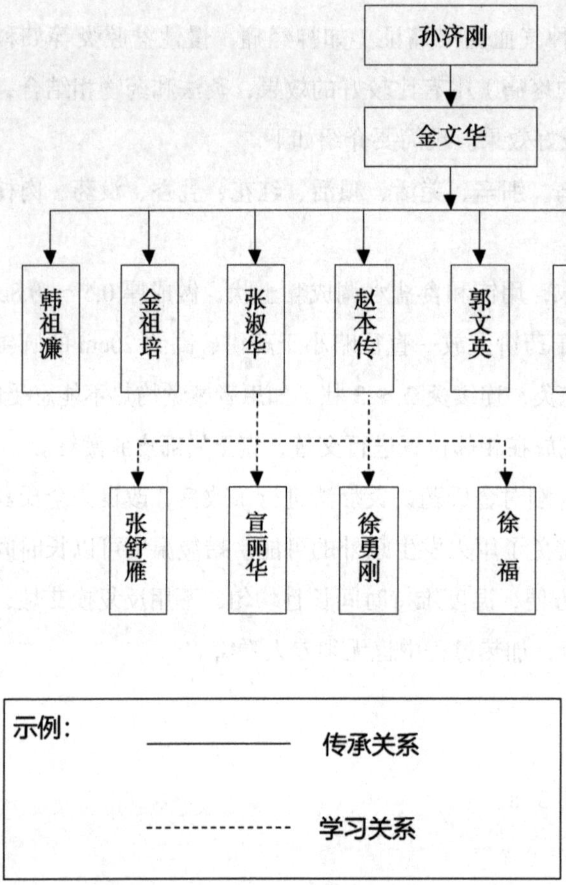

图 3-8　金氏针灸传承谱系图

第九节　梁氏针灸

一、流派简介

梁氏针灸流派起源于绍兴市名中医梁桢。梁桢医术高超，医德高尚，治病救人无数，深得群众感念，在绍兴及周边省市影响广泛。梁桢年轻时对中医学产生了浓厚兴趣，熟读中医各大经典著作，并经常跟曾纪瑞等当地有名的灸法大师切磋、研讨灸治心得，他融会贯通，逐渐形成一套独特的梁氏针灸疗法，疗效显著。后作为新昌县中医院的创始人之一，设立新昌县中医院针灸专科，培养大批学生，使梁氏针灸得以传承发展。“新昌梁氏针灸疗法”于 2018 年被绍兴市人民政府列入“第五批绍兴市非物质文化遗产”名录。

二、代表人物

1. 第一代传人

梁桢：1916—2009 年，男，原名梁法祥，字子任，浙江新昌人。16 岁开始从事教师工作，因体弱多病在名医王宇高指导下，攻读《黄帝内经素问》《灵枢经》《难经》《伤寒论》《金匮要略》等著作，打下了扎实的医学基础，并有着“不为良相，即为良医”的理念。新昌有数位高僧以化脓灸治病而闻名，中华人民共和国成立后，梁桢逐步收集化脓灸经验，钻研针灸并开展临床工作，以“一针、二灸、三膏药”的化脓灸妙法治疗淋巴结核、骨关节结核、结核性骨髓炎、风湿性关节炎、类风湿关节炎、下肢闭塞性脉管炎，以及各科慢性顽固性疾病，取得重大突破，独创梁氏针灸体系，声名远扬。为促进中医事业蓬勃发展，与浙江省名老中医俞岳真，绍兴市骨科名医张如愿等人积极筹划，于 1982 年创建新昌县中医院，中医院以针灸科、中医内科、中医骨伤科为三大支柱力量开展医疗服务，为发扬中医针灸做出了贡献。为了技术经验的普及与传承，不论是在职期间还是离休以后，梁桢一直坚持免费办班培训和带徒亲授，参加者有新昌县各乡镇医院中医骨干和赤脚医生。梁桢90高龄时仍耳聪目明，来者不拒地为患者服务，得到老百姓赞扬。他被授予“浙江省优秀共产党员”，浙江省老有所为奉献奖，绍兴市名中医等称号。

2. 第二代传人

梁德斐：1950年出生，浙江新昌人，梁桢的女儿，深得梁桢真传，从事针灸临床工作40余年，在针刺和艾灸结合治疗中积累了丰富的临床经验，撰写学术论文33篇，学术课题“化脓灸治疗腰椎结核”获县科学技术进步奖二等奖，著《梁氏灸治应用》一书，在学术界影响广泛。曾担任浙江省针灸学会理事，被授予省、市、县优秀共产党员，省、市、县卫生系统先进个人，市、县十佳医务工作者，省、市三八红旗手等荣誉。梁德斐就职于新昌县中医院，2000年退休后，先后受聘于浙江省中医院、新昌县中医院、西湖街道社区卫生服务中心、浙江中医药大学第二门诊部、胡庆余堂名医馆等单位。2009年在杭州开办梁德斐中医诊所，传道授业，解百姓病痛之难，完善“梁氏针灸”理论体系，使“梁氏针灸”传承和影响更为深远。

3. 第三代传人

（1）岳艳：女，1973年出生，新昌县中医院针灸科主任中医师，医学硕士，毕业于北京中医药大学，师承新昌针灸名家梁德斐，曾跟随国家级名中医方剑乔、国医大师葛琳仪等名师学习、临证，获得“浙江省基层名中医”“绍兴市名中医”等称号。岳艳在近30年的针灸临床工作中，结合梁氏针灸的特色，进行“隔药饼灸防治下肢骨折术后排尿困难”“化脓灸结合悬灸治疗老年早中期膝骨关节炎的疗效观察”等课题研究，编著《灸疗法》丛书，并发表各级别专业相关论文10余篇。临床崇尚“凡将用针，必先诊脉”，将“梁氏针灸”化脓灸的适应证深入、细化，提出“浅刺调神，悬灸益气，化脓灸调补”的针灸理念。

（2）潘良：1982年出生，女，西湖街道社区卫生服务中心副主任中医师，医学硕士，毕业于浙江中医药大学。出生于中医世家，为“梁氏针灸”家族传承人，自幼跟随外祖父梁桢学习针灸，小学开始背诵针灸经络歌诀，打下了扎实的基本功，2006年大学毕业后从事针灸临床工作，并跟随母亲梁德斐学习梁氏针灸并应用至今。在传承医术的同时，潘良协助母亲一起完成了申遗、创办保护基地、编著书籍《梁氏灸治应用》等事宜，为梁氏针灸发展贡献力量。撰写了多篇学术论文。担任浙江省针灸学会刺法灸法委员会常务委员。

三、主要贡献

1. 以灸法治疗为核心

在传统针灸的应用领域中，灸治具有独特的功效，堪称针灸疗法的精髓。梁氏针灸治疗的核心在于广泛运用灸法。梁氏针灸的几代传人通过对针刺和灸治的应用进行比较与观察，认识到针刺的应用较为灵活且普及程度高，而灸治则具有作用持久、效力强大、见效快速、疗效稳固、根治率高及安全可靠性强等优点，对于一些迁延不愈的慢性疾病尤为适宜。此外，灸治与针刺一样，不受时间、地点、年龄、性别、病种等因素的限制，二者同用，可相互弥补不足，扩大自身的长处。主要应用的灸法包括艾炷灸和艾条灸。艾炷灸又分为直接灸和间接灸。直接灸可分为化脓灸和非化脓灸，间接灸包括隔姜灸、隔蒜灸及督脉铺灸等。艾条灸则包含温针灸、悬起灸等。在临床应用中，可根据患者的病证灵活选用不同的灸法。其中，直接灸是最为常用且独特的灸法，不但在各科病证中得到应用，还得以继承和发扬。在梁氏针灸中，合理运用灸法能够起到温经散寒、扶阳固脱、消瘀散结、防病保健的作用，具有提高免疫力、快速消除瘀肿、促进炎症消退、有效控制各种疼痛、修复机体组织及改善造血功能等功效。

根据腧穴的性质，选择不同的灸法，可以取得不同的补泻效果，梁氏针灸提出灸法治疗既能“补”又能“泻”。比如调整机体功能，选取强壮要穴，如膏肓、肾俞、关元等，所起到的补益作用更强；而对于关节肿痛、局部炎症，如踝关节炎取丘墟，膝关节炎取血海等邻近穴位，泻其实，可使局部症状消退更快，这就体现出明显泻的作用。

关于灸法的继承和发扬，梁氏针灸几代传人一直全力以赴地努力，积极开展临床工作，力所能及地遵循先贤传统化脓灸法，以针灸经络腧穴为根本加以扩展、创新。梁桢在化脓灸的广泛应用中立下汗马功劳。他运用化脓灸治疗各种疑难杂症，收效显著，总结出许多针对性很强的化脓灸主穴，治疗了许多顽疾，收到根治而不复发的效果。他一直自制灸疮膏药，在促进化脓和保护疮面，实现无菌性化脓方面，力求做到祛湿、散结、化瘀且全程安全无感染。梁德斐守正创新，在精准选穴的前提下着力改进直接灸的治疗方式，将艾粒缩小成米粒大小，大大减轻灸治疼痛，减少瘢痕的生成，使患者更易接受。梁德斐在每次治疗中均施小颗麦粒灸，将其与针刺一样作为常规治疗，不仅疗效显著，而且患者易于坚持，有利于灸法在临床更为广泛的应用。

除直接灸以外，梁氏在其他灸法的应用上也积累了很多心得。如铺灸疗法在免疫功能紊乱疾病中的运用，温针灸治疗风、寒、湿所致的痹症，神阙灸培补脾肾，灯心灸治疗小儿腮腺炎、角膜炎症和角膜溃疡，隔蒜灸治疗红肿热痛的感染性急性炎症、肿块、痘疹及软组织无菌性炎症等。

2. 重视取穴的精准

梁桢非常重视穴位的准确性，在自己的临症治疗中对每个患者的穴位选择和定位都一丝不苟，严谨仔细。他在每一个师门传人开始入门学习时，都会赠其一把自制的小竹尺，教学生在取穴时根据患者高矮胖瘦的不同，折算好同身尺寸，力求达到精准取穴。特别是直接灸治疗，效果不完全在于艾炷大小，对效果影响更大的是取穴的准确性。腧穴位置只有针尖大小，在针刺时要求对准腧穴进针，艾灸的位置也同样要求精确，左右对称，并通过仔细切、循、扪、按来确定。

梁氏针灸在几代人的临床实践中，总结了许多施灸的取穴要领及特效穴位，建立了一整套灸治方案，临床上效果确切。如类风湿关节炎伴体虚贫血，先灸膏肓、膈俞。强直性脊柱炎伴胃肠功能紊乱、消化不良，先灸中脘、下脘、气海。淋巴结核或者眼疾，取肝俞、曲池。五脏有病取背俞。六腑有病取募穴。单纯局部性病证取阿是穴。全身性疾病辨证施灸，由慢性肝病引起的腹泻便溏，先灸肝俞、期门，使肝脏功能恢复，腹泻便溏亦能改善；消瘦引起的内脏下垂，先灸治膏肓、章门，使体质强壮，体重增加。按“经脉所过、主治所及”取穴，颈部淋巴结肿大和颈部脉络发生的病证，取丰隆灸之；少腹及腹股沟顽固性湿疹、淋巴结肿大者，血海灸之。按特定穴的功效取穴，“肚腹三里留”，凡是腹部急慢性病证，均可将足三里作为主穴或者配穴灸之；膻中为“气之会穴”，凡属气急、气短、气虚、气行不畅者均可取之；悬钟是“髓之会穴”，慢性骨髓炎患者必取悬钟灸之。

3. 善用经络诊断

梁德斐作为“梁氏针灸”流派开拓者，在父亲梁桢的经验传承基础上，集诸多大家名医精髓，深入研究针灸诊断和治疗要义，在实践中缜密诊察，总结诊治病证的经验。他对王居易的《经络医学概论》有很深的临床体会，在诊疗中常应用审、切、扪、按、循五大经络诊察法。经络与脏腑均为针灸学基础，经络的功能是时刻将脏腑生成的营养物质输送到全身各处，使生命生生不息，脏腑又靠经络保持内外联络。针灸治病的腧穴按经络分布，所以经络是针灸治病的通道。没有经络系统的理论知识，就等于没有针灸学科的存在。

梁德斐在临床中会仔细审视患者神色、形态、舌象、肌肤、血脉、咽喉，针对发病部位和患者主诉涉及的经络循行进行扪抚法触诊，必要时候进行广泛触摸检查，体会病所。善用循推法，循推经络中发现松软、脆络、水疱、结节、结络等异常的病理现象，并一一与疾病对应契合。

4. 膏药在灸治中的应用

临床上很多慢性疾病需要化脓灸方能达到良好的治疗效果。化脓灸产生的创面相对较大，药力更深，为保护施灸疮面，又为拔脓、解毒、化腐以生肌，梁氏从祖辈起就自制膏药治疗。膏药以黑膏药为底，加入麝香、乳香、红花、没药、桃仁、延胡索、侧柏叶、黄柏、赤石脂等药粉，烊化后做1元硬币大小的药膏，贴于创面上，每日更换，直至收口结痂。灸面要贴膏药才能化脓，否则达不到目的，化脓后瘢痕要平整，不发红不发硬，治病效果才能实现。

5. 重整体观念，善调理脏腑

梁氏针灸注重病证与机体功能的同时调理，治病力求“整体观”，提高治愈率。许多疾病表现在某一部位发病，实则与整体失调相关，需在对症治疗时，着重脏腑调理，这一理念在梁氏针灸治疗体系中是重中之重。

治疗时“急则治其标，缓则治其本”。急性病证先以控制症状为主，让患病部症状得到缓解和控制。但面对急性症状，仍要认真诊察后下针。在远道选穴治疗中，首先诊察发病部位的经络归属，比如落枕在太阳经取养老，少阳经取支沟或悬钟，大肠经取偏历等，使症状得以快速缓解。治疗急性病证，大多选郄穴、络穴、五输穴等特定穴治疗，待症状缓解后，再进一步处理病灶问题。慢性病的治疗，大多针与灸并施，抓主症，针对病因治疗，同时解除兼证，非常注重调理脾胃。现代人的生活方式和饮食习惯，常导致身体对营养的吸收变差和代谢功能紊乱，许多疾病的发生均与脾胃消化功能改变，脏腑代谢紊乱有直接关系。如痛风患者往往排泄不利，因此不单纯治疗关节肿痛发作部位，而是从调理肾脏，通利小便方面去考虑；高脂血症、糖尿病等疾病，与脏腑机能失调相关，合理选取中脘、气海、天枢、大横、章门等穴，有助于病因消除，实现“缓则治其本”。

四、传承谱系

梁氏针灸传承谱系见图3-9。

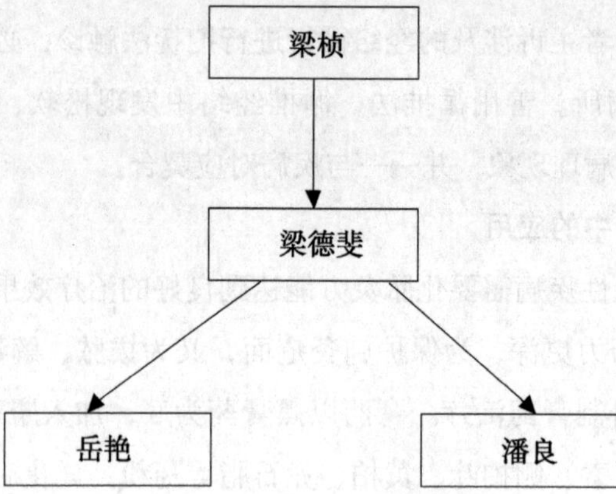

图 3-9 梁氏针灸传承谱系图

第十节 盛氏针灸

一、流派简介

盛氏针灸流派以针刺手法著称，创立多种针刺手法，惯用烧山火、透天凉、飞经走气等古典针法。针法理论方面在传承《黄帝内经》针法的基础上有所创新。

二、代表人物

1. 第一代传人

盛燮荪：1934—2022年，男，主任中医师，第三批全国老中医药专家学术经验继承工作指导老师，从事中医临床60余年，擅长应用传统针灸结合中药治疗肝病、胃病、妇科杂病和风湿病，在针刺手法和辨证取穴方面有较深研究和创新，享有较高的群众信誉。长期从事中医理论和针灸文献研究，先后完成省级课题“浙江古代针灸学术源流研究”“浙江近代针灸学术研究”，并获省卫生厅科技成果奖三等奖。历年来在国内外医学期刊上发表论文150余篇，出版了《王孟英医著精华》《校注经穴会宗》《宋明浙江针灸》《手穴疗法》《浙江近代针灸学术经验集成》等五种中医针灸专著。兼任《浙江中医杂志》特约编委，《嘉兴医学》编委。从盛燮荪的曾祖父起，盛家世代在嘉兴地区行医，以用温病方见长，盛燮荪自幼随父亲学习内科方脉，对王孟英医案有深入的研究，后又拜当地名医朱春庐学习内科。20岁时到杭州，经友人介绍至当时浙江针灸名家张治寰处学习针灸。张治寰对王国瑞的《玉龙歌》有较深的研究，临床喜用长针透刺，盛燮荪深得其真传。盛氏继承张氏透刺针法后又吸收了凌氏《针灸内篇》《循经考穴编》透穴针法，并结合《黄帝内经》中的十二节刺和五刺法的内容，提出透针法是源于《灵枢经》，经后世针灸家的不断研究、演化，尤其是针具改进后，逐渐派生出来的一种毫针针法，从而总结认为透刺可以扩大刺激面，增强刺激量，使针刺感应易于扩散、传导，直达病所，如结合较强的刺激手法，有增强镇静、镇痛、泄瘀滞、破癥结的作用。盛燮荪对金元时期古典传统针法，特别是飞经走气针法，有独到的体会，并对宋明时期浙江针灸各家有深入研究，著有《宋明浙江针灸》一书。他结合临床实际操作体验，对飞经走气针法做出了新的定义。盛燮荪通过对金元时期古典针法的深入研究，著有《标幽赋浅释》《盛氏针灸临床经验集》。2002年应邀赴日本等地讲学，作《传统针刺法心得》专题报告，并做了现场针灸演示，得到极大的反响，在中国台湾出版了《中国古典毫针针法启秘》等书籍。关于盛燮荪的详细介绍参见本书第四章“近现代名医”。

2. 第二代传人

（1）陈峰：1962年出生，主任中医师，浙江省名中医，硕士生导师，嘉兴市第一医院针灸科主任兼针灸科负责人，全国老中医药专家学术经验继承工作指导老师盛燮荪的学术继承人，第六批全国老中医药专家学术经验继承工作指导老师，嘉兴市中医药重点学科（继承类）带头人，“十三五”浙江省中医药重点专科针灸科项目负责人，中国针灸学会针药结合专委会常务委员，浙江省针灸学会针灸文献专委会主任委员，嘉兴市首批杰出人才第一层次培养人员，嘉兴市卫生系统第六批“351人才”学科带头人培养人选。1998—2000年，参加援助马里共和国医疗队。陈峰跟师盛燮荪30余年，深得其传，参与盛氏针灸资料总结工作，著有《盛氏针灸临床经验集》《针灸临床处方学精义》等专著。关于陈峰的详细介绍参见本书第四章“当代名医”。

（2）戴晴：1969年出生，浙江嘉兴人，主任中医师。1990年7月毕业于浙江中医药大学针灸专业，1990年8月进入嘉兴市第一医院工作至今。现任浙江省针灸学会理事，嘉兴市针灸学会常务理事和浙江针灸学会文献专委会常务委员等。精读古籍，擅用针灸、中药治愈疑难杂症，尤其对神经、呼吸与消化系统等内科病证，脊柱骨关节等退行性疾病，以及焦虑抑郁等心理疾患，有丰富的临床治疗经验。率先应用针刺、穴位埋线等疗法治疗代谢综合征，疗效显著。擅于在临床中运用骨边刺法，以及异穴补泻的配穴与针法组合等传统针刺法，注重传统针刺手法的学术传承。负责、参与多项浙江省中医药管理局、浙江省自然基金会项目。参与编撰《盛氏针灸临床经验集》（人民卫生出版社），《中国古典毫针针法启秘》（台湾启业书局），先后在核心刊物上发表论文3篇，省级刊物发表论文5篇。

3. 第三代传人

（1）盛吉莅：盛燮荪孙女，1989 年 11 月出生，2008 年考入浙江中医药大学针灸推拿学专业，2013 年继续攻读针灸学硕士学位，2016 年研究生毕业后就职于浙江医院，目前为针灸科主治中医师，现任浙江针灸学会文献专委会委员，参与编撰《针灸临床处方学精义》等。

（2）胡天烨：女，主治中医师，针灸学硕士，目前任职于嘉兴市第一医院针灸科。为盛燮荪嫡系传人，跟随盛燮荪侍诊十余年，现主持浙江省中医药管理局项目 2 项，嘉兴市科技局项目 1 项，主持院级新技术新项目 1 项，获院级“启明星”人才称号，在国内外杂志发表学术论文 11 篇，参编著作 2 部。

三、主要贡献

1.《黄帝内经》五体针法发挥

盛燮荪认为，《黄帝内经》藏象学说以五脏为中心，五脏与六腑的表里相合，以及五体、五志、五窍、五音、五味的相合，形成了内外统一的有机整体，“有诸内必形于诸外”，脏腑病变，必然不同程度地显现于相应的五体的某些部位，同时，五体依赖经脉运行气血濡养，成为经络系统的一部分，《灵枢·经筋》和《素问·皮部论》都指出，经筋和皮部受经络气血濡养和十二经脉的调节，归属于经络系统。五体亦依赖营卫津液的充养和调节。再者，根据《黄帝内经》病邪自外入内的病传观，外邪侵犯人体多按“皮－脉－肉－筋－骨”次序传变，最后侵犯脏腑。故《素问·阴阳应象大论》曰：“故善治者治皮毛，其次治肌肤，其次治筋脉，其次治六腑，其次治五脏。”综上，五体施行针灸，可以治疗脏腑经络气血津液等各种病变。在临床具体运用中，盛燮荪结合黄帝内经理论，对五体中每一部位的针刺手法都有自己的体会。

盛燮荪认为五体针法是《黄帝内经》中最为系统的针刺学说，其阐述了九针在刺激机体、施行治疗时应刺在什么部位，从何取血与取气。在《黄帝内经》中，对九针的规范化应用已有系统的阐述，九针各不同形，各有所用，同时在其总结的 26 种刺法中明确地说明了不同刺法的刺达部位与治疗目的，“故一针皮、二针肉、三针脉、四针筋、五针骨、六针调阴阳、七针益精、八针除风，九针通九窍”。《素问·调经论》云：“五脏者，故得六腑与为表里，经络肢节，各生虚实，其病所居，随而调之。病在脉，调之血；病在血，调之络；病在气，调之卫；病在肉，调之分肉；病在筋，调之筋；病在骨，调之骨。”这种理论基本上反映了当时的辨证和辨部位施针的经验。古代针法自《黄帝内经》九刺法形成以后，刺络取血逐步向取气针法发展，腧穴有“气穴”“气府”“骨空”之称，并从早期的刺灸脉（络）、刺肉、刺筋的喻穴的广泛概念，逐步转变为比较确定的“穴”（点）的概念。同时对针刺选穴和针体应刺达的部位，逐步建立起内脏与皮肉筋脉骨之间相应的概念，以及用五刺法来指导针灸选穴。

盛燮荪针对五体针法进行了详细的阐述，根据临床经验分别列出了五体针法的针刺具体操作手法及适应证，简要论述如下。

刺皮部时用俯仰掌进针（不同于一般毫针扶针以直的深刺要求），以拇食指持针，以中指抵住针身，与穴点皮肤呈 150°～ 300°进针，持针之手取俯掌式，拇指正垫于针柄与皮肤之间，进针时运用手腕之力或结合指力捻针刺入，运针多采用推、弩、抽、点按等手法。

刺脉（络脉）部是刺脉动之处，可以切按而得之，如脉会太渊，太渊在寸口脉的关前处，可触摸到脉动。针具以《黄帝内经》九针中的锋针、铍针为主。运针多采用循按、点刺等手法。

刺分肉部针法属于调气针法，调气针法在《黄帝内经》中有 11 种手法，即“必先扪而循之，切而散之，推而按之，弹而怒之，抓而下之，通而取之，外引其门，以闭其神。呼尽内针，静以久留，以气到为故”“吸则内针，无令气忤；静以久留，无令邪布；吸则转针，以得气为故；候呼引针，呼尽乃去”。因为分肉部在五体中相对较深，所以用扪、循、切、按、弹等辅助手法引经气，用爪切、引皮等方法减少进针疼痛，然后在进针后用捻转针，进退针时结合吸法、呼法求“得气”，并用留针法来调节气的聚散往来情况。

刺筋针法运针多采用揣、摇、拔、飞法。《灵枢·官针》十二刺法中的齐刺法、傍刺法，以及应肝的关刺法，均属于刺筋针法。

对于刺骨针法，盛燮荪对其有独到的经验。刺骨针法是刺至骨骼边的一种针法，所以又称骨边刺或刺骨边穴。盛燮荪认为，从腧穴概念来说，腧穴不是一个点而是面，有一定的空间范围，由于腧穴分布的位置不同，穴点所在的深浅大小各异。如人体身上最小的穴位是攒竹，眶上就这一条细缝，最大的穴位是环跳，环跳方圆 2 ～ 3 寸，只要针刺方向正确都是可以取效的。刺骨是五体针法中刺激部位最深的刺法。肾藏精生髓，主骨，髓居于骨中，骨赖髓以充养。肾脏是五脏中最深层次的藏精之所，病变及肾大多已在虚损阶段，针刺也务必深刺到骨骼附近。临床上，刺骨针法是以毫针作深部针刺的刺法，一般应选用略粗的针，过细的针不能达到应有的效果。如刺较浅的骨边部位，用拇指或食指重切于穴位上，将骨上缘的皮肉切成凹陷状，使气血宣散，避免进针后反复施行手法引起出血。破皮后不用捻转直入深部，操作时应紧握针柄，扶针宜直，腕部用力。到一定深度后，应松紧适度地夹持针柄，小幅度上下提插，若针至骨边，针感不强，用手指之力作小幅度上下提插如鸟啄食之状，“输刺者，直入直出，深内之至骨，以取骨痹，此肾之应也”“短刺者，刺骨痹，稍摇而深之，致针骨所，以上下摩骨也”，故输刺与短刺属于骨边刺法。临床上，盛燮荪用骨边刺法治疗各种疼痛病证，具有良好的效果，并且将一些常用穴位的定位方法进行了变通，使其更加靠近骨膜，有利于提高疗效。如昆仑治疗腰腿疼痛，治疗中风偏瘫头痛等疾病时，盛燮荪多选取昆仑穴下 1 寸更靠近骨膜处，定名为下昆仑，针刺时针尖向外踝深刺 1 寸作捻转泻法，治疗牙痛、咽喉炎、肩周炎时，取穴太溪，多定位为内踝尖后跟骨上，沿内踝边取穴，一般直刺 0.5 ～ 1 寸作苍龟探穴法，如治疗牙痛、头痛、落枕、呕吐时，用合谷，盛燮荪多选取第一，第二掌骨近端中间凹陷处，取名为真合谷，操作时针尖直刺或斜刺岐骨间 0.5 ～ 1 寸。盛燮荪对这些临床上常用的穴位进行重新定位定名。

2. 总结经穴的穴组与组合穴的运用

盛燮荪认为,《黄帝内经》中明确提出了腧穴的概念，腧穴是内脏疾病的反应点，也是产生治疗作用的部位，更是针刺产生针感的部位,《灵枢·九针十二原》云:“刺之而气至，乃去之……明知其原，睹其应，而知五脏之害矣。”《灵枢·背腧》云:“则欲得而验之，按其处，应在中而痛解。”经过后世医家的不断发展，针刺部位即腧穴，从以痛为腧，到刺经脉，最后逐步发展为以经统穴。经络系统逐步完善，从《黄帝内经》160 穴,《针灸甲乙经》349 穴，到《铜人腧穴针灸图经》和《十四经发挥》354 穴的基本定形，腧穴的名称、归经、定位已经基本确立，国家标准《经穴部位》的颁布明确了各经脉腧穴的规范位置。盛燮荪在临床运用针灸时发现，腧穴在经脉上的分布有疏密不均的情况。如手太阴肺经，在腕上寸口处有密集三穴，而关后至肘部仅仅只有两个穴位。其他经脉上的腧穴分布也有同样的情况。因此，对这些密集处经穴从解剖学神经、血管、肌肉进行分析，并对主治症归类后发现，其组织结构及主治功能十分相似，盛燮荪认为这是一种“穴组现象”。

盛燮荪认为穴组现象有下列三大特点。①在同一经脉上 1 ～ 3 寸有 2 ～ 3 个穴位。②同一穴组穴位的局部组织，神经、血管、肌肉分布大致相同或完全相同。③据《针灸甲乙经》《铜人腧穴针灸图经》《针灸大成》等记载的腧穴主治功能，穴组各穴有两种以上的主治相同。

以手少阴心经为例，手少阴心经穴组为神门、阴郄、通里、灵道。神门、阴郄、通里、灵道都有相同的肌肉组织（尺侧腕屈肌腱、前臂内侧皮神经、尺神经、尺动脉）。主治方面，①心悸怔忡：神门主心痛、恐悸（《针灸大成》），阴郄主心痛（《针灸甲乙经》），通里主心痛（《针灸大成》），灵道主心痛（《针灸大成》）。②喉痹：神门主失音（《针灸大成》），阴郄主失音不能言（《铜人腧穴针灸图经》），通里主暴不言（《针灸大成》），灵道主暴不能言（《针灸大成》）。③肘臂挛痛：神门主手及臂挛（《针灸甲乙经》），通里主肘臂痛（《针灸大成》），灵道主肘挛（《针灸大成》）。

十四经脉其他的穴组如下。①手太阴肺经：太渊、经渠、列缺。②手厥阴心包经：内关、大陵、间使。③手少阳三焦经：外关、支沟、会宗、三阳络。④足太阴脾经：大都、太白。⑤足少阴肾经：太溪、大钟、水泉。⑥足厥阴肝经：行间、太冲。⑦足阳明胃经：条口、下巨虚、丰隆。⑧足少阳胆经：悬钟、阳辅。⑨足太阳膀胱经：上、次、中、下四髎穴。⑩督脉：神庭、上星、囟会、风府、哑门。⑪ 任脉：上脘、中脘、建里、阴交、气海、石门。

这些穴组在解剖部位、主治上均有相似之处，盛燮荪认为可能有以下三个原因。第一，针刺机体组织的变化。正如黄龙祥在《中国针灸学术史大纲》所说，在“气穴”“气府”的腧穴概念未形成之前，古人的针灸部位是很广泛的，有刺灸脉者，有刺肉者，有刺筋者……既是刺脉，其刺激部位就应当有一定范围而不是一个点……故早期用于刺脉刺络之一脉可能相应地演变为二穴三穴，一寸之内可分为二三穴。如在手太阴经的寸口脉、手少阴经的神门脉等古代切脉部位都有腧穴密集的分布。第二，针刺刺法的改变。腧穴是通过针或灸来体现其作用的。随着刺法的发展，在金元明时期出现的透穴刺法，常常是一针二穴或多穴。如列缺透太渊，治疗寒痰兼咳嗽；头维透悬厘，治疗眼昏、眉目间痛。这些也是二穴同用的穴组现象。第三，天人相应观的人为推寻。在天人相应观的影响下，人为地为凑合一岁之数而增添穴点，这在《黄帝内经》中有文可据：“余闻气穴三百六十五以应一岁，未知其所，愿卒闻之……凡三百六十五穴，针之所由行也。帝曰：余已知气穴之所，游针之居，愿闻孙络溪谷，亦有所应乎？岐伯曰：孙络三百六十五穴会，亦以应一岁，以溢奇邪，以通荣卫。”实际上《黄帝内经》中仅记载了 160 个穴位，后世遵经义而增加穴位数使之达到一岁之数，在这个过程中，势必会在比较常用而有效的部位附近分列出多个穴点，当然也不能排除因不同针灸医家在同一部位有不同的穴点定位经验，其后整理者兼收并蓄，导致近处穴点并列的可能。

除经脉上有穴组现象以外，盛燮荪在临床运用中发现，横向腧穴也有相关的联系。如背俞与督脉同节段腧穴，腹部腧穴与任脉同水平腧穴，四肢异经同部位的腧穴也都有作用类似、部位组织结构相同的情况，它们之间也有共同点，可称为“横向”组合穴，其特点是：①在同一水平横面有 2 ～ 5 个穴位。②局部组织如神经、血管、肌肉分布大致相同或完全相同。根据《针灸甲乙经》《铜人腧穴针灸图经》《针灸大成》等所记载的腧穴主治功能，穴组各穴的主治有 2 种以上主治相同。

组合穴在背部的有：命门、肾俞、志室；脊中、脾俞、意舍；灵台、督俞、悬枢、三焦俞、肓门；中枢、胆俞、阳纲；神道、心俞、神堂；身柱、肺俞、魄户；风池、风府。组合穴在胸腹部的有：曲骨、横骨、气冲；中极、大赫、归来；关元、气穴、水道；石门、四满、大巨；阴交、中注、外陵；神阙、肓俞、天枢；下脘、商曲、太乙；建里、石关、关门；中脘、阴郄、梁门；上脘、腹通谷、承满；巨阙、幽门、不容。

3. 对飞经走气针法的发挥

盛燮荪结合临床实际操作，认为可以从两个方面来解析飞经走气的词义。第一个方面，从字义上来说，“飞”字本义是指“鸟及虫类等在空中拍翅行动”，故针法中的飞法取其义，用拇食二指在针柄搓捻，一搓一放，一合一张如飞鸟展翅之状，“飞”字“亦指物体在空中飘荡或行动”，或“形容迅速如飞”。《金针赋》飞经走气法用龙虎龟凤等手法运气，使针下之气沿经脉迅速地向远处传导，其气行（走）如飞，故名飞法。第二个方面，针感的传导往往呈显性和隐性交相出现，尤其在过关节、经胸胁等时，患者不能明确说出针感传导至这些部位时的线状感觉。综上所说，飞经走气手法是指“运用针刺手法，使针下之气迅速地循经远传，在针感传导时呈显性和隐性交相传递的一种现象”。

苍龙摆尾，是指针到一定深度以后，针尾不摇，针刺部位位于气分，调节气分的手法。白虎摇头，所谓头，即针头（针尖），杨继洲发展了针头补泻，就是针要发挥作用，实际上是在针头部分发挥作用，即在人体的血分发挥作用。那么同样，“苍龟探穴，钻剔四方”，是在深部发挥作用，部位还是血分。赤凤迎源，也叫凤凰展翅，先深后浅，在于人部迎气，一捻一放，调整分肉之间的经脉。所以飞经走气实际上最主要的是凤凰展翅，因为针刺部位是人部，先深后浅，从天部（皮部）到人部肌肉层，然后通过一捻一放，即通过一种震荡，引导气感向远处放射。因此龙、虎、龟、凤 4 种方法，有不同的用法。

四、传承谱系

盛氏针灸传承谱系见图 3-10。

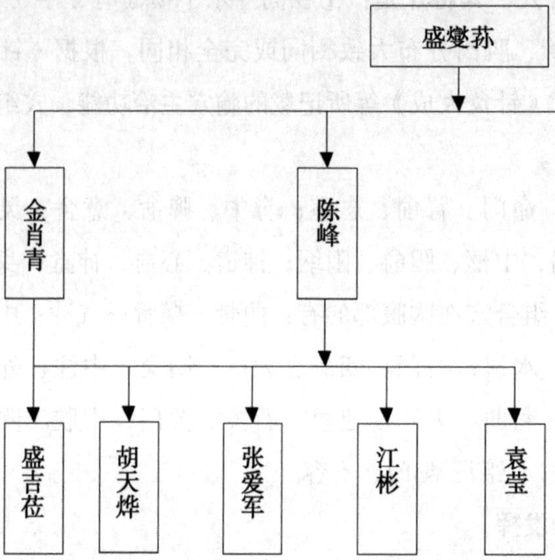

图 3-10　盛氏针灸传承谱系图

第四章 浙派中医针灸名医

第一节　古代名医

一、南宋以前名医

（一）徐氏世医

东晋时期，世族政治形态已然定型，一般的世家大族多以术业世代相传，尤以经学最为突出。然而，东海徐氏没有凭借经学入仕，既无外戚关系可依，又无显赫婚姻助力，也未曾经历地方豪族的世族化过程，而是依靠医术立足。东海徐氏家族中，可考证的入仕之人屈指可数，每一代仅有一两人而已。但自东晋始，直至隋代，前后历经二百年，七代之中凭借医术荣显家门、名垂青史之人竟多达十二位，在当时是极为罕见的现象。

1. 徐熙

徐熙字仲融，乃徐氏世医第一代。他曾师从道人研习《扁鹊镜经》，从而成为名医。

2. 徐秋夫

徐秋夫，徐熙之子，精于针术，有秋夫针治鬼病的传说，所以《针灸聚英》中有托其名的“徐秋夫鬼病十三穴歌”。

3. 徐道度、徐叔响

徐氏家族从第二代徐秋夫起，以针灸之术世代相传。第三代的徐道度、徐叔响久居钱塘（今杭州）。徐道度、徐叔响深得当时帝王将相的信任，常常为刘宋皇室及大臣治病。宋文帝更是称徐道度为“钱塘五绝”之一，官至兰陵太守。徐叔响在《隋书·经籍志》中被称为宋大将军参军，记载其著有《针灸要钞》，可惜已亡佚。《南史·张邵传》记载：“秋夫生道度、叔响，皆能精其业。道度有脚疾不能行，宋文帝令乘小舆入殿，为诸皇子疗疾，无不绝验。位兰陵太守。宋文帝云：‘天下有五绝，而皆出钱塘。’谓杜道鞠弹棋，范悦诗，褚欣远模书，褚胤围棋，徐道度疗疾也。”

4. 徐文伯

徐文伯为徐道度的长子，是宋孝武帝及后废帝时期的针灸名医。有针足太阴、手阳明而下胎之传说。

5. 徐雄、徐之才

徐雄、徐之才为徐氏第五、第六代传人，均以医术针术闻名。徐之才约生于南朝齐永明八年（490 年），其著作有《徐王方》《徐王八世家传效验方》《雷公药对》《徐氏家秘方》《脚气方》等。

徐少卿，徐同卿为徐氏第七代传人。

（二）沈括

沈括，1031—1095 年，字存中，晚年自号梦溪丈人、梦溪翁、岸老，本籍杭州钱塘县（今浙江杭州），北宋官员，官至龙图阁直学士、权三司使。沈括一生涉猎广泛，史家称其博学多才，天文、方志、律历、音乐、医药、卜算无所不通，皆有所论著。沈括作品现今仅存六种，《梦溪笔谈》是其代表作，记录其毕生所闻。在医学方面，沈括广泛收集民间秘方、验方，并“目睹其验”后才予以记载，其医药代表作有《良方》及《梦溪笔谈》中的医药部分。后人将苏轼收集的方剂与之合并成《苏沈良方》，原书十五卷，成书于 1075 年，已散失，现存十卷本和八卷本两种，《永乐大典》录出的为八卷本，流传较广的为十卷本，即《六醴斋医学丛书》及其影印本。该书选辑灸法收录至卷一中，主要为“灸二十二种骨蒸法”，包括取穴法、艾炷大小法、取艾法、用火法等内容。

（三）李明甫

李明甫，生卒年不详，又名若虚，北宋嘉兴东阳（今浙江东阳）人。相传义乌令病心痛，垂死。明甫视之，曰：有虫在肺下，药力所不及，唯砭之可愈。乃给谓于背上点穴，密取水以喷之，令方惊而针已入，既而腹大痛，下黑水数升，虫尽出，疾遂愈。另据《嘉兴府志》记载：“李明甫，东阳人，善医，尤得针砭之妙术。里有寡妇再适人，遘疾且卒，经日而心间尚暖。家人因奔谐若虚，哀祈一往……若虚既至，熟视之，且止其家哭泣。引针针之，即时而苏，良久乃能语……郡人竟诣若虚询之。若虚曰：‘向之所针，乃黄帝针八邪穴也。’若虚即今奉尚御药姚可久之师耳。”

（四）朱肱

朱肱，1050—1125 年，字翼中，号无求子，晚号大隐翁，因曾官奉议郎，人称朱奉议。乌程（今浙江吴兴）人，元祐三年（1088年）进士，授雄州防御推官，知邓州录事参军。崇宁元年（1102年），上疏历数尚书右仆射曾布之过，不见纳，归隐杭州大隐坊。朱肱素喜论医，尤深于伤寒。曾寓居邓州南阳郡，值太守盛次仲疾作，召之诊视。朱肱进以小柴胡汤，应手而愈。朱氏潜心《伤寒论》二十年，大观二年（1108年）著成《南阳活人书》(又作《伤寒类证活人书》)二十卷。政和元年（1111年）表进于朝，授医学博士。政和五年（1115年），因书苏轼诗，贬连州。政和六年（1116年）以朝奉郎提点洞霄宫，著书、酿酒，侨居西湖之上。时《南阳活人书》印行于京师、湖南、福建、两浙等处，各本刻误者颇多，且证与方分为数卷，仓促难检。肱乃重为参详，改动百余处，于政和八年（1118年）命工匠于杭州大隐坊镂板重印。还著有《伤寒百问》六卷，皆存。重和元年（1118年）又撰《内外二景图》三卷。后书据石藏用所绘之《任督二脉、十二经流注图》、杨介所绘之《心肺肝胆脾胃之系属，大小肠膀胱之营垒》两书标注穴位而成，但其书已失传。

二、南宋时期名医

（一）王执中

王执中，1140—1207年，字叔权，南宋东嘉（今浙江瑞安）人，南宋著名医学家。孝宗乾道五年（1169年）进士。初任从政郎、将作丞等京官，不久外调，历任澧州（今湖南常德）、峡州（今湖北宜昌）教授。王执中为官清廉，不媚权贵，毕生致力于针灸医学研究，著有闻名中外、对后代产生深远影响的医学专著《针灸资生经》。

王执中从小体弱多病，饱受疾患的折磨。在治病过程中，他逐渐接触医学知识，并对针灸产生了浓厚的兴趣。平时除学习应付科考外，利用空余时间，认真研读《针经》(《灵枢经》)，以及《明堂孔穴针灸治要》《针灸甲乙经》等典籍。北宋著名医家王惟一曾编撰《铜人腧穴针灸图经》一书，并由宋仁宗钦定而颁发天下，此书共分上、中、下三卷，被当时的医学界奉为经典。王执中熟读该书，并根据《铜人腧穴针灸图经》所标穴位，每天坚持给自己扎针治疗。为了验证《黄帝内经》中“刺之要，气至而有效”之说，他不顾疼痛，反复在自己的身体上试针，最后逐渐摸索到“气至”之要领。

王执中考中进士后，一直留在临安（今浙江杭州）。他最爱去的地方就是医官院及其所属的医学堂。宋代对医学教育相当重视，医学堂分为十三科，有方脉科、针科、疡科等，各地选拔来的学生，须在此学习三年以上，经考试合格后，才能在朝廷当医官。由于平日常来常往，王执中与医官院的院使、太医等成了老相识，那些在针科里学针灸的学生，都把他当成医官院的太医。在京城为官的这些年，他除频频光顾医官院，向学有专长的太医虚心求教、博采众长外，还集思广益，市医、乡人、僧道及药铺掌柜，只要听说对方有一技之长，都会亲往拜访，留心汲取其经验。对于一些民间秘术、土法、偏方，只要试之有效，他也一一兼收并采，奉为至宝。

南宋嘉定元年（1208 年），王执中在澧州任州学教授时，完成了自己的医学专著《针灸资生经》，初刊于嘉定十三年（1220 年）。该书于元明时期传到朝鲜、日本，今有日本宽文九年（1669 年）村上勘兵卫刊本传世。王执中的医学著作除《针灸资生经》外，还有《即效方》一书，其内容大部分是从民间搜集，经过反复试用有疗效的验方，该书收录了宋之前《陆氏续集验方》《玉道单方》《灵兰秘典》《难经疏》《耆域方》等古籍中的验方。

（二）闻人耆年

闻人耆年，生卒年不详，南宋时期槜李（今浙江嘉兴）人。闻人耆年长期在乡间从事医疗活动，在其著作《备急灸法》的自序中写道："仆自幼习医，凡古人一方一技，悉讲求其要，居乡凡四五十年，虽以此养生，亦以此利人。"闻人耆年学术上推崇名医张锐《鸡峰普济方》，其方虽简单易行，但皆缓急有赖之列。遂将己四十年经验撰成《备急灸法》一卷（1266 年），尝谓："每当施药惠人，力不能逮，其间惠而不费者，莫如针艾之术，然而针不易传，凡仓促救人者，惟灼艾为第一。"故书中灸法论述颇详，并附己试之方药。在《备急灸法》中，闻人耆年论述了二十二种急救灸法，除有艾炷直接灸以外，尚有隔盐灸、隔蒜灸等隔物间接灸，并附图文示例。《备急灸法》一书，在普及灸法，特别是急症用灸方面，在当时发挥了很大的作用，是对后世颇有影响的一本古代专论灸法的重要著作。

（三）王克明

王克明，1069—1135 年，字彦昭，其先辈为饶州乐平（今属江西）人，后徙居湖州乌程（今属浙江）。幼年其母乏乳，以粥饵活，故患脾胃疾，长而益甚，群医皆谓不可治。克明乃取《黄帝内经素问》《难经》诸书读之，次之妙悟医理，竟自疗而愈。此后挟术行江淮，入苏湖，最后定居乌程。王克明重医德，常不辞千百里赴人之急，士大夫多折节与之交。王克明临证谨慎，遇疑难者，必沉思得其要，然后立方，故多获佳效。其治疾，有用一药以治其本者，有不予药而期以某日愈者，言无不验。王克明尤精针灸术，疗风禁不语、风瘘、气秘腹胀等证，每获良效。曾就试礼部，中选，累任医官，后迁至翰林医痊局，赐金紫。绍兴三十二年（1162 年）五月，从镇江都统制张子盖救海州，值军中大疫，克明治之，全活数万人。子盖欲上其功，坚辞不受。绍兴五年卒，年六十六。

三、元代名医

（一）滑寿

滑寿，1304—1386 年，字伯仁，号樱宁生，精于医经研究及针灸学。祖籍许州襄城（今属河南），祖父至江南为官，其家迁至仪真（今江苏仪征），滑寿遂为仪征人。后寄居鄞县（今浙江余姚）直至去世。《明史·滑寿传》记载："年七十岁，容色如童儒，行步矫健，饮酒无算。"享年八十二岁，在古代算是非常健康长寿的人了。

滑寿幼时聪敏好学，《明史·方技传》赞其"幼警明，好学能诗""笃实详敏""省儒，日记千言，操笔为文，长于乐府"。滑寿所写诗文朴实温雅，但流传下来的很少，在《明诗纪事》中有一首滑寿的《挽唐丹崖》，诗云："尚想词垣应奉辰，汉廷曾诏贾生频。如今埋骨秋江上，留得文章照后尘。"当时为元代蒙古族统治时期，他不愿入仕，遂以医自晦，曾随京口（今江苏镇江）名医王居中学习，后又学针术于东平（山东）高洞阳。他钻研《黄帝内经素问》《难经》，后又参阅张仲景、刘河间、李东垣等诸家之书，融会贯通，治疾每多效验，名闻江浙间。张翥《难经本义·序》云："伯仁故家许，去东垣近，早从其学，得其术，精于诊，工于方，愈疴起痼，活人居多。"并记载，求医者"以得其一言定生死为无憾"。滑寿更以"无问贫富皆往治，报不报弗较也"的崇高医德，受到人们的赞誉。其与当时的文人名士丁鹤年、宋僖等交往甚密。丁鹤年曾写有《寄余姚滑伯仁先生诗》，诗云："独木桥边薜荔门，全家移住水云村。猿声专夜丹山静，蜃气横秋碧海昏。诗卷自书新甲子，药壶别贮小乾坤。陶渔耕稼遗风在，差胜桃源长子孙。"全诗赞扬滑寿人品高洁，医术高明，淡泊名利。据《绍兴府志》记载，滑寿本姓刘氏，为刘基（字伯温）兄，易姓名为医。刘基居高官，劝寿入仕，寿不应。此事尚无其他佐证。

滑寿一生著作甚多，最著名的为《十四经发挥》，共三卷，翰林学士宋濂、姑苏西宫进士盛斯显等为该书作序。另有《十四经穴歌》《读素问钞》各三卷、《难经本义》二卷，后两部是研习《黄帝内经素问》《难经》之著；《伤寒例钞》三卷，是研究《伤寒论》的著作。他在中医诊断、治疗方面均有造诣，著作有

《诊家枢要》一卷,《麻疹全书》四卷等。此外，他还著有《脉诀》《本草发挥》《滑氏方脉》《樱宁生要方》《樱宁生补泻心要》《医学引彀》《医学蠢子书》《医韵》《痔瘘篇》等，均佚。

《难经本义》《十四经发挥》等还外传至日本，日本医家著有不少疏解本，如山田业广的《难经本义疏》，玄由的《难经本义抄》，谷村玄仙的《十四经发挥抄》，冈本为竹《十四经络发挥和解》等。

（二）胡元庆

胡元庆，生卒年不详，鹤溪（今浙江青田）人。他提出痈疽、疔疖是由经血阻滞、气血不通所致的，遂辑十二经通滞之穴，撰成《痈疽神秘灸经》一卷，后经明代薛己校补行世，是一部用灸法治疗外科痈疽病的专书。明代彭用光在编撰《简易普济良方》时，将此书收入其卷五，并改为《痈疽神妙灸经》，主要论述十四经脉中治痈疽的主要腧穴及灸治方法，有十七人形图，图中人物各有痈疽之状，又有灸治之穴，复引点穴之法，后有《看内痈疽诀法》一文，颇有创造性见解。书中收载了不见于其他专著的若干灸疮秘穴，亦附有插图，现有日刻本传世。

（三）王开、王国瑞

1. 王开

王开，1278—1347 年，字叔启，又字启元，号镜潭，浙江兰溪人。曾于大都（今北京）师从窦汉卿学习针灸长达二十余年，尽得其传。其所整理之窦汉卿遗著，即《铜人针经密语》，参以己见，增订为《增注针经密语》一卷，后佚，另有《重注标幽赋》《针灸全书》，并佚。至元初（1335—1340 年），领扬州医学教授，以母老辞归家。

2. 王国瑞

王国瑞，生卒年不详，字瑞庵，元朝婺源（今江西婺源）人，王开之嗣子。自幼跟从父亲学医，是窦氏针法的主要传人，撰有《扁鹊神应针灸玉龙经》一卷，刊行于元文宗天历二年（1329 年），该书是一本理论与临床、普及与提高相结合的针灸专著，包括了王国瑞以前的针灸医家对于针法、腧穴理论与针灸临床的精粹见解，学术价值颇高。王国瑞在继承窦氏针法的基础上，发展了子午流注针法。他在深刻认识奇经八脉气血盛衰与时间的内在关系的基础上，另创有一种逐日按时取穴的针法，这种针法以八脉交会八穴为基础，与九宫八卦的数字相配合，再根据日、时干支的数字变化进行推演，就是首载于《扁鹊神应针灸玉龙经》中的飞腾八法。王国瑞的飞腾八法与灵龟八法有诸多相近之处，是明代灵龟八法的先驱。王国瑞对于针法方面的研究也很有特色，在施行补泻时，可分异穴补泻和同穴补泻两种方法，在同穴补泻中又有泻多补少和补多泻少之分，这种补泻先后和补泻多少的操作方法，成为后世“阳中隐阴”“阴中隐阳”之先河。在王国瑞的《扁鹊神应针灸玉龙经》中还有一针多穴的透穴针法，他还提出了针刺配穴相应取穴法。王国瑞在针法、腧穴理论与针灸临床上，既有继承又有创新，为针灸学的发展起到了承前启后的作用，尝与其父同注窦汉卿《铜人针经密语》，题为《增注针经密语》一卷，今佚。

（四）祝定

祝定，生卒年不详，字伯静，浙江丽水人，以医术知名。明洪武初（1368—1398年），授处州府医学提领，转医学正科。著有《窦太师标幽赋注》，医者宗之。此书未见刊行。

四、明代名医

（一）张景岳

张景岳，1563—1640年，本名介宾，字会卿，号景岳，别号通一子，因善用熟地黄，人称“张熟地”，浙江绍兴府山阴（今浙江绍兴）人。明代杰出医学家，温补学派的代表人物，也是温补学派实际的创始者。

张景岳生于将门世家，世袭绍兴卫指挥使，食禄千户，家境富裕。其父张寿峰曾为定西侯门客，是精于文理又通医术之士。张景岳自幼随父亲学习，诸子百家、医经典籍无不涉猎。张景岳十四岁跟随父亲游于京师（今北京），师从京城名医金英（字梦石），尽得其传。张景岳生性豪放，受先祖以军功立世的激励，壮年从戎，游历北方，广游于豪门，结交贵族，大有豪迈一生之感。曾到燕、冀、鲁等地，足迹及于榆关（今山海关）、碣石（今辽宁绥中）、凤城（今辽宁凤城）和鸭绿江之南。当时北方异族兴起，辽西局势已不可为，在数年戎马生涯无所成就之后，张景岳功名壮志“消磨殆尽”，便解甲归田。张景岳潜心于医道，深研经典，名噪一时，被人们奉为“（张）仲景、（李）东垣再生”。张景岳于医之外，博览群书，当时上层社会盛行理学和道家思想，张景岳思想多受其影响，通晓易理、天文、道学、音律、兵法之学，旁通象数、星纬、堪舆、律吕。五十七岁时，张景岳返回家乡，专心从事临床诊疗，著书立说。崇祯十三年（1640年）去世，终年七十八岁。

张景岳积三十年辛劳研究《黄帝内经素问》《灵枢经》，终于撰成《类经》。《类经》以类分门，详加注释，条理井然，便于寻览。在医学理论方面，张景岳根据《黄帝内经》“阴平阳秘，精神乃治”，提出“阳非有余”“真阴不足”“人体虚多实少”等理论，主张补益真阴元阳，慎用寒凉和攻伐方药，在临证上常用温补方剂，被称为“温补学派”。时人称他为“医术中杰士”“仲景以后，千古一人”。著有《类经》《类经图翼》《类经附翼》《质疑录》，以及《景岳全书》（含《新方八阵》）等中医学经典著作，其学术思想对后世影响很大。

张景岳的针灸学术思想亦反映其“温补学说”，这在其著作《类经》《类经图翼》《景岳全书》针灸内容上均有所体现。张景岳重温补，崇灸法，书中总结灸法禁忌，注重交叉选穴灸法的运用，博采隔物灸、麦粒灸等特色灸法，推崇灸法的温通作用。在腧穴与经络方面，张景岳在著作中博采多种针灸文献，理清经络联系，灵活运用经络辨证，完善腧穴主治，详分骨度，取穴灵活，提倡骨度分寸法和中指同身寸法的结合使用。在刺法上，张景岳详论得气在针刺补泻中的重要意义，阐发“针有泻而无补”之说，注重针刺的泻实作用。

张景岳对针灸的总结发挥，如对经络的辨析、腧穴主治和定位的归纳创新、针刺补泻的阐发，对后人产生了深远的影响和启发，并不断地被借鉴和引用。其针灸学术思想对今天的临床仍有一定的指导意义。

（二）高武

高武，生卒年不详，四明（今浙江宁波）人，为人耿直，喜读书，洁身自好，自号梅孤，明代著名医家。《鄞县志》称其“负奇好读书，凡天文律吕，兵法骑射，无不闲习”。嘉靖年间，高武考中武举，官至总兵，在担任武职期间，注意调查研究，根据边塞情况，提出自己主见，由于当局不纳，愤然弃官归里，专究医术，治无不效，名声大振。晚年研究医学，擅长针灸。有书记载高武“晚乃专精于医，治人无不立起，曾慨近时针灸多误，于铸铜人三，男、妇、童子各一，以试其穴，推之人身，所验不爽毫发”。高武著有《针灸聚英》四卷（1529 年），《针灸节要》三卷（1537 年），《痘科正宗》四卷，以及《射学指南》《律吕辨》。

（三）杨继洲

杨继洲，1522—1620 年，名济时，以字行，明代著名针灸学家，三衢（今浙江衢州）人。据《中国医籍考》记载，他出生于世医之家，自幼便耳濡目染中医，祖父杨益曾任太医院御医，声望很高，著《医学真秘》传于世，父亲也曾担任明嘉靖年间的太医院吏目。他年幼时专心读书，博学绩文，原本决定走仕途，在科举考试中几次受挫折后，秉承家学，弃儒从医。杨继洲家中珍藏有各种秘方、验方与极为丰富的医学典籍，杨继洲因此得以博览群书，通晓各家学说。因深厚的家学渊源及精湛的医术，杨继洲顺利进入太医院任职。任职期间，遇山西监察御史赵文炳患痿痹，求医数年，疗效甚微，经杨继洲针刺治疗后痊愈。此后杨继洲在太医院名声大振。嘉靖三十年（1551 年）为世宗侍医，隆庆三年（1569 年）进太医院圣济殿，直至万历，三朝任医官，达五十余年。杨继洲曾游历大江南北，名满朝野，如嘉靖三十四年至建宁（今福建瓯），万历七年至磁州（今河北磁州），万历八年至扬州。此外，他还到河南汤阴、山东汶上及山西平阳（今山西临汾）等地从事医事活动（以上记载见《针灸大成·医案》）。

杨继洲在家传《卫生针灸玄机秘要》等典籍的基础上，结合个人临床实践经验，全面总结明代以前的针灸学成就，收集明代以前的三十二家著作，撰成《针灸大成》一书，内容渊博，是我国针灸学承前启后的经典著作。该书列入《四库全书》存目，被国内外医界尊为针灸经典。《针灸大成》自 1601 年问世以来，至今已有四十七种版本，其翻刻次数之多，声誉之隆，都是罕见的。此书不仅受到国内学术界的重视，在国外的影响也很大，至今已有日、法、德等多种译本，是针灸重要的学习和参考资料，至今仍是针灸学界流传最广、影响最大的著作之一。《针灸大成》是继《针灸甲乙经》以后，对针灸学的又一次重要总结。《针灸大成》的问世，标志着中国古代针灸学已经发展到了相当成熟的地步，后人在论述针灸学时，大多将《针灸大成》作为最重要的参考书，这与该书的学术成就、所处的历史地位，以及其对针灸学发展做出的巨大贡献是分不开的。

杨继洲在《针灸大成》中记载了自己的临证医案三十三则，基本遵循了“一针、二灸、三服药”的治疗原则，他对于针法、灸法是同等重视的，“针灸药者，医家之不可缺一者也”，认为针灸药并用不仅互补，还充分体现了中医辨证施治的思想。

杨继洲另著有《病机秘要》，收入《增订四库简明目录标注》“子部医家类”。他研究铸造铜人像，详细刻画穴位，并绘图立论，便于人们钻研。正是这些开创性的成就，奠定了杨继洲医学史上“针圣”的地位。

（四）楼英

楼英，1332—1401 年，一名公爽，字全善，号全斋，萧山楼塔人。五代时始祖楼彦孚奉钱镠之命镇守乌伤，后定居浙江萧山楼塔之黄岭岩下。其曾祖楼文隽为名医。楼英自幼聪颖，承家教，博览群书，于《周易》尤有心得，辩论古文词口若悬河，众叹莫及。后在其父“贫欲资身，莫如为师，贱欲救世，莫如行医”的启发下，继承祖业，弃儒习医。楼英一度师事朱丹溪，研习《黄帝内经》《难经》及其后历代著名医家著作，精究名家医说和历代名方，与同时代名医戴思恭（元礼）交往甚密，他们互相切磋，使医术益精，医理更明。他边治病边总结经验，积累了大量的资料，医疗技术也与日俱增。他热诚地接待患者，贫富不分，秽臭不怕。他善于了解患者的病情变化，经过全面考虑后才慎重开方，所以他治病疗效显著。在行医中，他重视因人、因病、因时而异，施以药疗、理疗、针疗等法，因医术高超，故奏效多。他对穷苦人治病，不收分文，其足迹遍云南、贵州等地。洪武年间，楼英经临淮（今安徽凤阳）丞孟恪的推荐，应召入宫，任职于太医院。太医院的众多医学著作吸引了他，他在太医院埋头苦读，这段经历为他后来再著医书奠定了基础。他年老辞归故乡，归隐元度岩、云门寺等处，专心著述。著作有《医学纲目》四十卷，《内经运气类注》四卷存世，另著《周易参同契药物火候图说》《仙岩心法》《阴阳秘诀》《仙岩文集》《江潮论》《守分说》《仙岩日录杂效》《正传录》等书，未见刊行。

楼英除医学外，对天文、地理、历法亦颇有造诣，尤精通易经八卦，在故里边行医，边研究易学古籍，对阴阳五行学说独有见解。楼英易医双修，民间尊称其为“神仙太公”。他死后，墓葬在今楼塔镇乌珠荡山脚，至今保存完整。长子楼衮，次子楼师儒，皆以医名，门人王应华传承其学。

（五）杨敬斋

杨敬斋，生卒年不详，明代常山人，生平不详。撰有《秘传杨敬斋针灸全书》上下卷，署名为“建阳九十翁西溪陈言著，御医直隶长州怀仁张应试校正，江右安福县，怀洲欧阳惟佐录”。

（六）方贤

方贤，生卒年不详，明代归安（今浙江吴兴）人。历任太医院院使、院判，著有《奇效良方》六十九卷，刻于明成化六年（1470 年），该书全名为《太医院经验奇效良方大全》，一般医学著录多用其简称（《奇效良方》）。其前任院判董宿曾辑集各家效方，因病故去，未及完稿。方贤遂继承其志，与御医杨文翰共商此事，重加订正，去其中前后矛盾者，删繁而无用者，补其所不及欠缺者，终成一帙，名《奇效良方》。书中之《疱疹论》另有单行本。徐春甫《古今医统》云：“董宿四明人，正统间为太医院使，深察药性，博究医书，治疗立方，辄有奇效，故辑《奇效良方》七十卷，今行于世。”今本六十九卷，与《明史·艺文志》著录本同，如果把前面的总目算一卷计在内，七十之数是不差的。徐春甫只知道现今流传的《奇效良方》是董宿一人所编，但根据该书所载三段序的说明，就可以清楚地知道这部书是由三人共同编纂而成的，方贤还是其中最主要的一个编者。本书分类编纂，按不同病证治则分为风、寒、暑、湿、燥、火等六十四门，门下再分小类，有论有方，载方七千余首。该书汇集了自宋至明初的精华医方，综合了中医内科、外科、儿科、妇科及杂病的医疗经验。各方除载有药味名目、分量外，还在用法方面记载尤为详尽，此外还论述了针灸、正骨等治法。该书之针灸内容，在卷五十五（针灸门）中。

（七）凌氏世医

浙江湖州凌氏世医是国内外颇负盛名的医学世家。自明代凌汉章始，至今已历十六代，在苏、浙、沪地区支系繁衍，代有传人，历经五百多年长盛不衰，为国内屈指可数的中医世家之一。凌氏的先祖可追溯到东汉校尉凌操，到凌汉章已是三十九世。湖州的凌氏世系自平章公景夏始，随宋室南渡，遂家安吉。凌氏自定居安吉后，子孙二代连续显达，景夏公的第五世凌说（字彰南）是作《天日晴雷》等《八咏》的元代遗老，明洪武十八年（1385 年）遭受抄家的厄运，凌说的伯父震峰对宗人说："元政不纲，乱将作矣，吾族太盛，其能免乎？"其子侄辈俱各感悟，同时外迁，相约"以寿为行，以卦为名"，分别迁至当时的归安之双林，杭州之武林，练溪之西成桥，以及嘉兴、德清、武康、吴江、苏州、通州、青浦等地。凌云兄弟三人，兄名雯、震，其后裔繁衍昌盛，业医者代相传习，有双林、苕濠、晟舍、洑院、青浦等系。凌汉章属双林支。

凌云，生卒年不详，字汉章，号卧岩，浙江归安双林（今浙江省湖州市双林镇）人。据《明史》载，明孝宗（弘治年间，1488—1505 年）召凌汉章至京，授为御医。据清乾隆元年编纂的《浙江通志》记载："凌汉章，湖州人，成化间，针术神灵，擅名吴浙。"查成化在弘治以前，故凌氏当生在成化以前的天顺或景泰年间（天顺年间在 1457—1464 年，景泰年间在 1450—1457 年）。汪机《针灸问对》序文中述及"姑苏之凌汉章，六合之李千户，皆能驰名两京，延誉数郡"，可能当时凌汉章犹在世。汪机序文作于明嘉靖庚寅年（1530 年）。因而，凌汉章当殁于 1580 年以后。又据《归安县志》记载"年七十七卒于家"，则可推算凌汉章的生年可能在 1453—1463 年，殁于 1530—1540 年，明孝宗召见时，正当 30 ～ 40 岁的壮年。凌汉章的事迹有许多神话般的传说。据《明史》记载，他年轻时北游泰山，遇一道人教其针术，后以此治病，疗效卓著，行医乡间，闻名遐迩，所记求治者中有来自金华、吴江等远地。明代杨仪《高坡异纂》记载，一次，汉章至江苏常熟，住东海汤礼家，第二天清晨，听见邻居徐叔元家哭声甚哀，汉章询问后得知他媳妇因难产死亡，叔元认为不吉利，将其抬出火葬，汉章加以劝阻，并打开棺材，探得胸前尚有暖气，即取出针具针刺几个穴位，一会儿婴儿产出，产妇得救。凌汉章作为明代驰名两京的针灸临床家，肯定有著述传世，惜至今未发现刻本。目前尚存关于凌汉章学术经验的手写本有《凌氏汉章针灸全书》《针灸内篇》《经学会宗》《凌门传授铜人指穴》《子午流注图说》五种。

自凌汉章之后，凌氏连续四代为太医院御医，即二世឵(字柏元，号爱仁），为凌汉章之子，诰赠太医院御医。同一辈中，឵(字钦伯，号味清），堂弟春（字伯仁）皆从汉章习针灸。三世琇、瑄为឵之子。琇（号双溪），邑序生，袭太医院御医。瑄（宁子完，号双洙湖），邑增生，奉慈寿太后诏，晋登士郎，授太医院御医。四世巨卿（字以道，号观溪）乃琇之子，邑序生，袭太医院后目。瑄之子仲郁（字以文，号藻湖），待诏太医院。其后五世孙名士桥（巨卿之子）、允中（仲郁之子），六世孙文世（士桥之子）、一鸿（允中之子），皆从医。至七世孙宸世于康熙年间迁居桐乡濮院，是为凌氏濮院支。

凌汉章的十二世孙涵春（号竹西），于乾嘉年间由归安迁居青浦县城，医术精良，声望显著。十三世孙子筠、松堂、柏堂，十四世孙筍香、墨香（子筠之子），均业医。松堂之子啸沧，柏堂之子履之亦精医道，后定居松江。十五世孙禹声（字汝霖，墨香之子）承家业，初在青浦，后于1917年悬壶上海，十八世孙梦夔、耀星（女）为禹声嫡传，均承父业。耀星任上海中医药大学教授，随禹声习医者尚有筍香之孙炳若，悬壶闵行。此为凌氏青浦支之概况。凌氏分支于吴兴晟舍一脉中，有第十五世孙哲人（1889—1958年），一名拙，甚擅针灸，名重当时，1946年曾被推选为吴兴中医师公会菱湖分会会长，其侄家声，从其学，亦有医名。

凌氏世医中继凌汉章之后最负盛名者，当推凌奂（名维正，字晓五，号隐壶），系凌氏归安茗濠支，相当于双林支的第十一世孙，晚年号折肱老人（1822—1893年）。因值清廷太医院废针灸一科，故从其舅吴古年习内外科，针药兼擅而以内科闻名遐迩，从游者百余人，撰有《医学传薪》《饲鹤亭集方》等七八种。其弟德（1831—1901年），名维嘉，号蜇庵，字嘉六，寓居上海，著有《内经素灵要旨》《温热赘言》《女科折衷纂要》等医著。弟及甫，精外科术，著有《外台方选》《疡科正名》。晓五长子绂曾（1843—1904年），字公赤，号初平，光绪年间曾两膺特召为醇亲王治病，后入仕途，著有《时疫急救十六方》等医著。晓五次子绶曾（字爽泉）亦传父业。唯归安支系以传内、外科为主，而疏于针术。

（八）马莳

马莳，生卒年不详，明代著名医家，字仲化，又字玄台，后人为避康熙讳，改为元台，浙江会稽（今浙江绍兴）人。万历年间（1573—1620年）任太医院正文。著有《黄帝内经素问注证发微》《黄帝内经灵枢注证发微》等，前书刊于神宗万历十四年（1586年），收录《黄帝内经素问》，对原文词义、医理逐篇逐段加以注解，在阐发经文精微、补苴唐人王冰注释罅漏诸方面，贡献颇大，是继王冰以后的第二注家，为《黄帝内经素问》主要注本之一。后者九卷，补遗一卷，为《灵枢经》的第一个注本，颇有独到见解，《浙江通志》称之为"医学津梁"。由于马莳擅长针灸，且见解独到，因而对《灵枢经》的注释水平高于《黄帝内经素问》。总览马莳的注文，重视文字训诂且音义通释，还强调考据，言必有出，善于结合临床实证加以阐发。这种注释方法，令章节清晰、文理通顺、医义详明，习医之人读之无晦涩艰难，却有豁然冰释之感，入门尤易。

五、清代名医

（一）张志聪

张志聪，1610—1674年，字隐庵，别署西陵隐庵道人，明末清初的医学家，浙江钱塘县（今浙江杭州）人。自称东汉名医张仲景后裔，幼年丧父，初习举业，后专攻岐黄，从名医张遂辰游，尽得师传。嗣后，博览前代医书，对《黄帝内经素问》《灵枢经》《神农本草经》《伤寒论》《金匮要略》诸医典多有研究。清初创侣山堂于胥山，张志聪在此集合钱塘诸名医及门生，讲论医学，校注医学典籍。参与侣山堂医事活动之名医多达数十人。顺治十七年（1660年），张志聪诸人完成《伤寒论集注》六卷，刊刻于世。此后陆续纂成《伤寒论宗印》八卷、《金匮要略注》四卷、《黄帝内经素问集注》九卷、《侣山堂类辩》二卷、《黄帝内经灵枢集注》九卷、《伤寒论纲目》九卷、《本草崇原》三卷、《医学要诀》四卷，皆梓行（今存）。除以上九种外，还有《针灸秘传》二卷，已佚。张志聪门生甚众，以高世栻最负盛名，子张兆璜、张兆献、张兆珩，皆承父业。

（二）韩贻丰

韩贻丰，生卒年不详，字芑斋，清初针灸医家，浙江慈溪人。为康熙四十二年（1703 年）进士。工诗文，善书法，旁通医学，尤赏识"雷火针"治病，并对之加以改进，名"太乙神针"，所治多效，乃有医名。自述其法传自武林吴山道院紫霞洞天一无名道人。此法名为针，实乃以药物施灸。后又于崆峒山获无名道人传《铜人穴道图》十四幅，于康熙五十六年撰成《太乙神针心法》二卷，该书成书于 1717 年，是现存最早的太乙神针专著。上卷治疗篇，分列二十三门，每门下均有若干病证，包括内、外、妇、儿、五官科等临床病证内容。下卷为针案，记载了韩贻丰用太乙神针治疗的四十则验案。该书未附太乙神针的组方药味及制针方法，因而流传不广。

（三）赵学敏

赵学敏，1719—1805 年，字恕轩，号依吉，钱塘（今浙江杭州）人，从小接受儒学和医学教育。他博览群书，对天文、历法、术数、方技、医药、卜算之类的书籍多有涉猎，闲暇时以默写"针灸铜人图"为游戏。赵学敏由于长期的过度用目，乾隆二十一年（1756 年）患眼疾。但他眼疾刚愈，就凭借自身的体会，写下了一本眼科专著《囊露集》。赵学敏对此书甚为得意，认为可以超过前人所有的眼科书，只可惜这本书最后没有流传下来。

数十年的积累，使赵学敏在很多方面有所建树。乾隆三十五年，赵学敏初步完成了他个人的一套丛书，取名为《利济十二种》。这套书共一百卷，含十二种医药书，包括药书、本草、养生、祝由、眼科、炼丹及民间走方医疗法等多方面内容。丛书子目的名称包括：《医林集腋》《养素园传信方》《祝由录验》《囊露集》《本草话》《串雅》《花药小名录》《升降秘要》《摄生闲览》《药性元解》《奇药备考》《本草纲目拾遗》等。遗憾的是，今仅存《本草纲目拾遗》和《串雅》两种，其中《串雅》是中国医学史上第一部有关民间走方医的专著。赵学敏把铃医赵柏云的医疗经验汇集整理和增补，编成《串雅内编》《串雅外编》（1759 撰）各四卷。该书总结了民间丰富的方药和技术，书中所记方药具有简、便、廉、验的特点，为保存和发扬民间医药做出了宝贵贡献。其中，《串雅外编》成书于 1759 年，该书卷二针灸门对针法和灸法做了分类介绍。

赵学敏创立了"百发神针"，用治偏正头风、漏肩风、鹤膝风、半身不遂、疝气等；"消癖神火针"用治偏食、消瘦、积聚痞块；"阴症散毒针"用治痈疽症等病，此外，他还使用"硫朱灸"来治疗风寒湿痹、伤痛、脘腹寒痛等。

（四）雷少逸

雷少逸，1833—1888年，名丰，字松存，别号侣菊，浙江衢州人，天资聪颖，善书画，旁及星卜，有医术、丝竹、书画“三绝”之誉。自幼随父业医，行医于龙游，医名卓著，对温热时症尤有心得，著《时病论》八卷，并有《医法心传》《方药玄机》《脉诀入门》《病机约论》《病赋新编》《方歌别类》《方药玄机》《雷氏医案》等多种医著传世。此外尚表订重编《灸法秘传》一书。该书原署“柯城冶田金镕抄传，少逸雷丰补说，抱一江诚校字”。“柯城”，即衢州，因州内有烂柯山而得名。“冶田”，乃金镕之字，为雷少逸之亲戚，据说金氏此书“得自蜀僧，施治颇验”，则金氏当有临床经验，惜“原书谫陋不文”，流传不广。经雷氏整理，予以分门别类，补订重编，其弟子江诚加以校对，呈请“尽先补用道知衢州府刘国光作序”，并借重其力，于清光绪九年（1883年）刻印。该书流传不广，又因雷少逸《时病论》名著于世，以致是书湮而不彰，诚为憾事。

雷少逸在《灸法秘传》中首载银盏隔盐灸法，将灸器灸法与隔物灸法合二为一，解除了艾炷直接灸的痛苦，同时增强了隔物灸的渗透力，具有创新性。该书详细论述了银盏器具的制作、银盏隔姜灸法的操作方法及注意事项、灸后调护。现代用的温灸杯、温灸筒、温灸盒等均是在此基础上发展而来的。温灸器的使用与改革，使灸法更为安全、无痛，不会灼伤皮肤，尤其适用于老人、妇女、儿童、体弱者，成为患者乐于接受的一种治疗方法。

第二节　近现代名医

浙江近代名医辈出，民国初年以张俊义、黄学龙、邱茂良为代表的业界知名人士积极掀起针灸教育的热潮，对浙江针灸流派的形成和发展起到了巨大的推动作用。

一、张俊义

（一）名医简介

张俊义，名世镳，四明（今浙江宁波）人，生卒年月已不详。年少时学习西医，后受科学化的影响开始翻译书籍，投身中医教育。张俊义在1931年邀请罗哲初在宁波开办中国东方针灸研究社。中国东方针灸研究社在开办期间，开设三个月为一期的针灸讲习班，共开办了八期，为了扩大招生人数，同期还举办了大量针灸函授班，据学员登记凭证等文献证实，当时受教学员至少有三千余人，这也使当时针灸学术研究之风大盛。中国东方针灸研究社选用的教材为日本延命山针灸专门学院的高等针灸学讲义（张俊义译注），主要包括《生理学》《病理学》《诊断学》《消毒学》《针治学》《灸治学》《经穴学》《孔穴学》等。全套课本均由宁波东方针灸书局印行。同时张俊义还翻译印刷了杉山和一所撰的《百法针术》《选针三要集》等书籍作为学员的参考读物，开创了针灸学教学之先河。

（二）学术渊源

张俊义在中医科学化浪潮之初甚至更早的时候，已经开始关注日本科学化的针灸成果，这与其早年的西医学术训练和志趣密不可分。他年少时投身医学，认为中医学存在“阴阳谶纬庞杂而失据”的问题，所以致力于西医解剖学、生理学等科目的学习。民国初年，他尝试“以革新医学为己任，著书立说，力辟我国医学之谬妄”，但当时“独唱无和”，未成气候。在数十年的学习中，他认为西医的药物、病理和诊断过于复杂，所以专注于物理疗法的学习。由此，他关注到被称为中医物理疗法的针灸，并发现“自日本医师用科学方法加以改良而其效大著”，且这种科学化的针灸疗法也被欧美医家称赞。于是他与好友罗哲初创办中国东方针灸研究社，罗哲初主要负责针灸的教学与临床应用。

（三）学术思想

1. 宗中参西，革新针灸知识体系

张俊义率先引入了经日本科学化的针灸知识，尤其侧重对温灸学的引介。他先后翻译出版《温灸学讲义》《高等针灸学讲义》等日本科学化的针灸教本，用作东方针灸学社社员的学习教材，以期革新针灸知识体系。其编撰的《针灸医学大纲一名，针灸术研究法》刊于1939年。该书辑录针灸说、针灸源流考、日本针灸医学史略、海外学者之与针灸医学、针之生理作用及医治效用、针灸术修养谈、针灸术简易修习法、同人谈话会等九篇论文，并附“该市魏兰笙君”等人的回复函。该书的第二部分为温灸研究法，分别论述了温灸特色、优势，以及新型温灸器的应用，还有一些社员对于温灸问题的回复。

2. 倡导温灸

《温灸医报》创刊于1931年，月刊，属于针灸医学刊物，由东方针灸研究社创办发行，编辑主任魏其光，主任张俊义，理事长张鸥波，宁波江东温灸医报社编辑出版。停刊时间和原因不详，1931年至1934年，出版第一卷第一期至第十二期，可见最后一期出版于1934年6月。1934年，马少群在报纸上看到东方针灸学社招收函授学生，学习温灸法，于是就报了名。对方给他寄了一份简单的讲义，这也开启了马少群的温灸研究之路，他因此研究多年创立了马氏温灸。

二、黄学龙

（一）名医简介

黄学龙，1877—1962年，男，名朱华、跃龙，号慈哉，浙江省东阳市湖溪镇黄大户村人。清光绪年间秀才，初执教于当地私塾，新学兴起后，先后考入浙江高等学堂附设师范传习所、浙江官立两级师范学堂优级博物科，全面学习西方科学知识。1909年毕业后，历任东阳中学、锦堂师范等学校教员。1923年任东阳中学校长，翌年去职后加入国民革命军，任上尉军医，得到了系统的西医训练和实践。黄学龙50岁后开始研究《黄帝内经》，1934年12月6日加入中国针灸学研究社，跟随承淡安学习针灸，作为承淡安的助手，负责辅导灸法，后悬壶于金华等地。1951年，和邱茂良一同被推选为中国针灸学研究社副社长。1952年，与金希聪一同任职于湖溪中西医联合诊所。1954年受聘于杭州医院（浙江省中医院前身），为特约医师。1956年7月起在浙江中医研究所工作。1957年7月任浙江省中医进修学校（浙江中医药大学前身）针灸教师兼《浙江中医杂志》编辑部审查委员。1958年春回乡行医。

（二）学术渊源

黄学龙于1931年阅《金针疗奇病》，萌发习医悬壶之心，与当时已是中国针灸学研究社社员的四弟黄立龙共同研习针灸学。1934年12月6日，加入东方针灸研究社，跟随承淡安学习针灸。他秉承澄江学派“针灸科学化”的学术模式，系统阅读当时主要的西医学著作，如蔡翘的《生理学》、格雷的《系统解剖学》、卢于道的《神经解剖学》、高镜朗的《局部麻醉学》、吴绍熙的《内分泌与心理学之关系》、欧司勒的《内科学》、王云五的《自律神经系》等，研习传统针灸医籍《黄帝内经》《针灸甲乙经》《针灸大成》《十四经发挥》等，以及承淡安的《增订中国针灸治疗学》、汤本求真的《皇汉医学》之针灸部分等。他结合自己临床经验和体会，于1950年年初夏著成《屠龙之术》一书，1954年又增补内容，著成《针灸疗法与生理作用》（中国针灸学研究社出版）。此外，还在《针灸杂志》等期刊发表了近七十篇学术论文。黄学龙是澄江针灸学派的第二代传人，拥有中西医学双重知识背景，是主动进行针灸科学化探索的先行者之一。

（三）学术思想

1. 探究腧穴理论

黄学龙以临床为视角，将中西理论结合，尤其是中医学结合解剖学、生理学、治疗学等，诠释了百会、强间、听宫、天容、天窗等腧穴的形态结构、主治功用和临床应用。黄学龙以解剖学、生理学的视角阐释腧穴的形态结构，利用解剖学术语描述腧穴体表标志和定位，如将听宫定位为“耳肉峰前陷下之沟，名岩鼓裂，听宫穴在焉”，明确强间在“枕骨下”等。他基于腧穴结构和传统选穴规律，结合现代解剖生理学和临床疗效等诠释腧穴的主治作用，将腧穴主治功用分为局部与远道两大类。黄学龙定义的腧穴局部作用，包括了现代定义的“局部作用”和“邻近作用”，即“某处有病，即治某处（不定穴或名阿是穴），固然是局部疗法；患在胸部甲处，穴在胸部乙处，亦未尝不是广义的局部疗法”。他拓展了传统腧穴应用范围，结合西医学对脑区功能的认识，率先将百会拓展为“百会诸穴（众多头部腧穴）”，与相应的大脑皮层联系，认为刺激头部腧穴可以影响对应大脑皮层，从而对全身脏腑进行调节。

2. 提倡无痛针刺

黄学龙提倡无痛针刺，根据神经分布理论，认为针刺时入皮宜快，又因痛点非均匀散布于皮肤，故“浅刺时若感痛只需将针头一偏，便可避去”。在刺激部位、刺激方法及刺激量上追求精准，进行创新。

（四）临证经验

1. 结合西医学，阐释针灸作用原理

黄学龙将适当的刺激、神经、内脏、大脑皮层四者之间的关系，视作针灸作用原理的关键因素。他认为，通过对神经的适当刺激，可以直接对其通路上的肌肉、脏器产生影响，或通过交感、副交感神经而产生全身调节作用。黄学龙应用现代解剖学阐述“视区（枕叶）之于视觉，听区（颞叶）之于听觉”等体表与大脑皮层相应的选穴治疗理论。

黄学龙认为，艾灸有独特之处，其原理兼有物理与化学两种作用，他言：“艾灸能生变性蛋白，即轻微之火伤毒素，在血液中发生伟大效力。注射某一种血清，仅能预防某一种传染病；若变性蛋白，则能预防一切。”黄学龙擅长艾卷熏灸、针灸并用、温针等方法，首创穴位麻醉后直接灸。善用麦粒灸，临床施治时，对每一个患者都以麦粒灸灸百会、足三里两穴，且留瘢痕。

2. 善用压痛点

黄学龙善用“压痛点”，且追求精准，如他总结，使用脾俞、胃俞治疗肠胃病时，“胃溃疡者背部之压痛点在第十一、第十二胸椎左侧近处，十二指肠溃疡者背部之压痛点在第十一、第十二胸椎体右侧，胆结石压痛点在背右侧第十二胸椎旁”。

3. 神经干刺激技术

黄学龙在临床中总结新“刺点”，包括臂丛刺点、颈上交感神经节刺点、“理想刺点”、坐骨神经刺点、腓总神经刺点等。如针刺尺泽，目标是桡神经，而桡神经在“肘弯双头肌腱外侧一厘米处”，故“刺尺泽，常靠腱而稍外”。针刺八髎的目标是骶神经，但针具难以透过骶后孔直达目标，因此他提出一种针刺八髎的新术式：“使患者仰卧桌上，以左食指探尾闾骨尖距长强穴旁一厘米，与矢状面平行向桌面刺入……若深入六厘米或七厘米之遥，此时针尖约在第二骶孔之上；若再深入约十厘米，则针尖已在第一骶孔之上。”他还效仿局部麻醉时刺脊神经的方法，以精准的角度、深度针刺椎间神经，较早将角度、深度等量化标准带入针灸专著。

4. 善用百会

黄学龙在医界有“黄百会”之誉称。他一方面将百会用于急救，如仅灸百会三五壮便可治“晕针”，甚至“灸猝倒猝晕，无不立愈”，故有百会为“起死回生第一穴”之心得；另一方面，认为百会可治疗远道各部疾病，如总结古籍“脱肛灸百会长强之所”“百会龟尾治痢疾”“阴核发来如升大，百会妙穴可真骇”“咽喉最急先百会，太冲照海及阴交”等理论，结合西医学对脑区功能的认识，率先将百会拓展为“百会诸穴”。

三、罗哲初

（一）名医简介

罗哲初，1878—1944年，男，字树仁，号克诚子，祖籍广西桂林。罗哲初自幼饱读经史，十余岁进学，后应会试中举人。清末废科举，兴学堂，罗哲初学习了西洋音乐，同时又擅长国画山水。辛亥革命后，他曾于广西大学任音乐、美术教员。罗哲初30岁正式开始学习中医，学成之后在广西、江浙一带行医济世。1931年，罗哲初同张俊义在浙江省宁波市创立了东方针灸研究社，罗哲初在浙江结交诸多好友，并培养了一批针灸人才。于1935年被聘为“中央国医馆”针灸科主任。抗日战争末年，日本侵略者将罗哲初在桂林的医馆及其医学著作尽数焚毁，罗哲初因此忧愤成疾，于1944年逝世。

（二）学术渊源

罗哲初30岁始师从张仲景第四十六代玄孙张绍祖之弟子左修之专习医理。左修之，又名左盛德，将张绍祖家藏世传抄本《伤寒论》十六卷（张仲景《伤寒论》第十二稿）传给了罗哲初，即现存桂林古本《伤寒论》，具有极高的学术价值。罗哲初精研医理，长于以古方疗疾，兼善针灸子午流注针法，对脉学也有相当造诣，于1983年著成《脉纬》一书。罗哲初作为“医经学派”的医家，一生极为重视对《黄帝内经》《难经》中针灸与经脉理论的研究和挖掘。罗哲初十分重视中医传承教育，培养了大批优秀的中医人才，包括著有《针灸菁华》的针灸医家张治平，广西派针法第三代掌门人、津沽名医郑静候，京津名医曹一鸣等后世名医。

（三）学术思想

罗哲初擅长针灸，尤通子午流注针法，被称为“广西派针法的第二代传人”。罗哲初的学术思想主要包括：第一，学宗《黄帝内经》，节要发微，阐发对经典的重视和对经典的理解；第二，诊病重脉，阐发脉学，重视脉学和对经脉的循行与规律等方面的理解和注释；第三，精究针法，弘扬针灸，重视在针灸临证时的整个思辨过程。

罗哲初善于总结，著述颇丰。目前已知的著作有《内经针灸汇集》《针灸节要发微》《针灸发微》《脉纬》四部。《内经针灸汇集》从针灸临床的角度解说和注释《黄帝内经》，不仅将《黄帝内经》中有经无穴、有穴无治的经文加以注解，而且密切结合针灸临床加以阐释。现代医史学家郭霭春在校注《黄帝内经》时，每多引用罗哲初之言。《脉纬》成书于 1928 年，现藏于天津中医药大学图书馆和浙江图书馆，是一本对脉学理论研究和临床实践有较高价值的参考书，主要体现了罗哲初在经脉方面的学术思想，即重视对脉象形成的基础（经络）的研究及对脉象的演变规律（脉法）的研究。他把经脉和络脉分成脉之生理、病理，脉之大体，脉之运用三大部分，强调“经脉为处病之源，非通其精微，不足以致用”，并指出针灸治病必须建立在扎实的脉学基础上进行。《针灸发微》《针灸节要发微》二书，现收藏于天津中医药大学图书馆，是关于针灸学的专著，集中体现了罗哲初在针灸方面的学术思想和临证思辨。罗哲初在特定穴应用上的特点为“缪刺善取井穴”及“善用原络配穴”，在用针和运针方面有独到之处，不但无痛，而且针感恰到好处。他善用经方，注重辨证用药，重视和充分利用“针灸歌赋”，认为“针灸歌赋”不仅利于针灸的授课传业，还便于针灸的临床应用。

（四）临证经验

罗哲初一生精研针法，对许多临床常见疾病的针灸取穴和针灸手法都有自己独到的见解。罗哲初在临证取穴中常用循经取穴法，并善于选用特定穴来治疗疾病。

循经取穴包括循本经取穴、循他经取穴和循多经取穴。罗哲初认为凡是本经及其所属脏腑发生的疾病，在疾病初期，循本经取穴当为首选；同时采用“盛则泻之、虚则补之、热则疾之、寒则留之”的治疗方法。

罗哲初在针灸临床治疗中，除经常运用循本经取穴的方法来选择治疗疾病外，还偏好使用特定穴治疗疾病，且取得了较好的治疗效果。他认为，经络是连接人体周身的通路，经络能够通行人体气血，反映各种疾病症状和传导人体的各种感知，具有广泛性；腧穴则是人体气血运行周身的重要据点，具有输注气血、反映人体疾病不适和对治疗刺激敏感的特点。特定穴，主要包括“五输穴”“原穴”“络穴”“郄穴”“下合穴”“背俞穴”“募穴”“八会穴”“八脉交会穴”“交会穴”十类。特定穴作为人体腧穴的重要部分，除具有常规腧穴所具有的作用和特点外，在疾病的治疗上更有常规腧穴难以比拟的作用。他总结的特定穴应用特点为：①“缪刺善取井穴”，即当邪犯于“络”，针刺的方法是，右侧疼痛时先取左侧治疗，左侧疼痛时先取右侧治疗；在选穴中偏于井穴，井穴位于四肢末端，连接人体阴阳，既可以起到升发人体经气的作用，又能够疏通络脉，联络阴阳。②“善用原络配穴”，罗哲初认为通过针灸的方法来刺激互为阴阳表里两经的原穴与络穴，能够起到调节表里两经阴阳平衡的作用。在以子午流注为理论基础的针灸疗法中，针刺互为表里两经的原穴和络穴，可以促使人体的经气流通，使经气向内可以到达脏腑，向外能够到达肌表，进而促进人体气血的流通。

罗哲初的严谨治学态度也表现在运针上。罗哲初倡导为针三要，主要有以下三点：一是施针之前，必先察气血；二是下针之时，宜精心专一；三是出针之时，必待有所见。

四、马雨荪

（一）名医简介

马雨荪，1879—1968年，男，祖籍北京，20世纪40年代定居杭州，出诊于泗水坊桥国货街。中华人民共和国成立后，与诸多好友共同组建浙江省首家联合中医院——杭州市广兴中医院（现杭州市中医院前身）。1956年调任浙江医院，任针灸科主任。1958年起任浙江省政协委员。1959年被评为全国先进工作者。1962年被评为浙江省名中医。多次被评为浙江医院、杭州市、浙江省先进工作者。

（二）学术渊源

马雨荪早年在陈姓御医指点下研读《黄帝内经》《伤寒论》《神农本草经》《针灸甲乙经》等医经，系统学习针灸操作技术。此后又跟随其二哥马佩卿习医助诊，医术日益精进。后因仰慕江南名医和学术流派众多，辗转于大江南北，寻师访友。学成后，于20世纪40年代在杭州行医。马雨荪治学严谨，从不挟技自负、秘不示人。马秀华、杨榻良、许学芬、何静芳、应杏卿、俞桔珍、胡桂英、杨汉光等为其入室弟子，均能承其遗训，业有所成。其子马维贤为其传人。

（三）学术思想

1. 法宗经典，旁参诸家

马雨荪不仅研学《黄帝内经》《难经》，且旁参孙思邈、皇甫谧、王惟一、杨继洲、高武等诸家，潜心研究，撷取众长，并敢于质疑。如任脉之水分穴，始见于《针灸甲乙经》，为消胀利水的重要经穴，然而其是否可针，古代文献说法不一。如《铜人腧穴图经》认为其“水病灸之大良”但“禁不可针，针水尽即毙”。《医宗金鉴》亦记载该穴禁针。马雨荪则认为“《铜人腧穴图经》等言难信，《针灸大成》所言主水病，实为经验之谈”。他认为该穴具有健脾利湿、通调水道之功效，其诊治腹胀臌症时，必针水分穴，并且主张此穴宜深刺，认为进针深度达 1.5 ～ 2寸时，才能起到逐水作用。

2. 师古不泥于古，敢于质疑

马雨荪极为重视运用中医学理论来指导临床，既宗法于《黄帝内经》《难经》《针灸甲乙经》等经典著作，又师古不泥于古，敢于质疑。如关于“候气”之说，《素问·离合真邪论》云：“静以久留，以气至为故，如待所贵，不知日暮。”《针灸大成》记载“用针之法，候气为先”。对“静以久留”的理解，针灸界众说纷纭，马雨荪不认可“停针不动以留之”的观点，认为这个“静”字不能与“停”字相提并论，此处之“静”，是对医者的要求而言，医者针刺施术时应做到全神贯注，仔细体会指下的感应，而不限于时间，以气至为度。

3. 重视经络辨证，用穴简要

马雨荪认为，针灸辨证立法、处方配穴，乃至补泻手法的运用，都与经络息息相关，万不可忽视。马雨荪临床注重手法，强调针下之气感。临证用穴简要，尤其对八脉八穴、任督脉要穴及马丹阳天星十二诀有丰富的应用经验。

4. 强调“治神”“守神”，针灸药并用

马雨荪在临证中还十分强调“治神”与“守神”，强调医者在针刺操作时务必凝神定志，心无杂念，做到“目无外视，手如握虎；心无内慕，如待贵人”，以期获得最好的治疗效果。此外，临床上主张针灸并重，必要时再辅以药物。他自创“循熨法”“温针法”“震颤法”“按点法”等多种操作方法。他在太乙神针基础上创新并自制太乙神针器，该器使用时既可温灸，又可按摩患处，应用方便而取效更佳，扩大了太乙神针的治疗范围。

（四）临证经验

1. 取穴精要重手法

马雨荪取穴、手法简要列举如下。

针对眉棱骨痛，取患侧阳白、攒竹，双侧足三里，阳白透攒竹（或鱼腰）行泻法，足三里行补法，留针 30 分钟，留针期间重复手法 1 次。眉棱骨痛范围较大，疼痛持续时间较长者，可配谷穴。

针对耳溢脓（中耳炎），取穴丘墟、外关，均施泻法，留针 30 分钟，留针期间重复手法 2 次。

针对咳喘，取穴内关、天突，内关行平补平泻法，天突行泻法。

针对气滞腰痛，取穴内关、人中，内关行平补平泻法，人中行泻法，留针 20 分钟，留针期间重复手法 1 次。

针对肾虚腰痛，取穴太溪、肾俞，太溪行补法，肾俞行平补平泻法，太乙神针施循熨、按点法。

针对腰肌劳损，取穴夹脊、委中、痛点，施泻法，痛点行刺络拔罐。

2. 自制太乙神针器

马雨荪在太乙神针基础上进行创新，自制太乙神针器，该器使用时既可温灸，又可按摩患处，应用方便而取效更佳。太乙神针器有“循熨法”“温针法”“按点法”“震颤法”等多种操作，具有热力均匀、深透肌肤、可调节温度、辨证施针、操作简单、使用方便、治疗范围广等特点。

循熨法：操作时右手持针，针头置于经穴或病变部位，如持熨斗状，作上下（左右）徐徐循熨，多用于风寒痹痛、跌打损伤、急慢性筋骨疼痛、脾胃虚寒及肾虚腰痛等症。

温针法：将太乙神针器的前端大孔套入针柄，使热力经针柄、针体直接传入病所，温热感透达深部，多用于痛证、痹证、虚寒证、脾胃病证及妇科病证等。

按点法：操作时，将太乙神针器的头部置于红布垫上，并对准腧穴或病变部位，置针不动、不移，略加按压，使针之热力缓缓透入深部，适用于冷寒顽麻、肌肤不仁、筋骨痹痛等病证。

震颤法：在太乙神针器按点的基础上，按压之力稍轻，压点的同时略加震颤，适用于脾胃虚寒、胃脘隐痛不适、食纳不佳、神怠乏力、肢体酸楚、身体虚惫等病证。

五、陈佩永

（一）名医简介

陈佩永，1892—1981 年，男，浙江诸暨人，原萧山十大名老中医之一。自幼随兄陈佩伦学医，19 岁起外出拜师求学，27 岁后返乡行医，1933 年在萧山径游乡自设诊所行医。中华人民共和国初期，带头组建联合诊所，并任所长。1955 年北京中医研究院曾邀请其赴京工作，他以当地群众需要为由婉拒。1956 年调任萧山人民医院任副院长。

（二）学术渊源

陈佩永自幼随兄陈佩伦在诸暨店口镇蒋村学习中医内科。19 岁起外出访求名师，拜诸暨斯锦山，天台吴锡志，杭州孙禄堂、张之江为师，学习针灸骨伤科，并练拳习武，医技大进。27 岁后返乡行医，渐有医名，临证 60 余年，积累了丰富的临床经验，著有《针灸治疗杂病 120 法》《少林秘传伤科 36 穴方论》等。从学弟子 20 余人，陈氏伤科针灸至今已传三代。陈氏流派以针药结合治疗伤科著称，且传承少林点穴疗伤之术，针刺善于运用灵龟八法、子午流注，方药善于运用虫类药治疗各种伤科疾病。

（三）学术思想

陈佩永既善于用药，又长于用针，还精于灸法，对疑难杂症常结合古人的论说，予以论证，用药治病则从实际出发，师古人之意而不泥古人之方，辨证施治，方药看似平常，但疗效显著。陈佩永经常针对时代的变迁、疾病谱的改变，研究时疫杂病的治疗，用针灸、中药代替抗生素治疗乙型脑炎、钩端螺旋体病，取得了一定的疗效。陈佩永从学习中医内科入门，有坚实的理论基础，后从名师学习针灸、伤科手技，有颇多不传之秘。用针多自制，以银质粗针为主，针刺手法亦别具风格，惯用拇指、食指持针，施行直、横、斜刺，进针快，行针灵活迅捷，针感强，常取效于俄顷。陈佩永崇尚针灸，临证中但凡内外妇儿杂病，大多首以针灸治之取效。他一生大半时间都在研习针灸之理和推广针灸之术，并集齐多年的临证心得和研习所获，总结针灸临床应用之要诀 120 条，要诀将取穴、针刺、补泻手法等有机结合，趣味阐述，易学易用。此外，陈佩永根据自己多年临床经验，发现了许多经验穴（陈氏经验穴）。如“痧伏未透热喘满，天盖风池外关灵”中的天盖，是陈氏针灸的独创穴组，指上星、百会、前顶、太阳、风池五穴，针对天盖可运用透天凉或大泻手法，以达到清热透痧、疏风解毒的目的。“伤寒头痛针合谷，攒竹太阳紫脉寻”中的“紫脉”，指太阳穴附近静脉充盈处，可用刺络放血疗法或泻法。

（四）临证经验

1. 善用灵龟八法、子午流注

灵龟八法、子午流注是陈佩永最精通的针灸治疗配穴法。其中八脉交会穴是结合奇经八脉、八卦、经络学说的一种配穴方法，为古今医家所重视。《医学入门》云："周身三百六十穴，统于手足六十六穴，六十六穴又统于八穴。"陈佩永用八脉交会穴治疗"郁证"，颇有心得。如一张姓患者，因家庭纠纷，长期抑郁，不思饮食，三个月来胸闷，纳呆，恶心，食后嗳气频发，心悸，畏寒，不能坚持工作，舌苔薄腻，脉沉弦。辨证为木郁克土，胃失和降，脾失健运，浊气上逆而致冲脉、阴维脉为病，治当疏肝理气，和胃健脾，调和冲脉、阴维脉之气。治疗以内关、公孙为主穴，五脏俞、胃俞、太冲、足三里交替选用，平补平泻；针后隔姜灸足三里穴，七天为一个疗程。两个疗程后患者饮食、睡眠正常，精神舒畅，能上班工作。

陈佩永将八脉交会穴的主治用词牌《西江月》的形式概括，措辞优雅，便于记忆。如上案中所用的公孙穴歌诀为："九种心疼涎闷，结胸翻胃难停，酒食积聚胃肠鸣，水食气疾膈病。脐痛腹疼胁胀，肠风疟疾心疼，胎衣不下血迷心，泄泻公孙立应。"内关主治歌诀为："中满心胸痞胀，肠鸣泄泻脱肛。食难下膈酒来伤，积块坚横胁抢，妇女胁疼心痛，结胸里急难当，伤寒不解结胸膛，疟疾内关独当。"内关为手厥阴之络穴，联系手少阳三焦经，通于阴维脉。阴维脉起于小腿内侧足三阴经交会之处，与足三阴经、任脉相维系。公孙为脾经络穴，联系胃经，具有健脾和胃，降逆止呕的功效，配五脏俞、胃俞、太冲、足三里，可调和五脏之气。加灸足三里能温中健脾，扶正培元，以达到疏肝、健脾、和胃、降逆之功用。

2. 重视灸法的运用

陈佩永在临证中十分重视灸法的运用，其善用温针灸治疗各种内伤杂病。陈佩永认为，温针灸不但有温经行气的功效，还有加强手法的作用，不论是补法还是泻法，都可运用。温针燃烧艾条于针尾，使文火之热能通过针体传导，热力透达肌腠内部，起温阳作用，同时，血气遇热可加速循行。温针能将热力引入深处，又能帮助血气运行，所以行针运用补法可增强温补效果；行针运用泻法可使有余的阳热外泄；对于经气为外邪痹阻者，则可借针刺之力，使邪气宣泄，经络通畅；而对阴虚者，可以引导虚浮之阳下行，则亢盛的阳气能潜伏不为病害。

此外，在治疗骨伤等外伤疾病时，陈佩永根据自身多年临床经验，创制了雷火针法。现简单叙述如下。

雷火针法：紫丁香、细辛、桂枝、白芷、山柰、硫黄各30g，皂角15g，共研细末，加麝香3g，研细和匀。先用桑皮纸2张，平摊桌上，将艾绒铺平于纸上，用藤条打艾绒使之均匀，上敷药粉，卷紧成条，两端封固，用蛋清涂光，风吹干燥备用。治疗跌打损伤，点燃雷火针头，隔布七层熨疼痛处。

太乙神针方，分四方：

方一：甘松、天南星、丁香、乳香各 12g，芒硝 18g，樟脑 9g，硫黄 4.5g。主要用于镇痛。

方二：穿山甲（现用他药替代）、川乌、草乌、三七各 15g，防风、独活、羌活、白芷各 12g，藜芦 9g。主要用于活血祛瘀。

方三：没药、白术、薄荷、桂枝、雄黄各 12g，全蝎、苍术各 18g，牵牛子 15g，细辛 9g，川芎 6g。主要用于温经散寒。

方四：当归、郁金、川芎、莪术、硫黄各 9g，白附子、血竭各 4.5g，煅钟乳石、炙甘草各 6g，蟾蜍 18g，麝香 3g。主要用于驱散风寒。

六、张治寰

（一）名医简介

张治寰，1893—1975 年，男，浙江省名中医，浙江省湖州市长兴县人，曾长期担任杭州市第一医院针灸科主任，浙江省中医进修学校针灸教师。他于 1952 年和杭州名医金文华共同创办广兴联合中医院（杭州市中医院前身）针灸科，先后于杭州市中心门诊部、杭州市第一人民医院针灸科工作。

（二）学术渊源

张治寰幼时跟随外祖父朱小壮学习内、妇、儿方脉，深谙《黄帝内经》《难经》经典。成年后赴皖、苏、浙等多地拜师求教，接触较多民间针灸医家，曾向杭州针灸名医马雨荪、陆德中学习针灸，并潜心研究针灸医籍和各家经验。张治寰的入室弟子有盛燮荪、陈松泉、吴庆葵等，张大同是其嫡孙及传人。

（三）学术思想

张治寰一生致力于针灸学术与临床，深研针灸古典医籍，不断追求技术精进与创新。在选穴上，张治寰主张取穴少而精，注重特定穴作用，尤其是肘膝关节以下穴位，认为四肢多动，肘膝以下活动更多，气血旺盛，对经脉的调整作用较大。取穴注重经脉循行与联系，强调“宁失其穴，勿失其经”。

他推崇针刺要“气至病所”，注重行气调气，认为不论什么手法，均以调气为要，调气时即使针感不能到达病所，也应使针感向病灶方向传导。张治寰临床善用透穴法，并认为透穴法不一定要使针尖透达穴位，只需得气的针感传导到病所即可。张治寰总结的透穴手法有八法，分别是撚、提、按、弩、盘、摇、弹、刮。他善用押手运行针感，在针刺前，用押手按摩经气传导经过的路径，入针前使用押手按压穴位并于入针时加力，待针刺得气后，调整针尖斜向意欲感传的方向并加力捻转，使针感传导。

在针刺补泻上，张治寰重视补泻法的使用，主张“大实用泻法，大虚用补法，一般虚实不明显则行平补平泻加行气法”。但在具体运用时可简化补泻手法，他将各种补泻法简化为徐疾、捻转与开阖三法结合，在应用捻转补泻时善合用提插开阖补泻法，如行泻法时采用大幅度捻转，同时提拉行气出外，摇大针孔，出针慢，针孔不闭；行补法时采用小幅度捻转，并慢慢送针推气入里，出针快，急按针孔；行“烧山火”时，他先重插顺捻加压数次，当患者诉有轻微热感时刺手保持加压不动，用押手自上而下刮针柄，而后轻提出针，闭合针孔；应用“透天凉”时，则重提逆捻，摇大针孔，出针开大针孔，针孔不按。

张治寰临床运用各种疗法无门户之见，认为：“各种方法各有擅长，可以取长补短。温针宜于寒痹，热病则宜浅刺少留。”他常常汲取各种方法为己用。

（四）临证经验

张治寰注重特定穴，善用远道穴治疗内脏病，在临床上注重合穴的运用，如取胃经合穴足三里、脾经合穴阴陵泉治疗小儿单纯性消化不良性泄泻；取肾经合穴阴谷、脾经合穴阴陵泉治疗尿潴留，认为治疗尿潴留既要考虑到膀胱气化不利的问题，也要注意脾肾不足的问题，产后、术后尿潴留更要扶助阴阳以助气化。张治寰亦注重井穴的运用，因井穴针刺较痛，患者难以接受，他常改针为灸。如温灸小肠经井穴少泽治乳少、肝经井穴大敦治疝气、肾经井穴涌泉治阴虚阳亢等。张治寰对俞募配穴和八会穴的运用亦得心应手，他认为气盛者宜从募穴散之，气虚者宜从背俞穴输注之，因此在临床上多补俞穴泻募穴。如脾胃虚者多取脾俞、胃俞，胃有实邪多取中脘。另外，张治寰临床较多运用马丹阳天星十二穴（三里内庭穴，曲池合谷接，委中配承山，太冲昆仑穴，环跳与阳陵，通里并列缺）治杂病。

张治寰善用透穴法，主张根据脏腑经络表里辨证施治，如同为针刺合谷，透向三间可治阳明经实热病证，如牙痛、咽喉痛等病证；透向阳溪可治风寒所致的鼻衄、头昏等病证；透向鱼际可治感冒、咳嗽等肺经病证；透向劳宫可治恶心、胸闷等心包经病证；透向后溪可治手指麻木、屈伸不利。其他常用透刺穴方，如百会透四神聪治疗癔症、眩晕，印堂透攒竹治疗呕吐、小儿高热惊厥，神庭透上星治疗头痛、鼻炎等。张治寰采用透穴法时，不强求针尖透达，常用短针浅刺，针尖指向病所，注重押手配合，进针后快速捻转使针感传向病所。

张治寰主张热证以刺法为主，慎用灸法，虚证、实证合理运用灸法，风寒湿痹多用温针灸，经筋疾患多用隔姜硫黄灸，内脏病常取腹背穴施以艾炷隔姜灸，哮喘、虚劳等顽证多取任督二脉及背俞穴施三伏灸。张治寰善用天灸法，常自制中草药制剂外敷或外擦穴位，如用细辛研末加酒与凡士林调成糊状贴于太阳、印堂治疗头痛；肉桂、川椒、白信（砒霜）等研末加凤仙花、姜汁外擦肺俞、定喘等穴治疗寒喘；五倍子、延胡索研末敷脐治疗痛经；乌梅盐水浸泡后去核捣烂加米醋和酒调成糊贴涌泉和病灶治疗鸡眼等。

七、金文华

（一）名医简介

金文华，1906—1980 年，男，浙江绍兴人。1925 年从杭州宗文中学毕业后，师从浙江著名针灸医家孙济纲，入师门五载，得其真传后定居杭城设诊所行医。中华人民共和国成立初期，曾兼任杭州市针灸门诊部、杭州市红会医院特约医生。1954 年响应政府号召，放弃私人开业，参加杭州市中医门诊部工作，任针灸科负责人。1956 年，入浙江省中医院，任针灸科主任一职。金文华治病以取穴精简、针刺浅表、针感明显、疗效显著为特点，德术皆高，闻名浙江。1975 年退休后被浙江省针灸学会聘为学会顾问。其业绩收载于《全国名中医谱》《中医人物词典》。

（二）学术渊源

金文华师从浙江著名针灸医家孙济纲，跟师五载后独立行医。中华人民共和国成立初期，金文华应浙江省领导重邀，放下老家门庭若市的宅院与当地丰厚的收入，以薄薪任教浙江省中医院，从无到有开辟出浙江省中医院针灸科，为浙江省中医院针灸科首任主任，带教学生无数，影响广泛，成为浙江金氏针灸流派创始人。金文华用针灸治疗疾病注重辨证论治原则，提倡用针如用药，喜用原穴、五输穴等特定穴，擅用转针、摇针以补虚泻实，入针浅而针感强，以独特的“飞经走气”针刺手法自成一家，并形成了独具特色的临床配穴，如以行间、三阴交、阳陵泉组成的金氏膝三针，具有清热祛湿、行气通痹之效。金文华还创有金氏药饼灸，所用药物多为行气活血通络中药，对各种气血瘀滞痛证如神经痛、软组织损伤引起的疼痛等，有比较好的效果。金氏针灸学术思想影响至今，培养了很多知名针灸专家，促进了浙江针灸学科的发展，其弟子在继承金文华学术思想的同时，对其针刺手法和药饼灸法均有所发展。

（三）学术思想

1. 重视先后天，巧用原穴五输穴

金文华认为元气禀受于父母先天精气而产生，是经络运行气血、治疗百病的根本，后天水谷精微之气是营养脏腑、强壮身体的物质基础，两者在生理上是相辅相成的。元气必须依靠后天脾胃所化生的水谷精微之气滋养，而脾胃亦必须依靠元气的作用，方能不断化生水谷精微，因此元气和后天水谷精微之气是人体不可分割的部分，因此，临床上金文华非常注重调补先天之元气和后天水谷精微之气，常针灸关元以培补元气，同时注重调节多气多血之阳明经气，补气益血，加强后天之本。

原穴是脏腑元气经过和留止的部位，元气导源于肾间动气，是人体生命之原动力。因此脏腑发生病变时，就会相应地反映到原穴上来。故金文华在临床上治疗哮喘、咳嗽时，常选用肺经原穴太渊；治疗失眠、心悸时，选用心经原穴神门、心包经原穴大陵；治疗胃痛、慢性泄泻等脾胃疾患时，多用脾经原穴太白；治疗慢性支气管炎、耳聋、耳鸣及遗精、阳痿，则加肾经原穴太溪等。

金文华还十分重视阴阳五行学说和五输穴的应用，对《难经》中有关五输配属五行及“子母补泻”等理论作了较为深入的研究，他将经络学说和阴阳五行学说运用于针灸手法、处方配穴等，并且融会贯通，自成体系。

2. 神形气相合，善用转摇针手法

金文华早年自制马口铁和金、银质针具，行针手法以转针、摇针为主，入针浅而针感强，手法独特，自成一家。他认为临床应以《黄帝内经》的刺法为基础。《灵枢·官能》云：“泻必用圆，切而转之，其气乃行，疾而徐出，邪气乃出，伸而迎之，摇大其穴，气出乃疾。补必用方，外引其皮，令当其门，左引其枢，右推其肤，微旋而徐推之，必端以正，安以静，坚心无解，欲微以留，气下而疾出之，推其皮，盖其外门，真气乃存。”金文华认为，文中所说的“泻必用圆”“补必用方”，是行针手法，其中以搓、捻等转针法为主，结合疾徐、摇针手法，十分切合临床实际。但真正要掌握转针、摇针手法，左手的切、按、推等同样重要，如左手爪切之法，一般只知其具有宣散气血、减轻进针疼痛的作用，殊不知切按之轻重亦有补泻之分，重切寓泻，稍轻而反复切按则有助于得气，故《难经》有“知为针者，信其左；不知为针者，信其右”之论，实是针刺之心法。

金文华认为，腧穴部位各异，针刺浅深应据穴而定，穴浅者若针刺过深反而无益，若已得气而过多提插反致气逸。他认为补泻之法可从捻、搓等转针和摇针之法中求之，并擅长应用摇针来达到补虚泻实之目的。兹举金文华的飞经走气手法如下，以揭其针下之秘。

飞经走气手法：采用 28 ～ 30 号不锈钢针，在取准穴位、常规消毒后，先以左手拇指反复切按穴，进针先入皮下，针尖斜向病所，微捻入分肉之间，待针下得气后，施补法应略扳倒针柄，左右轻慢摇动；泻法可不必扳倒针柄，左右摇动针柄时宜快宜重。同时配合呼吸，吸气时摇动针柄，呼气时用震颤手法，如此反复施行，持针勿释，使酸胀感或凉热感渐渐达于病所，向远处放射。如感应迟缓者，可再在针刺浅深中调节，或退一二分，或进一二分，重复操作。

3. 创立膝三针，取穴精巧治膝痹

金氏膝三针是由金文华创立，在临床有较好疗效的针法。金文华认为，行间乃足厥阴肝经之荥穴，五行中属火，故泻之能清化湿热。《针灸甲乙经》曰："腰痛不可以久立仰俯，京门及行间主之。"阳陵泉乃足少阳胆经之合穴，五行中属土，又为八会之筋会，故具有舒筋活络、助肝运湿之功。《马丹阳天星十二穴歌》曰："阳陵居膝下，外廉一寸中，膝肿并麻木，冷痹及偏风，举足不能起，坐卧似衰翁，针入六分止，神功妙不同。"三阴交是太阴、厥阴、少阴之会，脾主运化荣肌肉、肝主藏血以柔筋、肾主藏精以充骨，故调理三阴交则可健脾疏肝益肾并举，肌腠气血筋骨兼顾。《针灸甲乙经》曰："三阴交主足下热痛，不能久坐，湿痹不能行。"《千金要方》曰："髀中痛不能行，足外反寒，胫寒不得卧。"三穴合之，共奏化湿清热、行气活血、疏经活络之效。

取穴：取患者双侧三阴交、行间和阳陵泉。

操作步骤：患者平卧伸膝位，取 75% 酒精常规消毒，取直径 0.25mm，长 40mm 的针灸针，分别刺入三阴交、行间和阳陵泉，行间进针 0.5 ～ 0.8 寸，三阴交和阳陵泉进针 1 ～ 1.5 寸，得气后留针 30 分钟。每周治疗 3 次（每次间隔 1 ～ 2 天），4 周为 1 个疗程。

在体位选择上，金文华多采取仰卧位，该类患者大多年龄较大，身体虚弱，多有骨质疏松，采取仰卧位能够使其彻底放松身体。有些患者局部有手术瘢痕或需要同时长时间使用膏药，亦可以采用本法。对于病情严重的患者，尚可配合金氏药饼灸疗法治疗，以增强疗效。

4. 改良药饼灸，灸药结合疗痛证

金氏药饼灸在治疗各种气血瘀滞痛证（如神经痛，慢性盆腔炎等妇科疾病，以及软组织损伤引起的疼痛）中有比较好的效果，灸法和药物相结合，对一些寒邪引起的疼痛也有较好效果。现简要介绍如下。

配方：生川乌、生草乌、细辛、羌活、独活、红花、乳香、没药、肉桂各等份，研末备用。

操作方法：取适量药末，用饱和食盐水调成黏土状，做成厚 0.5 ～ 0.8cm，直径 2 ～ 3cm 的药饼，再于药饼上放一直径略小于药饼、高约 20cm 的圆锥形艾炷，点燃艾炷的顶端，施灸，连续灸 2 ～ 3 壮。如患者感觉灼热不能忍受时，可将药饼上提后再放下，或放在相邻位置进行交替，直至局部皮肤潮红。

（四）临证经验

1. 感冒医案

李某，男，23 岁。主诉：发热伴鼻塞流涕 2 天。患者 2 天前在房间冷气下赤膊睡觉，晨起即感鼻塞，咽喉不适，自测腋下体温 37.2℃，自服中药感冒冲剂后症状未见缓解，现自测口腔温度 38℃，因患者有青霉素、头孢等药物过敏史，遂来就诊。症见：恶寒，发热，鼻塞，时流清涕，汗泄不畅，头痛，肢节酸痛，昏沉欲睡，偶有咳嗽，咽痛，纳寐尚可，二便调，舌苔薄白，脉浮。就诊时血常规大致正常。西医诊断：上呼吸道感染。中医诊断：感冒。治疗：针刺列缺、合谷、风池、大椎、外关、前庭，浅刺得气后留针 20 分钟，起针后于风门、肺俞留罐 5 分钟。隔日再诊时诸症皆趋愈。

2. 落枕医案

姚某，男，29 岁，2019 年 3 月 2 日就诊。主诉：右侧颈部疼痛伴活动受限 1 天。患者因头枕过高，就诊前一天晚上斜卧在床看电视过久，晨起后右侧颈部疼痛。查体右侧颈部无红肿，肌肉强直，头偏向左侧，向右旋转时疼痛较重。X 线检查无明显异常。诊断：落枕。治法：嘱患者取端坐位，手拳微握，拳心向下放置于桌子上，肘部弯曲呈 120°，分别取患侧后溪、外关、手三里进行常规消毒，取不锈钢 0.25mm×40mm 毫针，以左手重切穴位，右手持针，快速垂直皮肤进入 15mm，得气后以每分钟 200 次以上频率快速捻转泻法并左右摇动针柄，手法宜快宜重，操作半分钟，每隔 10 分钟行同样手法，循环 3 次，同时嘱咐患者慢慢活动颈部，活动幅度由小到大，留针 30 分钟。患者颈部针刺后活动自如，疼痛消失，1 周后随访无复发，病情痊愈。

3. 膝关节骨性关节医案

顾某，女，41 岁，2019 年 9 月 21 日初诊。主诉：四肢关节痛反复发作 2 年，加重 1 个月。现病史：患者 2 年前涉水后，出现发热恶寒，肢节疼痛，鼻塞流涕，自行于药店购买疏风清热颗粒服用，3天后发热等症状逐渐消失，继而出现双指、趾、腕、踝肿胀疼痛伴晨僵，外敷膏药后症状缓解，间断发作，遇冷加重，未经正规治疗。1个月前感寒后出现双手指、腕、膝关节肿痛较前加重，晨僵2小时。症见：肢节肿痛，晨起僵硬，屈伸不利，心烦口渴，口干眼干，大便2日未行，小便黄赤。舌质红、苔薄黄而腻，脉沉细数。双手近端指间、掌指、腕、膝关节肿，皮色略红，皮温略高，压痛阳性，屈伸受限。辅助检查：红细胞沉降率（ESR）47mm/h，C-反应蛋白（CRP）36mg/L，类风湿因子（RF）301IU/mL，抗环瓜氨酸肽抗体（抗CCP抗体）>3200U/mL，抗角蛋白抗体（AKA）阳性，抗核周因子（APF）阳性，双手X线显示双侧腕关节骨质疏松，关节间隙狭窄。西医诊断：类风湿关节炎。中医诊断：痹证（湿热痹阻型）。治以清热利湿，行气通痹。针刺取穴：主穴取金氏膝三针（三阴交、行间、阳陵泉），配穴取太冲、足三里、阴陵泉、曲池、合谷、阿是穴。双侧阴陵泉、阳陵泉接电针，同侧阴陵泉、阳陵泉为一组，每周3次，每次得气后留针30分钟，9次为1个疗程。9次后，患者关节疼痛较前改善，肿胀程度好转，晨僵时间较前缩短。

4. 慢性腹泻医案

张某，女，36岁，2004年3月12日初诊。慢性腹泻病史10余年。每因情绪紧张或生气恼怒时加重。曾用疏肝行气中药治疗好转，但停药后症状又作。现腹泻加重，每日4～5次，粪质稀薄或夹有食物残渣，伴食欲缺乏，泛酸嗳气，胃脘胀闷不舒，经前期乳房胀痛，经血有块，舌质暗红，脉弦细。用药饼灸中脘穴及两侧天枢穴，各3壮，每日1次。并针刺患者两侧上下巨虚穴。治疗10天腹泻明显好转，每日1～2次，便质正常。再治疗10次后大便正常，于2007年5月随访，患者无复发。

八、邱茂良

（一）名医简介

邱茂良，1912—2002年，男，浙江龙游人。主任中医师，教授，博士生导师，第一批全国老中医药专家学术经验继承工作指导老师，江苏省首批名老中医（针灸学家），为中华人民共和国针灸学科的创始人之一。1933年开始协助承淡安在无锡举办中国针灸学校，先后招收学员300多名。该校还开设函授班，学员累计达1万多人，遍布国内各地，且远及朝鲜、越南、新加坡、印度、日本等国，其中有不少人后来都成为针灸界的名家，为人类的医学事业做出重要贡献。在承担繁重教学任务的同时，邱茂良兼任《针灸杂志》主编，为交流、研讨针灸学理论提供了平台。1937年7月，无锡针灸研究社因战争被迫停办，邱茂良应浙江台州中医学校的邀请前往任教务长并从事中医内科、妇科、针灸科的教学。3年后，因战事影响，台州中医学校又被迫停办，他不得不返乡。1941—1948年，他在家乡开设诊所，服务桑梓，与龙游名医时誉“医界奇才”的江任毅、针灸名家周明耀交往切磋，共同提高，深得同道嘉许，又请益周明耀，执弟子礼。由于邱茂良医术精湛、医德高尚，前来就医者甚众，在龙兰汤遂衢一带享有盛名。1948年夏，承淡安在苏州恢复中国针灸学研究社，邱茂良应邀前往，再次从事针灸学的函授教学。1954年受聘来江苏省中医院工作，同时在江苏省中医进修学校任教。1956年在国内首创针灸病房，并于1958年在国内首先建立针灸推拿医院。曾任南京中医学院针灸系主任，国家重点学科学术带头人，兼任国家科委中医组组员，中国国际针灸考试委员会委员，世界针灸学会联合会顾问，卫生部医学科学委员会委员，全国高等医药院校中医教材编审委员会副主任委员，中国针灸学会副会长，南京中医药大学国家重点学科学术带头人，第五、第六届全国政协委员，江苏省劳动模范。

（二）学术渊源

邱茂良于1928年考入浙江兰溪中医专科学校，并跟随名师张山雷学习内、妇等科，得其真传。1932年毕业后，回家乡短暂行医，曾拜诣当地名医周明耀，1933年又远赴江苏无锡拜师于针灸名家承淡安。在承淡安的悉心指导下，他很快掌握了针灸理论知识和操作技能，之后经承淡安盛情挽留，执教于中国针灸学研究社。他重视培养人才工作，多次应邀去意大利、英国、日本、阿根廷、挪威等地讲学。他重视临床研究工作，在1954年江苏省中医院开办伊始，他主持开展了临床研究工作。于1955年在国内首先开展针灸治疗肺结核病的研究，并有心得和实际疗效。1985年参加经穴命名与定位会议，其据理力争，最终由中国制订穴位的标准化方案，经世界卫生组织颁布实施，为经穴的命名、定位的规范化做出了贡献。他主编针灸著作多本，有《内科针灸治疗学》《针灸纂要》《中国针灸治疗学》《针灸荟萃》《针灸防治肝炎》《针灸治法与处方》等，计300多万字，发表论文30余篇。在近50年的科研实践中，他理论联系实际，在临床科研中先后重点研究了肺结核、食管癌、大叶性肺炎、溃疡、小儿麻痹、遗尿症、泌尿系结石、胆石症、中风、急性细菌性痢疾、病毒性肝炎等疾病，其中“针刺治疗胆石症”荣获1978年江苏省科技奖；“针刺对中风患者脑血流图与血液流变学等治疗前后的变化观察”于1989年11月通过省级鉴定，该研究达到国内先进水平。

（三）学术思想

邱茂良长期从事中医、针灸的教学、医疗和科研工作，培养了一大批中医针灸人才，他通晓内、外、妇、儿各科，对针灸学造诣尤深。在针灸治疗急性病、传染病的研究方面，进行了开拓性的工作。平素治学，远穷灵素，近及诸家，尤重《针灸大成》，针灸并重，方兼时经，师古而不泥古。他常告诫后学："善言古者，必有验于今。"为中国针灸医学的传播和推广做出了很大的贡献。在针灸理论方面，他强调以经络学说为核心，掌握阴阳五行、脏腑气血和八纲证治等中医基本理论。临床时，他要求使用西医学手段以明确诊断，运用中医辨证论治的方法，根据患者所表现的症状，分别主客标本，结合针灸特点，应用各种不同的治疗法则，同时参考中医内科的治法，确定针灸的立法处方，强调理、法、方、穴、术的完整性。他在《针灸纂要》中指出："临床应用针灸治疗时，首先应通过四诊确定病的性质与所属经络来取穴，并根据虚实和寒热，进行补和泻、针和灸的方法。虽然针灸治病不像药物那样有七方十剂的差别，但是配穴处方的原则，以及先后缓急、标本逆从等治法是一样的。如果采取一病一方，机械地应用成方来治病，就难以收到预期效果。"

（四）临证经验

1. 重视针刺手法

邱茂良认为，影响针刺治疗效果的因素较多，其中最重要的是针刺手法。邱茂良的针刺手法虽源于古人，但有所创新。在针刺手法上以针刺有序、"三才"一体、守神为尚为原则；在针刺得气方面，认为不仅要观察得气的反应，分析不得气的原因，更重要的是掌握得气的方法、调节和分类。这些都对针灸理论的发展起到了重要的作用。

针刺治疗要做到知常达变。针刺顺序之常是自上而下。例如针刺头部、上肢、下肢穴时，根据《黄帝内经》先阳后阴的原则，上为阳下为阴，背为阳，腹为阴，其针刺顺序先头部、次上肢、后下肢。针刺顺序之变，一是根据病情和针刺目的之需要治疗。二是根据气机变化及病情变化之趋势，灵活调整治疗顺序。例如治疗气虚下陷者，则自下而上针刺，以诱升清阳之气；治疗气机上逆病证，则自上而下针刺，以引导气机下降而起降逆之功；凡疾病自下而上发展的，应先刺其下穴，后刺其上穴；凡疾病自上而下发展的，则应先刺上穴，后刺其下穴。针刺破皮迅速，力求无痛进针。然后按《黄帝内经》"三刺"法，天人地三才逐层推纳，缓缓而入，静候其气。得气后运用多种针刺行针手法，提插捻转、摇针同时进行，时而配以飞法，以调整刺激量。为加强针感，邱茂良提出，治疗选取的每个穴，作用如单兵，宜较长时间行针，每个穴一般行针约 1 分钟或更长时间，总体穴位作用如同整个战役。针刺时需行针守神，恰当补泻；平心静气，屏息调气，神态自若，操作轻巧；腕、指协调，运力针尖，押手针旁，目不旁视；根据患者感觉，调整刺量，多取复合手法，更多用疾徐补泻，紧按慢提，紧提慢按，或阳中隐阴，或阴中隐阳，盘法摇针，恰到好处。

邱茂良还强调守神与针法相结合，针法依穴位的可刺深度，分浅刺（五分）、深刺（一寸）两层操作，先在浅层行补法——紧按慢提九数，再进入深层行泻法——紧按慢提六数或反其道而行之。这样可以收到事半功倍的效果。针刺角度根据病情需要而定，并相应调整针刺手法。当平刺时，手法多用赤凤迎源，或用苍龟探穴；斜刺时，多用青龙摆尾；直刺时采用龙虎交战，或子午捣臼，或白虎摇头。提插、捻转的频率、幅度和摇针方向、力度、速度等随证而施，调气、进气、留气、抽添，依病情而定，从不拘泥一法。只有采用与机体相适应的手法与刺激量，才能获取理想效果。针刺手法，原则上是虚证、寒证宜补法，实证、热证宜泻法，但对某些特殊病证，则应结合采用特殊方法，如高热、急性出血以提插为主，结合捻转泻法；对剧痛、痉挛、抽搐则以捻转为主，结合提插泻法。关于复式手法的补泻，常用的是“烧山火”“透天凉”。“烧山火”因针刺引起局部血管扩张充血，故有热感；“透天凉”因局部血管收缩而贫血故发凉。此法必须是反应敏感的患者方有效应，临床上难以看出特殊作用，故不宜强行采用。

对于针刺得气，邱茂良亦有自己的理解。他认为得气的强弱、方向、部位与持续时间，必须严格掌握，做到恰如其度，适中病机，才能充分发挥良好的作用。

关于得气的强弱调节：对初次接受针刺或体质衰弱的病者，针感不宜过强，针刺后徐缓行针，行较轻的提插捻转法，使针下保持较好的针感，以患者感到轻松舒适为度，即使需要较强针感时，也应逐步加强，从轻到重，切忌突然疾刺，引起不良反应。若针刺后得气微弱，达不到治疗要求，宜反复行针，持续不断，以加强针感，即古人所谓添气或催气，如下针后得气强烈，患者难以忍受，应立即暂停行针或将针稍向上提出，待针感缓解后，再继续行针。

关于得气方向的调节：为使针感传导，邱茂良一般多用“三法”，一是“左右捻转法”。邱茂良灵活发挥古代针刺左转右转手法，认为拇指左转为阳，针感可上行；右转为阴，针感可下行。拇指、食指捻转时，拇指向前推，食指向后退，针力偏重于上，可使针感向上传导；如拇指向后，食指向前，针力偏重于下，则针感向下传导。二是“上下斜刺法”。针尖方向，一般向上斜刺，则针感向上；向下斜刺，则针感向下。如上述操作调节无效时，可留针片刻然后再予行针。三是“穴周按压法”。欲使针感向上行的，紧压针穴的下方；欲使向下行的，紧压针穴的上方，一般都可获得成功；若要使得气向四周扩散，进针后，应将针左右均匀地捻转，或将针尖上、下、左、右轻轻提插，缓慢行之，则针感逐渐向四周扩散。

关于得气部位的调节：穴位相同，针感方向不同，效果有异。例如环跳穴，治腰腿痛，要求向髋关节上下方深刺，使针感分别向上下传导，以达腰腿；治关节痛，针尖应对准髋关节中心深刺，捻转行针，使针感仅在髋关节局部扩散、停留。又如取背部俞穴治疗内脏痛证，针尖应向脊柱方向斜刺、深刺，反复提插，可使针感向胸胁部传导；如治疗脏腑虚证，得气尤宜保持在穴位局部。

最后需要指出，邱茂良认为得气尚有谷气和邪气之分。谷气即正气，针刺得气后，应体察是谷气还是邪气。《灵枢·终始》云：“邪气来也紧而疾，谷气来也徐而和。”指出进针得气的针感强烈，针下涩滞，甚至难以行针，患者难以忍受者为邪气。反之，进针得气后，针感徐缓，患者有轻快感或症状减轻者为谷气。根据临床所见，凡属急性疼痛，如胃脘痛，胆结石、肾结石之绞痛，或内风暴动，四肢抽搐，以及高热，机体处于高度紧张状态时，进针后常会引起强烈的反应而出现针下痉挛收缩，以致紧涩疼痛。所谓邪气，殆即指此。在这种情况下，应稍停针，并在针穴周围或上下方轻轻揉按、循摄等，然后行针。针刺以后症状缓解，则针感转为柔和，即针下既不紧张，亦不空虚，保持缓和的针感，即所谓谷气、正气。

2. 开启现代中西合参针灸临床研究范式

邱茂良受张山雷和承淡安两位恩师影响，主张各取中西医所长治疗疾病。他说：“临证但识证候，亦嫌不足，兼通西医，乃为之大要。则，西学东渐，达者方能不立门墙，虚心学习，交以取利。吾以为取彼之长，唯活人是务，乃为医正道。再者，在具体疾病的治疗中运用辨证论治方法，更易体现辨证的独特之处。能积极吸收西医学之长，发展中医辨证论治的手段与理论，是为杏林之幸。”早在20世纪30年代，邱茂良与承淡安创办的中国针灸学研究社就带有研究性质，首先是对传统理论的总结研究，引入日本20世纪初在针灸疗效的生物物理和生物化学机制方面的研究成果，对传统理论进行总结与归纳，形成了当今针灸学教材的雏形。在皮肤针、皮内针、抽气罐、电针、电灸等针灸器具的研制与应用方面，在国内也是捷足先登，同时为中国现代针灸器具研究起到示范与引导作用。

20世纪50年代，我国肺结核病猖獗，邱茂良在与恩师承淡安的合作下，查阅古代典籍，提出了针刺治疗肺结核的方案。肺结核是一种虚劳性病证，属于慢性病，病程较长，初、中、末三期的病情不同，而且常常出现许多兼症，故治疗较复杂。汪绮石的《理虚元鉴》云："理虚有三本，肺、脾、肾是也，肺为五脏之天，脾为百骸之要，肾为一身之根。知此三者，治虚之道毕矣。"临床应对病证辨别其属肺属脾或属肾，或者是两两相夹、三者相夹。一般治肺主用肺俞、膏肓、中府、太渊、尺泽；治脾则用肺俞、膏肓、天突、脾俞、中脘、足三里；治肾应选肺俞、肝俞、肾俞、三阴交、阴谷、太溪。证候相夹者，兼顾选用以上各穴，并针对症状不同选取相应配穴，痰多者加丰隆；咯血者加鱼际、孔最；胸痛者加内关、痛点；潮热者加大椎、间使；盗汗者加阴郄、后溪；喘息气短者加气海、关元、膻中。以上治疗，对肺结核患者的咳嗽、胸闷、咯痰、盗汗、失眠及食欲缺乏等症状均有明显的疗效，一般症状都能很快好转甚至症状消失。在抗结核药物迅速发展的今天，针灸仍不失为一种有效的辅助治疗方法，尤其是对服用抗结核药物无效的患者，针灸疗法更为适合。

古人治痨常用灸法，对此邱茂良也做了观察，一般气阴两虚的患者针后加灸，对改善其咳嗽、痰多、纳呆等症较为有效，但对潮热、咽干口燥、咯血等阴虚有火的患者，灸后常有加重趋势，似不相宜。肺结核是慢性衰弱病证，针刺手法应用补法，这个原则毋庸置疑。但是在治疗过程中亦常出现实象或虚实互见的证候，针刺手法当随之改变。例如潮热时，对退热穴位宜酌用泻法，以制阳亢；咳嗽剧烈时，止咳穴位可酌用泻法，以平咳逆；咯血较多时，对止血穴位应用泻法，以加强针感，达到止血效果等。但是这些都是权宜之计，症状缓解后，仍应当用补法。咳嗽是肺结核的主要症状。咳嗽剧烈者容易咳伤肺络而咯血，并易使病灶恶化。同样，咳嗽症状消失，也有助于结核病灶的好转，故治咳甚为必要。根据临床观察，凡咳嗽不畅，胸闷痰多的咳嗽，取尺泽、太渊等穴治疗效果较好；凡气逆冲上，咳逆气急的咳嗽，取天突、膻中、气海、足三里等穴，自上而下地针刺效果好。这是否因为前者有宣展肺气的作用，后者有肃降肺气的作用，这些尚有待进一步研究。

在当时，已经明确肺结核是因结核分枝杆菌引起的。针灸能杀死结核分枝杆菌吗？面对诸多的疑问，需要依靠科研的手段寻找答案。邱茂良从肺结核的针灸临床治疗入手进行研究，让针灸的疗效更有说服力。在1954年江苏省中医院刚刚成立，他就与邮电部结核病疗养院合作，制定了针灸治疗肺结核病的科研方案，亲自主持、参加此项工作。所治的肺结核病例，治疗前后皆经过X线摄片、痰检等多项指标的观察，临床和实验都获满意结果，从而开创了中华人民共和国成立以后的针灸科研，特别是针灸治疗传染病研究之先河。他根据实验结果撰写了《针灸治疗肺结核291例疗效观察》论文，认为针灸治疗肺结核，不仅能使症状迅速消失或减轻，对病灶亦有不同程度的改善，针刺治疗浸润型、血行播散型、局灶型三种类型的病灶，可使其有不同程度的吸收好转。浸润型进展期治疗后病灶好转的情况最为明显；其次是血行播散型，经治疗病情常能很快得到控制；局灶型的病例，治疗效果亦比较满意；唯慢性空洞型的病例，治疗后不仅病灶未见改善，症状的好转亦不显著。因此初步认为，针灸疗法对浸润型、血行播散型、局灶型三种肺结核有比较好的效果，对慢性空洞型则效果不佳。但因病例不多，针灸的方法也没有很好地进一步研究，因此不能作为定论。从此处可见邱茂良严谨的治学态度。

九、楼百层

（一）名医简介

楼百层，1913—1992年，男，祖籍浙江诸暨。曾担任浙江省中医药研究所针灸研究室主任、研究员，浙江省针灸学会主任，中国针灸学会理事及中华全国中医学会浙江分会常务理事等职。1980年与浙江省计算机技术研究所合作，成功将其针灸经验输入电脑并应用于临床，该成果获得浙江省1981年度优秀科技成果奖三等奖。1985年5月应邀赴澳大利亚进行针灸巡回讲学，深获好评，被澳大利亚自然疗法协会授予名誉会员。

（二）学术渊源

楼百层1930年考入浙江医学专门学校（杭州），1935年毕业后行医故乡诸暨，针法效仿继洲，方药治宗仲景，针药并施。1947年夏迁至杭州开业。1956年春应聘进入浙江省中医药研究所工作。楼百层先后在各医刊上发表论文30多篇，如《论内经针刺补泻》《常用针刺补泻手法》《试论针刺平补平泻法》《试论烧山火与透天凉的针刺手法》《试论针刺补泻与兴奋抑制》《试论针刺的得气、候气与调气》，著有《针灸疗法》《针灸手册》等书，为针灸的普及及腧穴、补泻手法的应用做出了重要贡献。

（三）学术思想

楼百层学医宗《黄帝内经》《难经》及元明诸家，注重实践，师古不泥古，对各种针刺手法，分析归纳，颇多创见。楼百层认为，各种针刺补泻手法，均要在得气的基础上运用，要提高针刺疗效，除必须正确辨证、取穴和熟练运用针刺补泻手法以外，尚应重视针感传导，掌握"气至病所"。欲掌握针感传导和气至病所，必须熟悉腧穴位置、针尖方向和针刺深度这三大要领，并在临床上反复实践，才能得心应手、左右逢源。

（四）临证经验

楼百层涉足医林50余年，致力于针灸研究，兼及内科，对各种针刺补泻手法有多创见。

1. 手法传真

针刺基本手法：楼百层强调押手、刺手必须配合默契，即在左手食指爪甲切押穴位的同时，右手所持针尖轻而不觉地紧贴押手的指甲边缘，随着押手下压之际，右手稍稍用劲，轻轻刺入。这样既可减轻患者进针时的痛感，又可避免损伤血管。

行针补泻手法：取躯干部穴位时多用此法。其手法是以《难经·七十八难》"得气，因推而内之，是为补，动而伸之，是为泻"，以及明代诸家"急提慢按为泻""慢提急按为补"的记载而化裁立法的。具体操作手法：针下得气后，将针上下提插，先浅部后深部，反复重插轻提（急按慢提）为补法；反之，先深部后浅部，反复重提轻插（急提慢按）为泻法。

捻转补泻手法：是以通调经脉气血而立法的，多适用于四肢穴位。其手法可取高武"神针八法"，立法依据是"其泻者有凤凰展翅，用右手大拇指食指捻针头，如飞腾之象，一捻一放……其补者有饿马摇铃，用右手大拇指食指捻针头，如饿马无力之状，缓缓前进则长，后退则短"。具体操作手法：针刺得气后，运用捻转较重、角度较大者为泻法；反之，捻转较轻、角度较小者为补法。

平补平泻手法：以诱导邪气外出，导引正气恢复的导气法为立法依据，适用于虚实不太显著或虚实兼有的病证，以及机体一时性气血紊乱所致的疾病。其方法是以《灵枢·五乱》"徐入徐出，谓之导气，补泻无形，谓之同精，是非有余不足也，乱气之相逆也"为立法依据的。具体操作手法：针刺得气后，进行不快不慢、均匀提插捻转，针感以患者能够忍受的适宜刺激量为度，捻转数分钟后出针。

烧山火与透天凉：两者属于针刺复式手法，是在上述针刺手法基础上发展起来的。具体操作手法：烧山火，将针刺入应针深度的1/2时，行左右捻转手法9次以候气，若觉针下沉紧，再刺入应刺深度，急行三出三入，慢提紧按的提插捻转手法，一般可使针下产生热感。透天凉，将针刺入应针深度，行左右捻转手法6次以候气，若觉针下沉紧，再将针提起1/2，急行三出三入，紧提慢按的提插捻转手法，一般能使针下产生凉感。这两种手法同样是以"阴阳立法"，以"寒热正治"为目的。

2. 配穴有度

楼百层在长期临床实践中，对不少腧穴积累了丰富经验，其辨证配穴的规律，主要是局部与远道取穴相结合，采用多经配穴。其处方结构严谨，如用关元、肾俞、三阴交专治泌尿生殖系统疾患；神门、合谷、风池治疗失眠、头痛诸症；胃肠有病，取中脘、足三里；颈项疼痛，用百劳、悬钟。此外，楼百层十分重视经验要穴，所谓"病有以减，穴有抽添，方随证移，效从穴转"，处方中常因一穴之差，作用迥然有别。如合谷，为大肠手阳明经之原穴，其性能升、能降、能开、能合，为调和气血升降出入之要穴，与曲池相配，能治疗胸、肺、臂、头、面部诸疾；与复溜相配，为止汗、发汗之要法；与三阴交相配，为妇科调经理血之妙方；与太冲相配，可镇静降压，为治疗肝阳上亢高血压之验方。

3. 留温得宜

楼百层认为，留针的应用，主要有二。其一是在针刺未能得气时，留针以候经气。即《素问·离合真邪论》所言："静以久留，以气至为故。"其二是在调气的基础上结合留针，旨在助阳胜寒，治疗一切阴寒之证，即《灵枢·经脉》所说的"寒则留之"。临床凡治"寒厥拘急"之症，在施以恰当的针刺补泻手法后，患者常觉病痛顿减，此时若在保持针感的基础上予以留针，则能使拘挛疼痛诸症缓解，甚或消失。温针，又名烧针，亦称针柄灸，一般又称"热针"，始见于《伤寒论》。楼百层认为，温针是针对风寒湿痹的一种有效辅助治法，但应详审病机，明辨寒热，不宜盲目滥用，否则无益而有弊。

4. 针药并施

楼百层博采众长，针药兼精，十分赞同明代高武"针、灸、药因病而施"的主张。他常说，医者除疾济人，不仅要会针、会灸，还要善于遣方用药。古代名医，如扁鹊、华佗、张仲景诸家皆是多才善医的典范。故先贤有"一针二灸三服药”之说。灸能补充“针所不为”之不足，药物内治又可顾及针灸外治之短绌。各种治法，均有其所长及不足。针灸善于疏通经络、调和气血，药物长于协调脏腑、扶正祛邪。如哮喘，针刺虽能平喘于即刻，但难以根治，需施艾灸，或可“断其根株”；黄疸为病，针灸虽有健脾助运之效，但难速奏清热化湿之功，当投茵陈蒿汤出入为法。是以临证之际，或用针，或用灸，或用药，或彼此配合治疗，方能扬长避短，广开治路，冀获卓效。

十、马石铭

（一）名医简介

马石铭，1918—1988年，男，浙江杭州人，主任中医师。曾任杭州市中医院针灸科主任、杭州市针灸学会副会长。12岁随父马叔平习医，14岁考入浙江医学专门学校，2年后转学于上海新中国医学院，毕业后在沪应诊。1935年底，考入日本东京针灸学校，留学2年。1937年回国，先后在无锡、上海、杭州开业。1953年到杭州市中心门诊部工作，1956年转入杭州市广兴联合中医院（杭州市中医院前身）。马石铭从事针灸临床50余年，曾发表《论浅刺多捻手法》等学术论文。

（二）学术渊源

马石铭出生于中医世家，师从其父马叔平学习中医与针灸，并于院校系统接受了中西医学教育，学贯中西。马石铭在临床上继承其父事业，倡导和发扬了马石铭浅刺多捻针法，对此手法应用较多，钻研较深。马石铭运用针灸在脑炎后遗症、面神经炎、哮喘、小儿麻痹、遗尿、疳积、腹泻、痛经等疾病的治疗方面疗效显著。

（三）学术思想

马石铭祖传有浅刺多捻针法，马石铭继承家学，临床运用多年，颇为得心应手。马石铭的浅刺多捻手法具体操作如下：选用1～1.5寸针，在爪押手法下，捻转进针速至皮下，进针深度2～3分，迅速捻转10余次。操作上要求捻转频率较快，幅度适中，局部应有得气感应，遵《黄帝内经》“经气已至，慎守勿失”之旨，在此基础上，按“实则泻之，虚则补之”原则，加以适当补泻手法，经过疏通经络，调和气血的行气手法后，即可出针。浅部有十二经脉的功能活动反映部位，是经络之气散布的区域，这是浅刺手法起效的理论基础。因此，浅刺不仅可以调节外之皮肉筋骨疾病，也可治疗内之五脏六腑疾患。马石铭在操作上“浅刺”与“多捻”结合，以促进得气、行气和调神，这也是此手法起效的关键。马石铭平素修习气功，虽然针刺仅达表皮，但通过数分钟的捻转，也能使患者得气，此可谓“意气功”。在针刺环跳穴时，马石铭只用1.5寸针，通过多捻手法，能使针感传至足部，往往比长针深刺引起下肢触电样针感的疗效更好。马石铭在治疗时常取穴精少，如浅刺素髎、肺俞治疗哮喘急性发作，能迅速缓解呼吸困难、口唇发绀等症状。如果是不利胸背针刺的情况，便独取素髎一穴，浅刺2～3分深，快速捻转，患者即感鼻胀酸，知肺气得以宣肃，胸闷、喘息也可立解。马石铭还通过浅刺阴陵泉、三阴交、中极治疗痛经；浅刺血海治疗阴疮、湿疹瘙痒；浅刺虎眼（髌骨内外上缘1寸处）治疗膝关节炎引起的关节酸痛、屈伸不利；浅刺人中、足三里、太冲治疗呃逆；浅刺风池、上睛明治疗眼疾等。

除此之外，马石铭捻转时亦重视补泻：多捻转，频率快，角度大，手法重为泻法，用于疼痛痉挛属邪盛体实者；捻转角度小，手法轻为补法，用于小儿、久病体弱及敏感者；均匀捻转导气，以求祛邪扶正，为平补平泻手法，用于气血失调虚实不明显者。同时他认为左转为主即食指推前为主，角度可以比较大，此为泻法；反之右转为主，拇指推前，角度可以较小而手法较轻，此为补法。可见其对浅刺多捻针法的应用颇为灵活多变。

除浅刺多捻针法外，马石铭临床还重视皮部疗法，根据“病在经络、内脏者，可取皮部”的道理，通过观察体表如结节、血痔、灰白丘疹、变形、变色、压痛点等，诊断疾病。治疗上常使用1寸毫针浅刺，或以挑拨出血的方法来治疗一些内、外、妇、儿顽疾。同时，耳穴也是马石铭常用的治疗方法，耳部皮肤的丘疹、结节、变色等也可以反映机体病变，马石铭曾浅刺耳穴内分泌、肺、脾治疗面部痤疮、粉刺等疾病。在行浅表挑刺、耳穴治疗时，马石铭强调应严格消毒，并忌食油腻、辛辣等发散之品，防止感染。

（四）临证经验

1. 小儿麻痹症医案

金某，男，4岁。右下肢麻痹瘫痪2月余。患者2月余前出现畏寒发热，头痛，恶心，呕吐，烦躁不安，1周后右下肢麻痹瘫痪，不能站立及行走。查体：右下肢肌肉萎缩，肌张力降低，腱反射消失，痛觉消失，皮肤温觉较健肢下降，足明显下垂，坐时腰部无力而弯斜。曾在儿童保健院诊断为小儿麻痹后遗症，经多家医院针刺治疗无显效，求治于马石铭。马石铭选用肾俞、秩边、膏肓、环跳、承扶、髀关、风市、伏兔、解溪、丘墟、中封、太冲、内庭、八风、涌泉、里内庭、足三里。以上穴位，每次取6～7穴，每日针1次，采用浅刺多捻针法。1 周后患者肌肉渐有针感；坚持针刺及配合按摩治疗 2 个月，患肢开始出现屈伸等自主活动，但步履仍不稳健；又经 4 个月的临床治疗，症状全部消失，基本治愈。

2. 面神经麻痹医案

金某，男性，59 岁。患者晨起突然发现右侧面部麻木。1 周后就诊于马石铭门诊。查体：右侧额部皱纹消失，不能皱眉，右眼睑闭合不全，嘴角向左侧歪斜，右侧唇沟变浅，喝水时外漏，伴有右侧耳后部疼痛，性情暴躁，口臭，大便干燥。马石铭选择患侧阳白、太阳、头维、印堂、攒竹、鱼腰、丝竹空、睛明、四白、下关、颊车、大迎、迎香、禾髎、地仓、承浆、侠承浆、金津、玉液、风池、翳风、百会、人中，健侧合谷，每次选 7 ～ 8 穴，每次必针合谷。均采用浅刺多捻针法，中等刺激，平补平泻，每日 1 次。经 7 天针刺后，患者诸症趋向好转，但尚不能闭眼及皱眉；继续治疗 15 次后症状基本消失；治疗 25 次后告愈。

3. 痔疮病案

徐某，男，47 岁。患痔疮 11 年，2 天前进食辛辣后再发肛门疼痛，坐卧不安，大便出血色鲜红，肛肠科诊断为混合痔，前来寻求针灸治疗。马石铭在患者腰骶部表皮找到灰白色丘疹 1 粒，经 75% 酒精消毒后用 1 寸毫针刺入丘疹部皮下 0.2 ～ 0.3 寸，行捻转手法后，挑破丘疹，拨出少许皮下组织，出针后用消毒干棉球按压局部数分钟，隔 2 天治疗 1 次。经过 2 次治疗，患者肛周疼痛消失，便血自止。

4. 痤疮病案

患者面部反复发作痤疮 3 年余，自服药物和使用各种面部护肤品效果不佳。近 1 周再发加重，面部油腻，各处见大小不等红色丘疹，以额部和两颧为主，舌红苔黄腻，脉弦滑。马石铭取患者双侧耳穴肺、脾、内分泌行浅刺多捻手法，隔日 1 次，治疗 5 次为 1 个疗程。1 个疗程后，患者面部痤疮大都变淡、消失；半月后基本痊愈。

十一、施延庆

（一）名医简介

施延庆，1920—2012 年，男，浙江嘉兴人，祖籍浙江绍兴。主任中医师，第二批全国老中医药专家学术经验继承工作指导老师。1939 年毕业于上海中国医学院。曾任浙江省针灸学会第一、第二届常务理事，第二届名誉理事，嘉兴市政协常委，嘉兴市针灸学会会长，浙江省针灸学会顾问，嘉兴市中医院顾问，嘉兴市针灸学会名誉会长。1992 年获嘉兴市优秀科技工作者称号，并享受国务院政府特殊津贴。

（二）学术渊源

施延庆生于中医世家，父亲施鹤年（1886—1947 年）为浙北针灸名家。施氏家学源远流长，尤以熟研《医宗金鉴·刺灸心法要诀》见长。于针灸手法，则强调基本功训练，以“撮空”之法，练习指力，其法要求以拇指、食指、中指撮捏悬挂之蚊帐布幔。此法柔中有刚，刚中有柔，持之以恒，指力日进，久之手下生辉，临床得心应手。由于施氏温针及风湿药酒等疗效卓著，方圆百里内外，日渐知名，每年三伏季节，更是患者盈门，极一时之盛。施延庆以针灸为本，学贯中西，博采众长，严谨治学，对患者高度负责，其医德医术为后学树立了榜样。在他的率领下，嘉兴市中医院针灸科从无到有、从小到大、从普通科室发展到浙北针灸康复中心，造就了一支素质较高的人才梯队。施延庆著有《试论温针疗法》《针灸治疗遗尿症 80 例初步总结》《略谈针刺刺激量》《论平补平泻》《杨继洲下手八法浅释》等文章，对自己多年的临证经验和研究体会进行了总结和阐述。在浙江中医药大学等医学院校讲课期间，编有《针灸治疗消化系统疾病》《血丝虫病的辨证论治》等专题教材。

（三）学术思想

1. 倡用温针，特重一个“气”字

其一，“留针重在聚气”。施氏温针对一切经络壅滞，气血痹闭，可不问其气盛、气滞、属寒、属实、属热，针入皆留之。务先使得气，而后留置之时，视病证虚实之不同，分别入、出一豆许（一分左右）而留之。若欲补之，稍进而留；若欲泻之，稍退而留。进退提按，着力在针头。此亦迎随截担之法，小而巧妙的手法，乃留针聚气之诀要。

其二，“艾温重在导气”。于留针之际，以艾绒裹于针柄而燃烧之，使令温热，旨在导气也。然艾壮之多少、大小，应视天时，以及患者病情、年龄、体质等不同而灵活掌握之。一般艾绒捻于针尾如红枣大，离皮肤不宜太远，燃艾 1 ～ 3 壮，少则不温，过多则灼伤肌肤，以使温热透达腧穴之内，局部知热感温为度，使阴阳内外营卫之气，自然流通，达到导气的目的。

其三，“行针重在调气”。燃艾 1 ～ 3 壮即灭，针下必然轻缓，复以左手按其孔穴，毋令皮动，右手捻针，徐徐退至人部，行针调气，施补泻手法。若艾灭不行针，则徒失调气良机，事倍功半矣。调气行针常用之法，乃提插捻转

之复合手法。右手拇指、食指、中指持针，手指与针体呈一倾角，约45°，在拇指推捻毫针之同时，针也随之进退出入。结合徐疾以行补泻手法，或视病证分天地人三部行针，以达到一定的刺激量，使气至病所。经过进针得气，留针聚气，艾温导气以后，营卫之气游行于经脉，聚于针下，乃行针调气，补其正气，顺其宗气，泻其邪气，去其脉中逆滞，总在保其精气，调摄阴阳，使机体平衡。

2. 熟谙灸法，灵活施治

"针所不为，灸之所宜也"，施延庆在临床上，对于一些难治之症，往往施用灸法，取得很好的疗效。临床常用化脓灸、艾卷灸、硫黄灸三法。对于灸法，施延庆颇有感悟，强调"辨证选穴，取穴审当，因病施治"。施延庆遵循"穴之大法，但其孔穴，与针无异"的原则，强调"辨证选穴"的重要性。尤其是化脓灸，因其留有瘢痕，如效果不佳，此穴就难以再灸。比如哮喘，若患者年不足十，属先天禀赋不足，取大椎、膏肓为主穴，再取天突利咽、调肺系，临床能取得满意疗效。若患者年过六十，肾气衰惫，喘息乃肾不纳气所致，取大椎、膏肓已无效，若灸肾俞、气海、关元，则属对症下药。中年人体质壮实，只是冬季咳喘，夏季自愈，则不用补益真元，亦无须重纳肾气，取肺俞、灵台、天突等穴，以调其肺系，有的放矢，灸到病除。

施延庆认为化脓灸法"取穴应审当"，灸法能否取效，取决于穴位的取法。龚居中曾经提到："膏肓二穴，无所不治。"若能用心求得正确的穴位灸之，没有什么疾病是不能治愈的。艾卷灸也是这样。悬灸温和，受热面广，其取穴可不严谨，这种观念是错误的。根据不同疾病，施延庆采用不同灸法"因病施治"。疖肿初起，可用温和灸以消散之；炎症较大，可用回旋灸法，取"热郁达之"之义。所以灸法就像针法，有补泻之分，《针灸问对》引虞氏之言曰："灸法不同虚实寒热，悉令灸之，亦有补泻乎……虚者灸之，使火气以助元气也；实者灸之，使实邪随火气而发散也；寒者灸之，使其气复温也；热者灸之，引郁热之气外发，火就燥之义也。"

（四）临证经验

1. 泄泻病案

陆某，女，46岁，教师，1995年4月11日初诊。4年前因食物中毒上吐下泻，经住院治疗后，症状基本好转。尔后遇劳累辄发腹痛便泻，服用抗生素等药物可控制症状。近两年来，工作繁忙，泄泻反复发作，时脘腹不适，于某地区医院作胃肠道造影，诊断为过敏性肠炎，服用多种抗生素及中药等治疗，效不显。近半年来，腹痛隐隐，大便溏、少夹黏液，排便次数增多，神情疲惫，纳少食呆，形体消瘦，时现小腹胀坠及脱肛，大便培养及常规检查多次均为阳性。舌质淡，苔中腻，脉濡细。证属脾胃气虚，运化无权，中气下陷。治以益气健脾，升胃举陷。穴取脾俞、中脘、气海、天枢、内关、足三里。行捻转补法。针后，气海、天枢、足三里施隔姜灸5壮，百会施麦粒灸3壮。隔日1次，10次为1个疗程。患者经1个疗程治疗后，腹泻减半，腹痛已止，胃纳渐增，继续治疗；第2个疗程结束时，大便已成形，日1～2次，面色转润，体重增加2kg。嘱患者用艾条温和灸足三里30分钟，随访1年，未见复发。

2. 痿证病案

徐某，男，32岁，工人，1995年5月23日初诊。1994年1月因胃痛服呋喃唑酮片，10天后，四肢末端感觉异常，有麻刺感，继之出现四肢肌肉疼痛，远端肢节明显，尤以两下肢为甚，疼痛缠绵不止，经本院检查，诊断为药物性多发性神经炎。用激素及维生素B_1等多种药物治疗，肢体疼痛好转，但两手不能握笔端碗，两足不能站立行走，卧床已达1年余，令其兄背来我科治疗。症见：四肢痿软无力，面色少华，形体消瘦，神情疲惫，纳少，大便不实，舌质淡，苔薄白，脉细软。检查：颈软，上肢肌力Ⅱ级，下肢肌力Ⅲ级，四肢肌肉轻度萎缩及疼痛。病因脾气虚弱，精微失于敷布，筋骨络脉失养致痿。治当调养脾胃，升运脾阳，疏通经络。取穴：脾俞、中脘、足三里、气海、阳陵泉、悬钟、曲池、手三里、合谷。行捻转补法，加温针灸，隔日1次，10次为1个疗程。患者经第1个疗程治疗后，胃纳转旺，大便已成形，上肢肌力Ⅲ级，下肢肌力Ⅳ级。脾气已复，病情好转，予原法连续治疗，并嘱其进行功能锻炼。前后共治疗7个疗程，患者手已能提物，足已能行，肌力接近常人，可参加轻便工作。

3. 阴吹病案

钱某，女，42岁，1994年12月2日初诊。患者自诉生第二胎1个月后，觉阴道有气外出，其声如矢气样，劳动过多其症加重。因羞耻不愿就医，后逐渐加重，至今已5年余，曾在当地服中药无效。妇科检查：腹壁松弛，外阴脂肪组织少，阴道壁及盆底组织松弛。验证阴道出气情况，发现患者仰卧位用力收腹时，外阴凹陷，空气进入阴道，增加腹压时（用力鼓腹），阴道排气带响。由妇科介绍来针灸治疗。症见：面色萎黄，精神疲惫，食欲缺乏，腰部酸痛，下肢乏力，小腹胀坠，带下绵绵如稀水，小便清长，大便不实，舌质淡，苔薄，脉细弱。此为中气不足，气虚下陷，浊气下注。治以补中益气，升阳化浊。取穴：脾俞、中脘、气海、足三里、三阴交。行捻转补法。出针后，在百会行麦粒灸3壮。隔日1次。上法针灸5次后，患者阴道出气情况减少，腰部酸痛及小腹胀坠好转。10次治疗后，患者阴道出声停止，精神转爽，食欲增加，因患者有急事回老家，嘱其用艾条温和灸气海、关元，每日灸30分钟，再投补中益气丸调治，巩固疗效。半年后患者返回，诉未复发。

4. 滑胎病案

陆某，女，32岁，工人，1995年5月4日初诊。1989年人流手术后，连续流产4次，每次均用孕酮及中药安胎，无效。已婚，7年无子，末次月经1月12日，停经后有早孕反应，现已妊娠3月余。患者素体虚弱，形体消瘦，气短乏力，头晕纳少，常现腰部酸痛，前日因家中来客，招待辛劳，出现下腹坠痛，阴道间歇性出血，经某妇保医院检查为先兆流产。患者要求针灸安胎，查其舌淡苔薄，脉象细滑，证为气虚下陷，冲任不固，胎失所养，治宜补中益气，举陷安胎。施艾条悬灸之法，取脾俞、足三里、百会、命门、肾俞，每日每穴灸治15分钟，以穴位皮肤呈潮红色，患者感到温热舒适为度；气海每日灸5分钟，以温热为宜。嘱其卧床休息。首次灸治后，患者小腹坠痛见轻，出血稍减；于原法续治1周后，出血停止；灸治15次，腰酸腹痛消失。次年随访，患者已分娩一男孩，产后母子均安。

5. 怔忡病案

鲁某，女，20岁，大学生。1986年7月26日就诊。1年来心悸头晕，胸闷心烦，夜寐恍惚，多梦，纳少乏力，日趋加重。近半年来记忆力减退，成绩下降明显，常服双宝素、安眠药及中药，效乏，已影响学业。症见：形瘦，精神委顿，面色少华，舌淡苔薄，脉细数。此为思虑太过，劳伤心脾，气血两亏，心神失养。取大椎、膏肓（双）化脓灸各7壮，以强壮固本，补益气血。患者1988年来院，自诉灸后胃纳大增，体重增加，精力充沛，已以优异成绩毕业。

十二、陈同丰

（一）名医简介

陈同丰，1921—2016年，男，浙江兰溪人。1948年7月毕业于国立英士大学（1949年解散）医学院医疗系本科，毕业后任教于浙江医学院（今浙江大学医学院），从事人体解剖教学工作。1958年支援创办温州医学院（温州医科大学）。曾任温州医学院人体解剖教研室主任、教授，中国解剖学会浙江省分会第一、第二届常务理事、顾问，浙江省针灸学会第一、第二届常务理事、温州市分会顾问，中国中西医结合研究会浙江分会第一、第二届常务理事、温州市分会顾问。陈同丰 50 多年来潜心于中医经络学说和针灸学的解剖学基础研究，擅长针灸，具有丰富的临床经验，对针灸治疗神经系统、运动系统和泌尿生殖系统等疾病有独到疗效，发表有关论文 20 余篇。1979 年获浙江省科学大会先进个人奖，1993 年起享受国务院政府特殊津贴。

（二）学术渊源

陈同丰自小受其父中医的熏陶，对中医学有浓厚的兴趣，先后拜师黄若龙、楼百层、金文华、胡海牙及原国家道教学会会长陈撄宁，虚心向前辈求教，获益匪浅。50 多年来潜心于中医经络学说和针灸学的解剖学基础研究，并结合临床实践提出了自己富有创新的学术思想和成果。陈同丰先后提出了以下研究结果：①经络穴位在人体的分布与神经节段性支配有关；②脊髓胶状质具有经络感传现象的形态学基础；③经络实质是一种超节段性的“经络链”反射活动；④鼓乳穴的发现和应用等。发表有关论文 20 余篇，其中主要论文如《募穴和俞穴在解剖学上的观察》《对针灸治病原理的探讨》《经络感传现象在解剖学上的观察》《关于经络实质的研究——“经络链”的设想》《鼓乳穴的发现》等。他具有丰富的临床经验，对针灸治疗神经系统、运动系统和泌尿生殖系统等疾病有独到疗效。

（三）学术思想

1. 关于经络系统与肌肉系统相关性的新发现

陈同丰在精研典籍的基础上，在临床中不断观察及思考，发现了经络感传行走路线与肌肉系统的分布、形态机能和肌束排列有关。陈同丰发现，四肢的手足三阴经和三阳经均沿四肢长轴直线行走，与四肢长肌肌束排列一致；而当它行走到肢带和躯干阔肌部位时，经络行走路线却出现拐弯而不再是直线行走。陈同丰认为，这是由于肢带和躯干阔肌的肌束排列方向不同所致，认为唯有在躯干前面的腹直肌部位和后面骶棘肌部位的经脉行走路线，可保持与肌束排列一致的直线路线。陈同丰指出，腹直肌于人体中起于第 5 ～第 7 肋软骨和剑突前面，向下止于耻骨联合和耻骨结节之间；而猿猴类动物则起于第 4 ～第 5 肋；低等哺乳动物则起于第 1 肋。位于脊柱棘突两侧的骶棘肌，下端起自骶骨和髂嵴的后部，并向上延伸，分别止于肋骨、椎骨和颞骨乳突等处。在动物进化过程中，腹直肌、舌骨下肌群、颏舌肌和舌肌都是由轴下肌演化而来的；骶骨肌、棘间肌和椎枕肌都是由轴上肌演化而来的。它们直行排列的肌束虽不在一块肌肉中，却在各部肌肉中呈直线互相衔接起来。故此，陈同丰认为，在动物的进化过程中，肌肉系统的分布和形态仍保持紧密联系，这种联系亦体现在经络行走的路线上，人体四肢部亦是如此。上肢背侧伸肌与手三阳经有关，掌侧屈肌与手三阴经有关，而下肢由于在胚胎生长过程中曾发生轴的扭转，下肢背侧的伸肌转移到前面，于是足三阳经的行走路线也由下肢后面转移到外侧面和前面，故此段足三阴经行走路线位于下肢的内侧面。

2. 关于经络感传现象的新认知

陈同丰潜心于中医经络学说研究，也擅长解剖基础研究，在长期的解剖实践及研究中，他提出经络感传现象主要是在脊髓胶状质中形成的理论，认为只有中枢神经的脊髓胶状质，即人脊髓 Rolando 胶状质才具有经络感传现象的特殊分布和形态机能。陈同丰指明，脊髓胶状质位于脊髓灰质后角的尖端，在切面上形似帽状覆盖在后角头部。其主要由多极小型细胞组成，且有着复杂的兴奋性突触和抑制性突触。脊髓胶状质细胞的树状突接受胶状质细胞自身上下纵行的联系，每个胶状细胞上下联络 5 ～ 6 个节段，如此在自身间反复上下纵行联系，形成躯干四肢和头面部经络感传的形态学基础，可使体表反映出自头面部经躯干至下肢足部连成一线的经络路线。同时，陈同丰认为，脊髓胶状质细胞除自身间的联系外，它的传入胶状质纤维亦可主要分为两种初级感觉神经元的侧支。一种是粗传入纤维的侧支，主要为来自肌层中深部感受器的传入纤维；另一种是细传入纤维的侧支，主要来自痛温觉和内脏、心血管的传入纤维。而针灸刺于穴下肌层产生的针感，其通过传入神经及粗、细不同的纤维侧支，将冲动传入脊髓胶状质，刺激胶状质细胞自身上下反复多突触纵行的联系，同时经过与经络机能相应的后角固有核（脊髓网状核）及三叉神经脊束核，并经过脑丘上传到大脑皮层的感觉中枢，如此引起体表的经络感传现象。

3. 关于经络的实质的“经络链”理论

“经络链”理论是陈同丰针解结合、两者均善的又一体现，是陈同丰基于针灸及解剖实践上的又一独特发现。陈同丰在中医经络学说的基础上，创新地提出了“经络链”之说，认为在中枢神经系统中，存在众多与经络机能相关的神经元，它们相互联合，共成一神经链，即经络链。同时，陈同丰认为，该“经络链”的主要部分是脊髓胶状质，其既可接受内脏器官和心血管传入纤维的冲动，又可接受针刺穴位所产生的神经冲动，从而产生相应的经络感传现象，并可相应调节内脏器官及心血管的机能。故此，陈同丰提出，经络的实质是一种超节段性的“经络链”反射活动，认为“经络链”的反射活动是一种超节段性的本能联系，“经络链”把人体的五脏六腑、四肢百骸、皮肤肌肉、五官七窍联系在一起，有助于机体构成一个完整的统一体。

（四）临证经验

1. 中毒性脑病后遗症病案

孙某，男，2岁半。1984年8月13日初诊。主诉：中毒性脑病后双目失明5日。现病史：患儿半月余前不明原因出现发热，伴全身抽搐，体温升至40℃，入院就诊，诊断为中毒性脑病。经积极抗炎对症治疗后，惊厥消失，但两眼视力丧失。8月8日眼科会诊：双眼瞳孔散大，对光反射消失。眼底见双眼乳头境界清，凹陷大，但未达边，颞侧色淡，双眼球视神经炎，视神经萎缩趋向。现患者双目失明，查体：两侧下肢肌力Ⅲ级。中医诊断：目盲。西医诊断：中毒性脑病后遗症。以强健脾胃，养睛明目为治。取穴：球后、风池、瞳子髎、足三里。操作：采取对症针刺治疗。8月15日，结合患儿病情状态，采用头针，取两侧视区及下肢运动区，用治疗仪（连续波，中等强度）电针30分钟，再针刺百会、风府、大椎、上廉泉、风池、球后、环跳、风市、阳陵泉、悬钟，予中等刺激，不留针，每周三、周五针刺1次。针至第4次，患者两下肢肌力有所恢复。8月22日，患者一般症状消失，神清，项强，两眼视力仍未恢复。以后仍按每周两次来院用头针结合体针治疗。第6次（8月29日），患者项强消失，用手电筒照射双眼有光感反射。之后患者病情不断好转，至第12次（9月19日），已能看见地上的蚂蚁，双目失明成功治愈。

2. 夜尿症病案

患者，女，7岁，经常夜尿，有时一夜数次。针刺治疗，隔日1次，结果3次而愈。陈同丰指出，针对此病，针刺中极时，针尖当稍向下刺，使针感放射至外阴部，并认为针刺中极和肾俞，针感可通过胸腰神经传入纤维，作用于胸椎12到腰椎3交感神经中枢，可以增强尿道括约肌的收缩力，并可松弛膀胱逼尿肌以储存尿液；针感亦可上传至高级神经中枢，利于加强对低级和躯体神经的管理。百会相当于大脑皮层排尿分析器旁中央小叶在头皮的投影，刺激此穴可增强大脑对排尿的管理。膀胱俞的针刺刺激，则通过骶神经传入纤维，作用于骶髓交感神经中枢和高级神经中枢而起调节作用。至于三阴交，其处有隐神经分支和胫后神经，通过这些神经，可将刺激传至腰交感神经中枢和骶副交感神经中枢，从而起到相应的神经调节作用。

3. 鼓乳穴的提出及应用经验

陈同丰听传：“在洗脸时，多擦洗耳根后，有增强体质和预防百病的功用。”

结合针灸及解剖知识功底，陈同丰发现耳针疗法中内脏器官的耳穴均分布于耳甲腔、耳甲艇和三角窝中，而这些地方正好是迷走神经耳支的分布区域。因此，陈同丰认为，针刺迷走神经分支所在部位，不如直接针刺由颞骨鼓乳裂穿出的迷走神经耳支，于是创造了耳根后处的穴位，将其命名为“鼓乳”。为使后人详细了解鼓乳穴，陈同丰提出，此穴针刺部位在耳根后下部耳垂的后上方，即乳突前缘与耳甲隆起间的凹陷处，沿外耳道后壁下部下针 8 分～ 1.5 寸，深达颞骨的鼓乳裂处，如此方可刺至迷走神经耳支穿出处。经过临证应用及实践经验，陈同丰认为，针刺该穴可有效调整人体植物性神经机能和听觉机能，具有调整内脏的牵拉反应及缓解肌肉紧张的功能，有一定针刺镇痛的效用。

十三、严定梁

（一）名医简介

严定梁，1924—2004 年，男，浙江嘉兴人，主任中医师，全国名中医。严定梁出生于针灸世家，1941—1944 年就读于上海中医专门学校，毕业后在平湖随父开业。1954 年在省立杭州医院（浙江省中医院前身）开办针灸科。1958 年调至嘉兴地区卫生干部进修学校从事针灸教学。1962 年调至嘉兴第二医院。1979 年底调至浙江省中医院，任针灸科主任。1983 年被浙江省卫生厅评为第一批省级名中医。1985 年起带教外国留学生。2003 年赴日本大阪讲学。曾任浙江省针灸学会常务理事、浙江省中医院针灸科主任、浙江省高级职称评委会考评委员、浙江省针灸学会顾问。

（二）学术渊源

严定梁出生于针灸世家，严氏针灸自清代传至严定梁时已是第六代。其父严肃容（1904—1967 年），名闻江、浙、沪地区，当地群众咸呼其为“严针灸”。严定梁自幼受家庭的熏陶和父亲的言传身教，又进入专业学校学习，从事临床和教学几十年，可谓师承名门，学验俱丰。严定梁以针与灸为治病之主要手段，主张先针后灸，针药并用，擅长用灸法，特别是化脓灸。严定梁著有《灸法浅谈》《平湖严氏化脓灸法简介》《化脓灸治疗晚期血吸虫病肝硬化巨脾症》《读杨氏灸法札记》《针灸强壮疗法的选穴与运用》《针刺治疗血吸虫病脾切除后血小板过高症的临床观察》《透针十二则》等。

（三）学术思想

严定梁的针法以敏捷、流利、舒展、顺遂出名，其更善于应用透针法。严氏透针法，可以一针二穴或二穴以上，多用浅表刺激，能同时发挥几个穴位的作用，并能激发经气，沟通表里，增强皮肤表面感应点刺激量。也有深刺透针，多用于表里二经相透，有加强和沟通表里的作用（如内关透外关），进针后缓慢推进到相应深度，以不穿出体外为宜。浅刺透针用于本经一针二穴或数穴（如列缺透太渊），邻近经穴之间（如阳陵泉透足三里），局部浅表之上，本经二穴之间（如肺俞透魄户）亦可应用。透针时先将针斜刺顶进，进入皮下后，针柄向前横卧15°以下，缓缓推进，到达第二穴位止。进针与运针均在皮下进行，不宜用捻转法，可以轻而快的频率捣动。透针以一针为主方，适当配伍。例如：气喘咳嗽而痰多者，以列缺透太渊为主，配丰隆。偏头痛，目胀筋突，取丝竹空透太阳，加风池、太冲。前者为本经相透，后者为异经相透。本经相透能加强经脉刺激面，凡属同一经之腧穴，相邻相近者，绝大部分有共同作用，也有不同作用，但极少矛盾。如通里、阴郄、神门，均能宁心安神，治一切神志病。唯神门治失眠、健忘、心烦、脏躁；阴郄能固表敛汗，清心潜阳；通里主心悸怔忡，舌强失音。同中有异，各有所长，透针三穴，可共奏振奋心经经气之效。异经相透包括表里相透，有密切联系表里二经，同时发挥其作用之优点，如太溪透昆仑，内关透外关。亦有不属表里经脉，而在治疗上有此需要，部位上可以相透者，例如风池透风府治头疼目胀，阳陵泉透足三里治肝胃气滞等。此外，阿是穴亦可局部透针，以调和气血，促使病灶之吸收与修复。严定梁透刺取穴精妙，手法如神，其书《透刺十二则》在目前临床上仍有很好的指导价值。

严定梁在灸法方面亦颇有建树，他认为，如今灸法应用不如针法普及，患者在接受灸法治疗时对疼痛、化脓、瘢痕等存在顾虑。严定梁在继承《千金要方》《外台秘要》的古代灸法基础之上，形成了一套独具特色的化脓灸法：用穴精而少，壮数以九为度，艾炷以铜模压制，施灸季节为每年小暑至白露，贴灸用太乙薄贴膏药，并对发灸、养灸有严格要求，取穴亦有特点，非常重视取穴的准确性。严定梁认为，针刺取穴每随手可得，而灸治取穴，则需按、押、摩、数，煞费推敲，何也？盖灸治一穴，终生一次（直接灸），既不可复灸，亦不再受针，况且穴之正确与否与疗效有很大关系。他认为杨继洲在《针灸大成》中谈论的灸法，强调患者体位之端正，“坐点则坐灸，卧点则卧灸，不易其位也”，说明灸法的取穴特别讲究。此外，严定梁认为病邪是在人体正气虚弱时侵入人体的，因而治病除祛除病邪、改善病况外，还要调理患者的生理机能，增强其抵抗疾病的能力。他非常重视扶正、强壮，化脓灸的选穴亦体现了这一原则。在化脓灸选穴方面，他常用关元，培肾固本，温阳调气；天枢，字面意思是天气与地气交错的枢要，可疏调肠腑，理气消滞；大椎、膏肓均为强壮整体之要穴，能治诸虚劳损；背俞则能调理各脏腑生理机能，强肌健体。

（四）临证经验

1. 哮喘病案

朱某，女，43岁，1983年7月12日初诊。主诉：咳嗽气急，不得平卧，伴遍身风疹10年。刻诊：因感冒咳嗽未及时治疗，致咳嗽气急反复发作，气候变化即发，服药无效。患者咳嗽痰多色白，体虚形瘦，神疲倦怠，面色苍白，严重影响工作，遂求治于严定梁。严定梁对该患者施以化脓灸疗法，第1年灸风门、大椎、膏肓，次年未曾发病，每每稍有咳喘，服药即止。患者体力渐复，精神日振，体重增加，风疹少发，恢复工作。第2年灸肺俞、灵台，之后几年未曾发病。

王某，男，17岁，学生。自幼患哮喘，发作时呼吸急促，喉间哮鸣，张口抬肩，不能平卧，咳痰不爽。近年来发作频繁，甚至持续发作，仲夏也不例外，秋冬气候转寒则病情更剧。刻诊：神疲乏力，形体瘦弱，极易外感得病，发育受阻，影响学习。严定梁予灸大椎强身固体，灸肺俞宣肺气、逐痰饮，疗效明显，当年未发病。从此，患者体质渐渐好转，食欲、体重增加，发育良好，随访3年，未曾发作。

2. 泄泻病案

安某，女，35岁，1982年7月15日初诊。主诉：反复泄泻7年余。刻诊：因饮食不节发生腹泻，时重时轻，药后无效，体重由60kg减至35kg，面色萎黄，食欲缺乏，进食稍多即感滞闷，神疲倦怠，四肢清冷，腰膝酸软，泻下完谷不化，每至黎明则脐周绵绵作痛，泻后则舒，每日2～8次。小便量少，夏日少汗，舌淡苔白，脉象濡弱，已长休病假。该患者证属脾肾亏虚之慢性腹泻，严定梁施以化脓灸疗法，灸天枢、关元各9壮。患者诉灸后腹部有温热和舒适感，泻下次数日渐减少，腹痛渐缓，数月后大便渐成形，日1～2次，纳谷渐馨，精神日振。次年，强壮灸，大椎、膏肓。患者胃肠功能恢复正常，体力渐复，恢复劳动，体重保持在55kg左右。

3. 惊悸病案

任某，男，35岁。自觉心悸不宁，善惊易恐10年，入夜难眠，噩梦纷扰，不敢独自夜行、夜卧。近年来诸症加重，以至恐惧白日上班，若逢阴雨则恐惧加剧，坐卧不安。曾多方求医而未见疗效，被迫病休1年。证属心血不足，心气虚弱。严定梁予麦粒灸，内关、神门、足三里、关元，各7壮，7次为1个疗程。2 个疗程治疗后，患者心悸、恐惧渐消，夜寐亦佳，仅天气变化时略感不适，恢复正常工作。

十四、虞孝贞

（一）人物简介

虞孝贞，1924—2023 年，女，上海人。历任浙江中医药大学针灸教研室、针灸研究室、门诊部针灸科副主任，浙江中医药大学针灸推拿系成立后，任经络腧穴教研室主任，从事针灸医教研工作 40 余年。曾任浙江省针灸学会常务理事、浙江省老年病学会理事、浙江省人体科学研究会理事、东方新医学杂志编委、浙江省针灸学会名誉理事、杭州市针灸学会顾问。1985 年被评为浙江中医药大学先进工作者。1992 年被评为浙江省工会“巾帼贡献”活动积极分子。

（二）学术渊源

虞孝贞出身中医世家，父亲虞佐唐擅长中医妇科，兼理内科、儿科、杂病，为上海市名医。她的兄长虞少伯及虞孝舜均从事医务工作。其幼承庭训，随父兄习医，后又入上海中医专门学校系统学习，1944 年毕业。针灸师承上海针灸大师陆瘦燕、顾鸾天等名家。1955 年 12 月进入宁波百丈中医联合诊所任医师。1956 年浙江省中医师资训练班培训一年考核通过，在浙江中医药大学任教，执教中医妇科学、针灸学两门课程。她一生从事教学、科研及临床 60 多年，学验俱丰，临床取穴独特，手法灵活多变，治疗每见奇效。研究针灸名家杨继洲的著作，并与其他老师共同研究针灸治心律失常等。著有《中医妇科手册》《妇女闭经针灸治疗经验》等论著，在《中国针灸》《针灸临床杂志》等学术刊物上发表论文 30 余篇。

（三）学术思想

虞孝贞非常重视经络辨证，她在多年的临床实践中，体会到了经络辨证及相应取穴的重要性。虞孝贞认为，经络现象应包括针灸、推拿或气功时应出现的循经感觉传导、肤色变异及患者呈现的经络病候等。针灸医生在临床必须掌握经络学说的全部内容（十二经脉、十二经别、十二经筋、奇经八脉、十五别络及标本根结、气街等，以及有关的经络病候）。在经络循行方面，还应注意交叉、交会等错综复杂的相互联系，以及脏腑、阴阳、气血的关系，这样才能更好地指导临床。正如明代张三锡的《经络考》云：“脏腑阴阳，各有其径，四肢筋骨，各有所主，明其部，定其径，循其流，舍此而欲知病之所在，犹适燕而南行，岂不愈劳而愈远哉？”说明了掌握经络循行的重要性。虞孝贞临床针刺时，曾见患者出现一段经络有红、白线的现象，串状丘疹般的整条经络现象亦见于报道。古代文献描写的经络循行线非常详细，有曲折有支别，这是长期以来，经过针灸、推拿等所呈现的感传现象。《灵枢·经脉》除描述循行经脉线外，还有“动所生病”的记载。古代文献中记载的经络病理现象对现今临床仍有很大的参考价值。针灸治疗妇科病有着悠久历史，在针灸的不断发展过程中，积累了极为丰富的经验。

虞孝贞将祖传妇科药方与针灸相结合，开创了妇科病证治疗的新局面，可谓国内领先。现浙江专家许多都曾受其教诲，耳濡目染数载，受益匪浅。虞孝贞治疗妇科疾患，经、带、胎、产均有涉及，而且施针投药见效颇佳，深受广大患者信赖。虞孝贞治疗妇科病取穴以冲脉、任脉、督脉及足太阴脾经、足阳明胃经、足厥阴肝经腧穴为主。主穴：合谷、三阴交。配穴：①催产加次髎。气虚不欲饮食者加足三里、中脘。②早期妊娠引产加次髎、秩边、中极。③不孕症去合谷加关元、子宫，或胞门、子户、足三里、肾俞，以益肾调冲任。④月经不调，月经先期，肝旺血热者加行间、太溪，脾不统血者加隐白、足三里；月经先后不定期者加肾俞、脾俞；月经后期或过少，血虚气滞者加血海、肝俞、中脘、太冲。⑤闭经，脾胃受损，脘腹胀满者加中脘、天枢、关元、足三里；肥人痰湿阻滞者加丰隆、阴陵泉、血海、中极。⑥痛经加关元，或加足两踝，兼有带下属湿热者加地机、归来。对于不孕症的治疗，虞孝贞认为重在调经治带，常用要穴关元、子宫，或胞门、子户（肓俞），用针旁加温灸法有良效。杨继洲云：“崩漏带下者，女子之疾也，言有此症，必须温针待暖以补之，使荣卫调和而归依也。”即有此意。

（四）临证经验

1. 经络辨证疗诸疾

虞孝贞曾治疗一例左足底被玻璃刺伤的39岁男性患者，伤口深寸余（约3.33cm），出血甚多，经当地卫生所清除玻璃，止血消毒包扎处理，之后足底疼痛，疼痛逐渐沿膝股内廉上沿，并伴压痛，膝腘筋急，不能抬举。以后病情逐渐严重，左足底并下肢疼痛益甚，且咽干，心烦，心悸善恐，胸胁胀满，双目涩痛，渐至高度近视，寐艰纳差，大便干燥，以上诸症每遇阴雨天更甚。诊之面色暗黑，两目近视，语声低沉，以足底及下肢痛、咽干、胸闷、寐艰纳差、胆小善恐为主证，舌淡苔薄白，脉细小。虞孝贞认为，足底为足少阴肾经及阴阳跻脉之起始部，患者诸症因经脉受损，脉气厥逆，血不荣筋，神失所养引起。《灵枢·经脉》云：“肾足少阴之脉……是动则病饥不欲食，面如漆柴，咳唾则有血，喝喝而喘，坐而欲起，目䀮䀮如无所见，心如悬若饥状，气不足则善恐，心惕惕如人将捕之，是为骨厥。是主肾所生病者，口热舌干，咽肿上气，嗌干及痛，烦心心痛，黄疸，肠澼，脊股内后廉痛，痿厥嗜卧，足下热而痛。”《灵枢·寒热病》云：“阴跻、阳跻，阴阳相交，阳入阴，阴入阳，交于目锐眦，阳气盛则瞋目，阴气盛则瞑目。”故取穴从三经着手：照海、太溪、交信、复溜、风池、睛明等为足少阴经、阴跻脉、阳跻脉之穴，风池是足少阴与阳跻脉交会穴，睛明是手足太阳经、足阳明经、阴跻脉、阳跻脉之会，以上诸穴并有滋阴补肾、清热利咽、明目宁神之功。内关是心包经络穴，可宁心安神。膈俞、肝俞、脾俞、肾俞可健脾养血。该患者病已缠绵数年，用药未见效果，按经络主治选穴，获得明显效果。

治一例因练气功偏误而导致任脉、督脉失调的患者。患者素有慢性支气管炎，平时容易反胃，引发气急咳嗽，因久病伴虚，自学鹤翔庄气功1年余，因无师指导，反为气功偏误，气散无觉，全身恶寒，筋脉不舒，尤其背部洒洒振寒，多层衣被加身仍然畏寒，有时皮肤反有热感，晚上咽痒心悸，经期延后，量逐月减少，曾服中西药1年余，未见效，故求针灸施治。症见：面色㿠白，形寒消瘦，衣着甚厚，气短咳嗽，痰呈泡沫状，苔薄白，质淡少津，脉沉细，大小便尚可，唯此次月经已过期1周未行。虞孝贞分析认为，气功练到一定时候，脐下应有一团热气沿任脉、督脉循环，谓之小周天。本例患者练功不成反而引起任督二脉失调，导致各种症候，督脉行身之后，总督一身之阳经，督脉失调故背部特别畏寒，取大椎（督脉与六阳经交会穴），以振奋全身之阳气；任脉行身之前，主一身之阴，为阴脉之海，任主胞宫，失调会导致月经不调等。任脉、督脉阴阳失调则寒热失常，而有形寒肤热之象。《灵枢·五音五味》云：“冲脉、任脉皆起于胞中，上循背里。”《难经·六十六难》云：“脐下肾间动气者，人之生命也，十二经之根本也。”故取关元、命门，以调全身不舒之筋脉，取得良好的效果。按经络现象正确选穴及操作，可获良效。

2. 针药兼施，以妇科见长

虞孝贞根据自身临证经验，认为妇科不同病种操作手法有异，但总的原则是虚补实泻。催产以补合谷泻三阴交为主；引产取腰骶部、四肢穴位行泻法；早期妊娠引产补合谷（中等刺激）泻三阴交，中极、次髎等均用泻法；不孕症一般用平补平泻法，或腹部穴位于针旁加艾条温灸，月经期暂停针刺；闭经用平补平泻法，静留针20分钟左右，天枢、关元、中脘等穴加用艾条温灸；月经不行，补合谷、泻三阴交，但三阴交宜行运气手法，使针感向上传导，间歇动留针 15 分钟左右；治疗痛经，四肢穴位一般用泻法，腰骶腹部穴位宜平补平泻法（不可用强刺激），针旁加艾条温灸，以上穴位取效后，采用间歇动留针 30 分钟至 1 小时，每天 1 次，连续针 5 天，再停针观察 3 天。

对针刺催产、引产的临床研究，虞孝贞及其团队曾用自制子宫收缩扫描仪，以及嘉兴医疗仪器厂产的胎心宫缩监护仪记录的数据为客观指标，在针刺前后 20 分钟左右，连续描记观察，研究结果证明，针刺确有加强子宫收缩的作用，并能使不正规宫缩转为正规宫缩，从而达到催产、引产作用。通过观察，针灸对产妇和胎儿健康基本无影响，且对妊娠高血压有一定调整作用。虞孝贞在临床中发现，局部穴位引起宫缩较快，但不持久；循经远道穴位引起宫缩时间较慢，但作用持久；远近结合穴位引起宫缩时间相对较快而持久，故以远近穴配合为宜。局部的秩边，下近骶丛的阴部神经，针刺后宫缩反应速度迅速上升，起针后往往立即下降，说明针刺秩边有明显的神经反应特征（动物实验结果亦然）；远道穴位合谷、三阴交，针刺后，宫缩反应相对较迟缓，往往与低催产素时效相同，大约 20 分钟，其作用特点和体液调节（慢而持久）的特点非常相似，因此远道穴位的作用可能与垂体后叶分泌增加有关，因此远近结合组穴效果显著。在个体治疗中，选取有效穴位，还必须结合辨证（包括配穴和操作），方能更好地提高疗效，治任何病都是这样的。

相关医案：足月临产孕妇曹某，30 岁第 1 胎，当其宫口开大至 5cm 时，感到乏力，宫缩减弱，呈继发性宫缩无力，刺合谷、三阴交时，宫缩并不加强，后来问诊知其素有脾胃虚寒之症，乃加针中脘、足三里以和胃益气，用捻针补法，患者即感胃脘得舒，能进饮食，宫缩明显增强，留针 45 分钟后起针（中脘不留），宫口已开至 7cm，起针后 15 分钟，自然分娩。

不孕症，除男方因素以外，女方因素也有很多，有的属于生理缺陷，有的育龄期已过不易治疗，女方病理性不孕的原因有肾虚、宫寒、血虚、肝郁、痰湿等，妇科检查可能有子宫内膜异位、慢性附件炎、输卵管不通等，亦有多数患者检查无器质性病变，但有一个共同症状——月经不调。患者月经不调，或先期，或后期，或先后无定期，或多或少，或伴痛经，或带下较多，可用针刺辨证施治。如月经得调，带下痊愈，自能得孕。

中医将闭经分为血枯、血滞、痰湿阻滞 3 大类。虞孝贞认为，闭经不能死板地划分为这 3 类，如痰湿重，脾胃生化乏源，精血无以得生，亦能导致血枯经闭。因饮食生冷引起脾失健运，生化乏源导致血枯，进而导致闭经。应用温中健脾法使脘腹胀满得减，食欲增加，月经自可应时而下。故针灸治闭经与药物一样不能概用通法，必须四诊详切，以调理整体为主。虞孝贞还体会到，对闭经结合盆腔疾病的患者，针灸效果欠佳。人到中年形体日肥，往往也可以引起闭经，因痰湿，脂凝胞宫之故，西医学将其归属为内分泌失调，虞孝贞认为，此类情况早治疗有痊愈的希望，而且还有减肥的功效。

痛经患者大多为未婚少女，多因经期饮冷嗜酸、游泳，或长期伏案工作、情志不畅导致，多证属寒湿凝滞或气滞血瘀，亦有部分已婚妇女患有盆腔炎，进而导致湿热痛经。虞孝贞认为，针灸对各类痛经均有近期止痛的效果，如能坚持接受疗程治疗，多数可以根治，亦有少数子宫有器质性病变者，针灸效果较逊，如宫口狭窄较甚，严重盆腔炎症患者。此外，痛经患者在十七椎下及三阴交处大多有明显压痛点，故该两穴为治痛经之要穴。女性已往月经正常，偶然一次逾期未行，往往惶恐怀孕，急于要求针刺通经，此类月经逾期未行，常与情绪异常、饮冷等有关，应加做妊娠试验，未妊娠者，一般针刺合谷、三阴交或加关元，大多患者一次针治月经即来，其效甚佳。

十五、罗诗荣

（一）名医简介

罗诗荣，1923—2004年，男，祖籍安徽合肥，主任中医师，第二批全国老中医药专家学术经验继承工作指导老师。历任杭州市针灸学会（现杭州市针灸推拿学会）第三、第四届理事会会长，浙江省针灸学会理事，辽宁省丹东市中医院针灸顾问，阿根廷中华医学会顾问等。罗诗荣1938年矢志岐黄，师从伯父罗茂洲学习针灸。1943年起悬壶于杭州，应用传统针灸疗法解百姓之病痛。1958年参与组建杭州市针灸联合诊所并主持针灸临床工作，1999年起在杭州市下城区红十字会医院针灸专家门诊坐诊直至离世。罗诗荣从事针灸临床工作60余载，先后多次荣获浙江省、杭州市“劳动模范”称号，1989年被授予“全国先进工作者”称号，1991年荣获浙江省“白求恩式好医生”称号，1992年开始享受国务院政府特殊津贴，1994年获评“浙江省名中医”。

（二）学术渊源

罗诗荣16岁师从伯父罗茂洲，在安徽一带学习针灸，潜心研习粗银针疗法和长蛇灸法（铺灸前身），将伯父传授的毛茛长蛇灸法改良为隔大蒜铺灸法，并配合使用肉桂、丁香、麝香、斑蝥等芳香走窜、温阳壮督之品，因疗效显著，其后逐步形成了罗氏铺灸特色疗法。罗诗荣对铺灸治疗类风湿关节炎有较为深入的研究，他通过大量的临床研究表明，铺灸能降低类风湿关节炎患者的类风湿因子（RF）滴度，使部分患者的RF转阴，并证实了“铺灸能影响机体免疫功能，具有提高细胞免疫和抑制体液免疫的作用”。罗诗荣是罗氏针灸最具代表性的传承人，尤其是其在守正基础上创新改良的铺灸疗法，享誉海内外。罗诗荣倡导“铺灸督脉可疗痼疾”，并注重选位、选时、选药。罗氏铺灸注重技术传承，目前其第三代传承人有朱月伟、王健、卫海英等，第四代传承人有黄作辉、姜勤、杨伟颐等。

（三）学术思想

1. 重视强督温肾，创立铺灸疗法

罗诗荣认为，疾病的发生、发展皆由素体虚弱，阳气不足，卫外不固，风寒湿之邪乘虚侵入机体，而正虚无力祛邪，日久迁延，贼邪流注经络骨节，内舍肝肾，致使筋骨失养，经脉痹阻不通而发病。他认为，“肾虚为本，邪实为标”，临床治疗应以“强督温肾，益阳蠲痹”为大法，并推崇灸法。罗诗荣一方面潜心钻研中医传统灸疗方法，另一方面敢于突破传统思维，大胆创新，创立了一种有别于毛茛长蛇灸法的新灸法——铺灸疗法。铺灸疗法以独特的选位（大椎到腰俞）、选时（盛夏三伏天）、选药（斑麝粉、大蒜、陈艾绒等），为治疗临床顽疾开辟了新路径，在大量的类风湿关节炎、强直性脊柱炎等疾病的临床实践中彰显出良效。罗诗荣认为，铺灸疗法具有灸面广、艾炷大、火气足、温通力强等特点，非一般灸法所能及。他在艾灸的材料方面也做了创新，铺灸用500g去皮大蒜捣烂成泥，可解毒散寒消肿，合用斑麝粉（麝香粉、斑蝥粉、丁香粉、肉桂粉）1～1.8g，肉桂、丁香之品可温阳壮督，麝香、斑蝥芳香走窜、透骨通络散结，诸药合用，具有强督温肾之功，在提高机体抗病能力的同时可以疗除痼疾。

2. 重视辨经辨病，善用特定穴位

罗诗荣总结数十年的临证经验，认为针灸治病要严格遵循整体观念和辨证施治，辨经与辨病相结合，才能获取良效。临证时，罗诗荣首先通过“望、闻、问、切”四诊合参进行脏腑辨证，再结合疾病在经络上的症候和表现，具体推断何病何经，最后根据经络与疾病的关系“辨证施针”。如治疗胃痛，罗诗荣常取胃之募穴中脘、胃之合穴足三里；治疗腰痛，病在足太阳膀胱经者取委中、昆仑，病在足少阳胆经者取阳陵泉、悬钟，病在足少阴肾经者选太溪、大钟，病在督脉者选人中、后溪。

此外，罗诗荣临证善用特定穴治疗针灸临床常见病、多发病，具有取穴少而精，激发经气快，简便安全又高效等特点。如善用肺经原穴太渊治疗咳喘、

咯血等，用心经原穴神门、大陵治疗心悸、怔忡、失眠等，用肝经原穴太冲治疗胁痛、腹胀及肝阳上亢等。

3. 重视治神得气，妙用温灸祛疾

清代名家李守先云：“难不在穴，在手法耳。”罗诗荣临证时，特别重视治神，他认为，医者在操作时务必要集中精力、全神贯注，做到“目无斜视，手如握虎，心无内慕，如待贵人”，并细心体会指下针感，如未有沉、涩、紧之感，须行提插手法以导气、引气，让针下得气，留针守气，只有保持一定的针刺感和刺激量，才能取得佳效。对于一些疑难杂症，罗诗荣往往会妙用温灸法以获取良效。如用麦粒灸治疗带状疱疹，大多一次而愈；自制雷火针灸治面神经麻痹、肩周炎、网球肘、中风偏瘫等；用化脓灸治疗哮喘、慢性胃肠疾病，或预防中风、强肾保健等；自创“棒香无烟灸”，用于治疗风寒湿痹、网球肘等。

（四）临证经验

1. 铺灸治疗痹证病案

患者，郭某，女，26 岁，1989 年 7 月 23 日初诊。主诉：四肢关节肿痛半年，加重 1 月。现病史：半年前，患者因接触冷水受凉后出现四肢关节肿痛，伴关节活动受限，以双手第 3、第 4 指关节为甚，并持续加重。曾在当地医院住院治疗，诊断为类风湿关节炎，予激素和氨苄西林等药物治疗，疗效欠佳。近 1 月来病情加重，伴低热，关节肿胀疼痛，夜不能寐，晨起关节僵硬，影响活动，经人介绍由宁夏赶赴杭州寻求铺灸治疗。查体：患者神志清楚，痛苦面容，脸色潮红。体温 38.3℃，心率 88 次 / 分，呼吸 20 次 / 分。双肩、肘、腕、指及踝关节肿胀，压痛（+），双手第 3、第 4 指关节呈轻度梭状变形，关节屈伸不利，舌质淡红，苔薄白腻、脉弦细。红细胞沉降率 67mm/h，抗“O”833U，RF（+）。诊断：痹证（类风湿关节炎）。治则：温阳扶正，温经散寒。治法：铺灸。治疗后，次日即诉关节疼痛骤然减轻，四肢活动自如，体温降至 37℃。10 天后复查红细胞沉降率 40mm/h，抗“O”正常，RF（–）。嘱继续中药调理 2 周。半年后随访，患者诉回宁夏后一直上班至今，活动如常。

2. 针刺治疗哮喘病案

国某，男，16 岁，学生。1980 年 4 月 18 日初诊。主诉：胸闷气急时作 11 年。现病史：5 岁时，因受冷感冒失治导致病情发展为哮喘宿疾。初起每年发作 2 ～ 3 次，近年来发作频繁，受寒或劳累易发，多发于夜间，需急用氨茶碱和激素类等药物才能缓解。曾经多方医治，但见效甚微。此次因劳累而再发，故前来我院诊治。查体：患者形体消瘦，脸色㿠白少华，喉间痰声辘辘，张口抬肩，呼吸短促，口唇发绀，痰稀多泡沫，舌质淡胖，苔薄白根厚腻，脉微数。诊断：哮喘（支气管哮喘）。治则：温阳扶正，宣肺平喘。治法：针刺结合拔罐治疗。取穴：列缺、定喘、孔最、肺俞、风门。针刺列缺、定喘各 0.5 寸，孔最 1 寸，得气后施捻转刺法使针感向喉部放射，留针 15 分钟。肺俞、风门浅刺疾出加火罐 10 分钟。针后哮喘症状缓解，气急转平。罗诗荣遵治病求本之训，嘱患者伏天来院继续针灸治疗。同年伏天，予患者督脉铺灸 2 壮，当年哮喘未再发。随访 7 年，患者诉未服任何药物，哮喘未再复发，参加劳动如常。

3. 麦粒灸治疗蛇串疮病案

陈某，男，31 岁，工人，1984 年 5 月 8 日初诊。主诉：右侧胸胁部疼痛 2 天。现病史：2 天前，患者无明显诱因出现右侧胸部疼痛并逐渐向腰部延伸，痛痒异常，影响睡眠，无头痛发热。查体：右侧胸胁、腹部散在两簇米粒般大小的密集疱疹，疱壁紧张发亮，局部肤红，压痛（+）。诊断：蛇串疮（带状疱疹）。治则：调和营卫，活络止痛。治法：麦粒灸。操作：在初发的疱疹首端，找疱疹较密集的左右两处，俗称“蛇眼”，再找疱疹延伸尾端前后一二处，俗称“蛇尾”，“蛇眼”“蛇尾”常规消毒后，搽蒜汁，各放置麦粒大小的艾炷，点燃后施灸。医者用口对准艾炷微微吹风，速燃艾火（泻法），当患者感到灼痛甚时，用镊子将艾炷夹去，如此按先眼后尾的顺序灸治 3 壮。麦粒灸“蛇眼”“蛇尾”各 3 壮后，用艾条局部薰灸 15 钟。灸后患者诉当晚痒痛均减；第 2 天疱疹不再延伸，继续艾条薰灸 15 分钟；第 3 天见疱疹开始焦头，刺痛已消；第 5 天疱疹结痂脱落而获痊愈。

十六、高镇五

（一）名医简介

高镇五，1927 年 1 月出生，男，浙江慈溪人，教授，主任中医师。历任浙江中医药大学针灸系主任，浙江中医药大学院报编委，中国针灸学会理事，中国腧穴研究会理事，浙江省科学技术协会，浙江省针灸学会副会长，甘肃中医药大学针灸顾问，天津中医药大学振兴针灸函授学院顾问。高镇五业医 50 余年，对危重病症，如心绞痛、高血压、急性热病等有丰富的治疗经验，对心律失常、眩晕、痿证、癫痫、聋哑、面瘫、坐骨神经痛等疑难杂症亦颇有治疗心得。任主编或副主编的著作有《针灸解剖学图谱》《新针灸学》《针灸学》《浙江针灸医案选》等，参编著作有《中国针灸治疗学》《针灸学》等6本教材。发表《针刺纠正心律失常的临床观察》《针灸治疗心动过缓的临床观察》等论文30余篇。获科技进步、教学成果、优秀教材、优秀论文等奖项共8项。其作为执行编委的《中国针灸学》录像片被世界卫生组织、世界针联等授予金奖。

（二）学术渊源

1939年高镇五随父高圣水习医。1947年进入承淡安创办的中国针灸学研究社研习针灸。1948年开业行医。1949年毕业于天津国医函授学校。1950年进入余姚县逍林诊疗所（今逍林中心卫生院）工作，并于浙江中医进修学校（今浙江中医药大学）中医师资班深造两年。曾走访陆瘦燕、马雨苏、金文华、陈佩永请求教益，在治疗疾病中重视辨证，讲究因人因病因穴因时因地制宜。

（三）学术思想

1. 关于温针灸的应用与研究

高镇五认为，温针灸具有针刺、温灸双重作用，适用于阳气虚衰，阴寒凝滞等慢性疾病，如痹证、瘫痪、经脉瘀滞、心肺气虚、脾胃虚寒、肾阳衰微等。毫针有材料、粗细的区分，艾炷有大小、松紧的不同，这些都直接影响着温针灸的作用。20世纪60年代中期，高镇五对不同材料的毫针温针灸时的针体温度及温度的上升速度和持续时间，艾炷大小、松紧、壮数同针体温度的关系，温针灸同气候温度的关系，温针灸时针体各“点”温度的实践意义，温针灸时皮肤灼伤起疱等问题，进行临床观察和实验研究。高镇五对实验结果分析论证，总结如下五点。

第一，就毫针的材料而言，银针较不锈钢针、钢针，针体温度上升的速度更快，灸温持续时间更长，这一结论与金属自身之导热性能一致。

第二，就针体的粗细、长短而言，粗针、短针行温针灸时温度上升的速度较细针、长针快。综上两点可知，银针、粗针，温针灸时针体升温快、温度较高；不锈钢针、细针，温针灸时针体升温慢、温度较低。不同质量毫针用于温针灸时，确有灸量的区别。

第三，艾炷体积的大小对针体温度的影响并不大，大艾炷因艾量大之原因，仅令温热刺激的持续时间有所延长。另外，艾搓揉较为松散者，其针体温度略高于紧致的艾炷。除艾炷自身因素外，艾炷的放置亦有讲究。放置艾炷时最好将其完全套入针柄，使艾火能最大范围地接触针柄，有利于升高针温及延长温度持续时间，提高温针灸之疗效。艾炷燃端以朝向皮肤为宜，其与皮肤之灸距，经研究以 3cm 左右为佳。

第四，就艾炷壮数而言，连续更换艾炷，针体温度并无明显升高，仅仅起着重复及延长温针灸时间的效果。

第五，除针体及艾炷自身因素以外，高镇五对针体温度与周围环境温度之关系进行研究，实验数据表明，针体温度的高低与室温成正比，即室温越高，针体对应部位的温度就越高。因此，临床上使用温针灸时，维持合适的室温对提高温针灸的疗效有着一定意义。

此外，高镇五对相关实验数据进行整理分析后发现，行温针灸时针体各测试点的温度之间存在显著差异，越靠近针柄（热源），温度越高，且此差异在使用银质针时尤为明显。换言之，针刺的皮下组织与针体之间的温度差受针刺深度影响，针刺深度越深，温度差就越大。现代科学已证实热传导是热量传递的 3 种基本途径之一，而物体或系统内存在温度差是热传导的必要条件和驱动力，根据傅里叶导热定律，温差大，热传导时间越短，传导速率越快。基于这一理论可得出，合理的针刺深度，有利于增强温针灸时的热传导效应，进而提高疗效。高镇五强调，临床治疗中，应以安全针刺为前提，随证而治，根据病情分析所需灸量，灵活掌握针刺深度，以发挥温针灸最佳的治疗效应。

温针灸为灸法之一，故治疗过程中可能会有灸疱之损伤。但针与灸之结合，令温针灸之灸疱有可控性。高镇五通过研究发现，温针灸造成的灸疱，可以毫针之粗细、长短等调节。但医无小事，高镇五强调，此调节的前提是综合评估患者病情、体质等因素，慎重决定，且事先与患者充分沟通，告知其可能的不良后果，征得患者同意后再进行操作，灸毕需要再次交代患者灸疱处理的有关注意事项，严防感染，避免引起患者的恐慌情绪或增加患者不必要的心理负担。使用银针、粗针等进行温针灸时，由于针体温度高，操作时须注意避让血管、神经干等重要组织，审慎行之，安全为要。

2. 关于针刺补泻

高镇五认为，振奋正气，祛除邪气，全凭徐疾手法之功。对久病多虚的慢性内脏疾病，必须按疗程逐渐取效。首先是患者能接受针刺治疗，与医生密切配合，如果施以重而难受的针法，针治数次后，会使患者耗气，感觉疲乏，产生惰性反应，且往往患者不易坚持治疗，这对针灸疗效不利。而实证是邪盛，属急者多，急则治标，泻邪务求迅速，不能让邪久留体内，留久则必伤正，后患无穷。高镇五认为腧穴具有相对特异性，某些腧穴偏补，如关元、气海、肾俞、命门、腰阳关、足三里等，某些腧穴偏泻，如井穴、荥穴等。经络在脏腑五行生克关系之间是密切贯通的。根据“虚则补其母，实则泻其子”（《难经·六十九难》）的学说，又有母穴属补，子穴属泻的穴性。高镇五常用五行生克、子母补泻学说选择腧穴，获得良效。

3. 关于脏腑病取穴

高镇五致力于脏腑病研究，脏腑病是针灸科之基础疾病。针灸必须扩大病种，增加针灸的社会效益。不少屡经药物治疗无效的脏腑病，经高镇五针灸治疗后，常获良效。他认为治疗脏腑病的腧穴，当推俞、募、原、络、合、郄。“华佗夹脊”是华佗取背俞的方法，他亦常用“华佗夹脊”穴代替背俞穴，背俞穴是脏腑之气输注较集中的部位；募穴为脏腑之气会聚之处；脏腑之气在原穴反应最易；络穴能直接沟通表里阴阳二经；合穴乃内外经气会合之处；郄穴之特性是善治急性病证。高镇五在配穴方面是灵活多样的，既用俞募、原络配穴法，也用俞合、募合、原合、俞原、募原、络郄等相配，因病制宜。

（四）临证经验

1. 分经论治心律失常

高镇五对针灸治疗心律失常具有丰富的经验。高镇五认为，针灸治疗心律失常具有较好的远期疗效，是一种简便验廉的绿色治疗方法。对不同类型的心律失常进行辨证论治，取穴亦有所不同。

窦性心动过缓的患者，以内关、列缺、膻中、足三里为主穴，心气虚者上列穴位每次取 1 ～ 2 穴；心胆虚者加素髎或大椎；气阴两虚者加神门，或安眠、三阴交；心脉痹阻者加三阴交或膈俞。具体刺法要求：入皮快缓慢进针，要求徐徐“得气”，以有弱或中等感应为主。“得气”后持续运针“守气”半分钟，然后留针 5 ～ 15 分钟。出针前运针 15 ～ 30 秒钟，再徐缓起针，用消毒干棉球按针孔片刻。胸闷胸痛明显，或眩晕或伴失眠者，留针每隔 3 ～ 4 分钟可捻转、提插或按压 1 次，每次半分钟左右，使患者有中等感应。素髎操作用刺皮刮柄法：针刺入皮约半分，左手拇指从上向下刮柄 1 ～ 2 分钟（1 次 / 秒）。大椎用温针灸，或针刺加艾条温和灸。

窦性心动过速或期前收缩的患者，以内关、神门、心俞（或厥阴俞）为主穴，每次选用 1 ～ 2 穴，心气虚者加膻中或足三里；气阴两虚者加三阴交、安眠或肾俞；心脉阻闭者加膻中、膈俞或三阴交。以捻转结合提插的平补平泻手法为主，得气后有中等感应，留针 10 ～ 20 分钟。脉促、胸痛明显者，间歇运针，行泻法。每日或隔日针治 1 次，8 ～ 10 次为 1 个疗程。

高镇五认为，疗效与病程长短相关。一般病程短效佳，病程长效差，5 年以上病程的患者效果就不会十分理想。高镇五在对心血管疾病患者治疗的长期实践中，认为针刺内关几乎对所有的心律失常患者具有良好的效果。他在心律失常患者治疗后，经常随访患者1～4年，以确定疗效、总结经验。他发现，凡是疗效稳定的患者，都能够经常注意饮食起居，如起居有定时，保持充足的睡眠；注意寒暑，预防感冒；避免精神刺激；能够控制烟酒等。

2. 探索甲根新穴

高镇五在临床使用“井穴”治病时，发现了甲根穴。甲根穴位于手指背侧，甲根后缘皮肤侧0.1cm处，自内角至外角呈弧形，其部位正在甲根部，故称甲根穴。该穴位用指甲切压时很敏感。每指1穴，共10穴，各指分别名为拇根（拇指）、食根（食指）、中根（中指）、环根（无名指）、小根（小指）。甲根穴常用爪甲切压法进行治疗，也可用针刺。经过较系统的临床观察，高镇五总结出甲根穴的共同主治：昏迷、发热、中暑、疼痛、小儿急惊风、瘖证、手指麻木等，拇根、食根、中根、环根、小根各有相应主治。各指甲根穴的主治病证是此穴之特点，治病方便有效，犹如家庭常备良药，可教会患者使用，自疗自救。但对不同疾病，又应该选择相应的甲根穴进行治疗，才会获得更佳的疗效。如对心律失常的患者，建议使用环根和小根，比使用其他手指的甲根穴效佳。

3. 发现咯血验穴

高镇五重视觅师访贤，搜集民间一技之长。1965年，他在民间采访时，学到了针刺睛明穴治疗肺咯血的经验。睛明穴治肺咯血，历代针灸文献都没有记载。高镇五认为睛明穴是足太阳膀胱经腧穴，其经循行“入络脑”，而脑乃元神之府，针刺睛明穴具有宁神镇静的作用，神静则血宁，故其有治肺咯血之功效。他把睛明穴主治咯血的功能，写进了他主编的《新针灸学》一书。

病案：1979年10月，患者为中年女工，有支气管扩张咯血史，至今已10余年未发。近因感冒，频频咳嗽，引起咯血。当日又咯血多口，形寒，肢末欠温，舌质暗，苔薄白，脉沉细数。时值秋燥，肺阴偏虚，咳频损伤肺络，治当润肺止咳，宁嗽止血。处方：睛明、尺泽、列缺。操作手法：睛明用直径0.28mm的细毫针，迅速入皮后缓缓刺入1.4寸，得气感应稍弱，留针20分钟，尺泽、列缺二穴用平补平泻法，得气感应中等，间歇动留针20分钟。次日复诊，患者诉昨日针治后未再咯血。每日治疗1次，共治4次告愈。半年以后，患者又患感冒咳嗽，咯血复发，遂来针灸治疗，仍照前法针治，3次告愈。

4. 取督脉诸穴治顽固性失眠

高镇五常取督脉大椎、百会、风府、命门等穴，施以补法，并与艾灸配伍，治疗顽固性失眠。

不寐症，辨证为心神不宁、心肾不交或脾胃不和，常选用心经、心包经，或肾经、脾经、胃经之腧穴治疗。但对某些顽固性失眠，经上述经穴治疗多个疗程无效，患者常彻夜难寐，并伴全身畏冷，阳气虚弱，头晕脑昏。高镇五常取督脉大椎、百会、风府、命门等穴，施以补法，并与艾灸配伍治疗，使顽固性失眠者治愈颇多。难寐原以阴虚为主，病久则导致阴阳两虚。督脉“上贯心”“入络脑”，又主一身之阳，选督脉治疗可振奋阳气，使脑静神宁，难寐自愈。

十七、阮少南

（一）名医简介

阮少南，1932 年出生，男，祖籍浙江绍兴，主任中医师，第二批全国老中医药专家学术经验继承工作指导老师。自幼随父学习中医针灸，1947 年进入承淡安主办的中国针灸学研究社函授部学习，1948 年毕业于中国针灸学研究社函授部及天津国医函授学校。1949—1955 年在绍兴市北后街 210 号行医施针，1956 年参与组建绍兴市府桥中医联合诊所，同年 8 月联合诊所解散后进入绍兴市第一医院针灸科工作。1962 年被评为绍兴市名中医。1970—1977 年先后调至绍兴市红山卫生院、绍兴市第二人民医院中医针灸科工作。1978 年进入浙江省中医药研究所针灸科工作。1980—2007 年任浙江省针灸学会副会长。1992 年起享受国务院政府特殊津贴。历任浙江省第六届政协委员，浙江省第七届政协常委，浙江省第三、第四届针灸学会副会长，第二批全国老中医药专家学术经验继承工作指导老师。1996 年被聘为浙江省名中医、浙江省老科学技术工作者协会优秀工作者。1997 年入编《中国中医年鉴杏林人物栏》。1998 年被英国剑桥国际名人传记中心咨询委员会聘为委员。先后应邀赴奥地利、澳大利亚、新西兰、新加坡和日本等国讲学，为国际培养了百余名针灸专业技术人才。

（二）学术渊源

阮少南出生于中医世家，自幼随父阮耀南学习中医针灸，拜师承淡安、贯学尤等。从《幼学琼林》，到《黄帝内经》《伤寒论》《针灸大成》等医学经典著作，他潜心研习，熟记于心。他主张衷中参西，发扬中医特色，把中医学、针灸学及西医学三者有机结合。阮氏针灸源于三国时期“竹林七贤”阮籍、阮咸。阮氏针灸第一代至第四代先祖的记录已无法考证，第五代传人阮魁元曾在北京市前门大栅栏街“七贤堂”中医诊所坐堂行医。第六代传人阮耀南先后执业于北京“七贤堂”中医诊所和当时的绍兴县“卫生医局”中医诊所。阮耀南擅用阮氏复式补泻手法，以特制金质针灸针，辅以艾灸、拔罐、中药、膏药、药酒等医治患者。阮少南为阮氏针灸第七代传人，其子阮步青、其女阮步春为第八代传人，阮步青之女阮晨、阮步春之子朱奇为第九代传人。阮少南已培养了百余名中、高级医务人员和外国留学生。出版专著、合著有《常见病针灸治疗》《神经系统疾病针灸治疗》《中国当代针灸名家医案》《名医针灸精华》《现代针灸医案选》等，发表学术论文20余篇。阮少南临证主张衷中参西，中西医结合，擅长癫痫、抽动症、儿童发育异常、类风湿关节炎、强直性脊柱炎、胃黏膜肠化等疑难杂症的诊治。

（三）学术思想

1. 辨病辨证结合，注重临床疗效

阮少南临床主张衷中参西，中西医结合，中西医并重。首先在充分发挥中医“四诊合参”“八纲辨证”等特色的基础上，有效结合西医学的检测技术，以全面、深入地“辨病”，然后根据疾病的病因、病性、病位及邪正盛衰的关系等正确“辨证”，最后依辨证结果确定相应的治则和治法。

阮少南临证时，特别重视临床疗效，故在应用针灸防治经络、脏腑病证时，非常关注穴位的配伍，务求做到“辨证选穴”。如治疗中风偏瘫，在常规选取肩髃、曲池、合谷、环跳、风市、阳陵泉、昆仑等局部“治标”穴位的基础上，必定结合辨证选穴以“治本”。痰湿阻络者配中脘、足三里、丰隆，以祛湿化痰、温经通络；阴虚阳亢者配肾俞、太溪、百会、行间，以育阴潜阳、息风通络；气血亏虚者配百会、关元、足三里，以补气益血、通经活络；脉络瘀阻者配膈俞、血海、气海，以益气养营、活血化瘀。又因中风病相当于西医学的脑卒中，其病位在脑，故阮少南常取对侧头部的三阳经针刺，以加强刺激，促进脑局部血液循环。

2. 针灸药兼施，除顽症痼疾

阮少南临床擅用特制金质针灸针施复式补泻手法，并辅助艾灸、拔罐、中药、膏药、药酒等医治患者。针刺操作前，阮少南先根据“四诊合参”进行辨证，再根据辨证结果选穴配穴，选用不同长短粗细的毫针，或（并）进一步选用灸法（如温针灸、化脓灸、隔药灸、麦粒麝香灸等）、拔罐疗法（如闪罐、走罐、留罐等）、膏药外敷（如传统大黑膏、现代麝香止痛膏等）及中药内服外用（如中药汤剂、药酒、中药制剂等）等，只要有利于疾病治疗的，都可为阮少南临床所用。

阮少南认为，“顽症痼疾、体弱多病者，必在针灸治疗同时加服中药，多管齐下，内外兼施。”对于疑难杂症，阮少南特别崇尚唐代名医孙思邈提出的“良医之首乃汤药攻其内，针灸攻其外”。汤液与针灸，法异而理同，不可偏废。因此，阮少南特别强调“针灸药”内外相夹，“病无所逃矣”，如此方能治重病、起沉疴。

3. 补虚泻实强督，重视手法应用

阮少南认为，“针刺手法是疾病取效之关键”。阮少南进针操作时神情专注，多采用单手进针，以右手拇指、食指持针，根据针之长短，灵活应用中指、无名指及小指定穴，押手切位，迅速破皮进针。阮少南临证时非常注重“辨气”，刺穴时若针下出现“如闲处幽堂之深邃”的空松感，乃气虚或气血不足所致，当行补虚手法；如若针下出现“邪气来也紧而疾”的紧快感，乃气滞血瘀或寒凝阻滞所致，当予泻实操作；若针下出现“谷气来也徐而和”的缓柔感，乃平和状态，平补平泻即可。

阮少南重视强督，善用督脉以充髓补脑，治疗本经和他经疾病。如取百会、风府、大椎、四神聪等治疗阿尔茨海默病、小儿大脑发育不全、小儿多动症、癫痫等疾病；取身柱、灵台、肺俞等治疗呼吸系统疾病；取命门、腰阳关、肾俞、气海俞等治疗泌尿生殖系统疾病；取神道、百会、心俞等治疗心血管系统疾病；取百会、大椎、四神聪、印堂等治疗神经系统疾病等。在治疗风湿性疾病时，阮少南还独具匠心地运用督脉之人中、百会、大椎、风府等穴位，并取得明显疗效。

（四）临证经验

1. 急性横贯性脊髓炎病案

患者，男，45 岁，农民。发病前一日被阵雨淋湿后，自感脊背作痛，次日双下肢不能动弹，但无痛感，伴小便不利，急诊入某医院神经内科，诊断为急性横贯性脊髓炎。经西药治疗 2 周余，热退身和，唯双下肢软瘫及尿潴留如故，遂邀针灸科会诊。诊见：患者神疲识清，面容淡白，胃纳不振，大便秘结，小便潴留，第 11 节胸椎以下感觉消失，双下肢呈弛缓性瘫痪，肌肉松弛，舌质淡，苔白，脉濡。中医诊断：痿症、癃闭。治以达邪通关为主，佐振脾胃。处方：风府、大椎、第 10 ～第 12 节胸椎夹脊、水道、中极、膀胱俞、阴陵泉、悬钟、天枢、大肠俞等穴，均行泻法；脾俞、足三里，均行补法。每日

1次，每次5～7穴。患者经治疗1周后，小便已能自解，大便亦下，下肢感觉渐复，纳谷增加，此乃邪渐疏泄，腑气得通之候。

前方虽效，推余邪未清，施以标本兼顾之法，原方出入加减。处方：风府、大椎、第10～第11节胸椎夹脊、悬钟，均行泻法；章门、肾俞、京门、肝俞、期门、脾俞、中脘，均行补法，每日1次，每次5～7穴。患者经上方治疗39次而愈。

2. 中风偏瘫病案

患者，男，56岁，有高血压病史10年。1977年12月突然昏迷，急诊入某医院，诊断为脑出血及高血压，经抢救脱险。但后遗右侧肢体、颜面瘫痪，经中药、西药及针灸治疗1年，疗效不著，故前来求诊。诊见：患者神志清楚，面色红润，语言不利，右侧颜面瘫痪，同侧肢体不遂，肌肉痿软，口干不欲饮，胃纳尚可，尿频数，舌绛有裂纹，苔薄黄微干，脉弦滑。中医诊断：中风半身不遂。治则：育阴潜阳，息风通络。治疗：太溪、肾俞，均行补法；百会、行间，均行泻法；右侧颊车、地仓、肩髃、曲池、合谷、环跳、风市、足三里、昆仑，均行平补平泻法；海泉，三棱针点刺出血，隔日1次。患者经上法治疗30余次，血压维持在正常范围，偏瘫基本消失，其余诸证悉除，可以参加工作。

3. 淋巴结炎病案

患者，女，23岁，1997年9月初诊。患者于1997年5月初因低热、盗汗、乏力、消瘦，左颈部胸锁乳突肌前方有多个大小不等椭圆形肿块来院就诊。局部麻醉下行锁骨上淋巴结活检，病理报告为“左锁骨上坏死性淋巴结炎”。经消炎、激素等内科治疗无效，于同年6月行手术切除。1997年8月初，患者发现右颈部出现肿块，某医院B超显示：右锁骨上淋巴结1cm×1cm。为求中医治疗，9月初来本科就诊。诊见：患者消瘦，右颈部淋巴结压痛，皮肤颜色正常，伴低热、乏力，舌胖偏绛，苔薄，脉弦。行针药结合治疗。针灸选穴：百劳、大椎、少海、曲池、列缺、照海。操作手法：曲池行泻法，不留针；百劳行补法；大椎、少海、列缺、照海行平补平泻法，留针20分钟，隔日1次。中药处方：夏枯草15g，山海螺15g，牡丹皮12g，神曲15g，野菊花12g，蒲公英15g，紫花地丁15g，忍冬藤30g，赤灵芝30g，生地黄12g，山慈菇15g。上法随症加减，调治半年，患者肿块消失，低热乏力等症随之而去，随访未见复发。

十八、杨楣良

（一）名医简介

杨楣良，1933—2008年，男，祖籍浙江杭州，主任中医师，全国老中医药专家学术经验继承工作指导老师，浙江省名中医，享受国务院政府特殊津贴，获称国务院授予的“有特殊贡献专家”。历任北京中医门诊部中医科和针灸科主任，浙江省中医药研究院针灸科主任，中国针灸学会经络研究会理事，中国特种针法灸法研究会委员，中国针灸专家讲师团教授，浙江省中医药高级职务评审委员会委员，浙江省针灸学会常务理事，浙江省针法灸法研究会主任委员，《浙江中医杂志》编委，浙江中医药大学学术委员等。著有《实用针灸手册》《中国钩针疗法》《钩针的理论与临床》《芒针疗法》《中国经络文献通鉴》等。其国家发明专利“钩针”被国家中医药管理局定为“百项中医临床实用技术研究及推广项目”。杨楣良曾赴法国、德国、英国、日本、中非等国进行讲学访问，在国内外刊物发表学术论文70余篇，蜚声海内外。

（二）学术渊源

杨楣良于1947年涉足医林，先攻内科，后学针灸。早年师从浙江名医张硕甫（内科）、马雨苏（针灸），1951年毕业于北京中央卫生部针灸研究所针灸师资班，亲聆朱琏、王雪苔、许式谦教诲。后进入北京中医学院（今北京中医药大学）西医班进修，1965年赴北京中医学院（今北京中医药大学）继续深造，师从中国工程院院士程莘农和姜揖君。杨楣良深受《黄帝内经》《类经》等中医经典著作影响，勤求古训，注重辨证论治，强调理法方穴术，其不泥成规，博采众长，勇于创新，善于选用多种特殊针法治疗疾病，并独创杨氏钩针疗法。杨楣良之女——杨薇作为杨氏针灸的学术继承人，从事中医药基础研究、针灸临床及科研已有30余年，同时担任浙江省针灸学会理事，中国针灸学会会员。杨薇善于归纳总结杨楣良的学术经验及思想，发表《杨楣良学术思想探讨》《杨楣良应用特种针法的特点及经验拾贝》《杨楣良针灸论治经验举隅》等多篇论文。

（三）学术思想

1. 用穴精当，善调气治神

杨楣良常谓“用穴如用兵，穴不在多，而在精”，其主张在辨证明确的前提下，处方配穴务求精练，从而达到一穴多效、多用，效专力宏的治疗效果。除取单穴妙用之外，在配穴处方时还擅用八脉交会穴、特定穴、马丹阳天星十二穴等。同时，杨楣良强调针灸治病，重在调气治神。“调气”指“和气之方，必通阴阳”，即通过调节机体在病理情况下的阴阳失衡，使紊乱的气机得以调整，机体抗病能力得以增强；“治神”强调医者在针刺过程中要全面掌握患者的精神状态、情绪变化等，并调动患者的主观能动性，鼓舞其战胜疾病的信念，并且医者对患者应有“如待贵人，不知日暮”的精神，手法操作时要认真细致，定心凝神，与患者密切合作。

2. 特种针法起沉疴

杨楣良认为，现代疾病谱的有所改变，病种繁多，病情复杂，若独守毫针一法则多有局限，杨楣良在《灵枢·官针》“九针之宜，各有所为，长短大小，各有所施也”的启迪下主张使用多种针法，并根据辨证论治选择合适的针具。杨楣良在临床上经常使用的特种针法有火针、皮内针、耳针、耳穴压丸、芒针、三棱针、电针、皮肤针、挑治、钩针、手针、头针及《灵枢·官针》中的各种针法。杨楣良在九针基础上，独创杨氏钩针疗法，其自制钩针，并仿《灵枢·官针》“恢刺”“齐刺”之意，不出针而改行“一穴多向”刺，提出钩拉法、弹拨法、震颤法、按摩法、推刮法五大钩针操作手法，在治疗肱骨外上髁炎、肩关节周围炎、肋软骨炎等多种疾病上疗效显著。对于急重症的治疗，杨楣良创立针刺“十法”以救急危，包括清热解毒法、宣肺定喘法、息风解痉法、醒神开窍法、理气止痛法、活血化瘀法、回阳固脱法、泄热通淋法、清肠导滞法、通里攻下法。杨楣良还总结创立了“无痛针刺法”，深受患者的欢迎。

（四）临证经验

1. 肋软骨炎病案

施某，男，37岁，1994年5月6日初诊。自述右胁肋局限性胀痛8年。患者多年来右胁第6肋腋中线局限性胀痛，呈持续性隐痛，间有剧痛，局部拒按，不能向患侧侧卧，转侧身躯时常引起疼痛，最疼点触之为锐痛，X线、CT检查均未有阳性发现。经多家医院诊治，多数诊断为肋软骨炎。曾经针灸、拔罐、小针刀等多种治疗方法，效果不明显。综观脉证，断为气滞血瘀。治以疏肝理气，活血化瘀，行气止痛。治疗：以钩针治疗为主，配合推刮、弹拨加按摩法，局部闪火法拔罐，静置10分钟；毫针刺内关深透外关。患者术后自觉轻快，锐痛消失，但身躯转侧时仍有胀痛。持续治疗，每周2～3次，治疗5次后，患者可向患侧睡卧，痛压范围缩小；15次治疗后基本痊愈；观察11个月，情况良好。

钩针疗法对本病，尤其属外伤引起者，效果满意。在治疗期间，应嘱患者注意休息，避免过度劳累；若非外伤引起者，应针对病因辨证治疗。

2. 落枕病案

卞某，男，45 岁，1987 年 4 月 8 日初诊。患者晨起突感右侧项强而痛，头不能转侧，痛及肩背，躺下时剧痛难忍，服止痛药无效。病属落枕，因睡时姿势不当，累及少阳经脉，经筋戕伤，经气闭遏所致，治以舒筋活经。治疗：行单穴巨刺法，取健侧内关，行泻法，施导气手法，使针感传至肩内侧，运针同时嘱患者活动其颈部，2 分钟后颈项强痛消失，活动自如，痊愈矣。

杨楣良根据内关的特定经络位置和“内关主刺气快攻，兼灸心胸胁疼痛”的古训，临证中悟出内关对痛证的效验，他常用内关治疗急性痛证如急性腰痛、颈项强痛、胸胁痛、腹痛、胃脘痛、心前区痛，以及挫伤岔气痛等，每每手到病除，异常灵验。他指出，内关是手厥阴心包经之络穴，与阴维脉相通，又与三焦经之原穴阳池为主客原络关系，一穴贯连三经，其经络贯穿心腹及脏腑，因此可治各种痛证。

3. 头痛病案

阿某，女，28 岁，1955 年 4 月 10 日初诊。患者头痛 5 年余，以前额及右侧眉棱骨为最，痛势绵绵，有空痛感，并有视物模糊。伏案低头工作过长，则疼痛加剧，甚则恶心，且伴眩晕、耳鸣等症。经国内外多家医院诊治，无明显疗效。诊其脉沉缓，舌质淡，苔薄白，面黄无华。病属血气不足，精血不能上乘，脉络空虚，累及阳明，发为头痛。治疗：主取阳明经穴，双侧足三里施补法，健侧合谷、患侧风池均施平补平泻法，每次留针 25 分钟；阳白透攒竹，埋针，进针 1 寸呈平刺，得气施泻法后用胶布固定，留针 48 小时。患者复诊诉两天来头痛症状完全消失，伏案工作亦无不适。仍按上法巩固治疗 1 次，停诊 1 个月后，患者一切正常。

该患者病因血气不足，精血不能上乘，脉络空虚，累及阳明，发为头痛，故治疗宗“虚则补之”大法。就其病位，前额眉棱骨为阳明经脉分野之处，故取足阳明“合穴”足三里和手阳明“原穴”合谷，且用补法，旨在培补气血。风池属足少阳胆经，足少阳胆经、阳维之会，主治头痛。以皮部理论为指导，采用特种针法的皮内埋针法，阳白透攒竹，用长时间留针的方式激发经气，加强其理气镇痛效果，疾病可霍然痊愈。

4. 哮喘病案

李某，女，41 岁，1977 年 12 月 16 日初诊。患哮喘 3 年余，易发于秋冬季节，近来为外感所袭，致咳喘剧烈，时见张口抬肩，整日倚墙而靠，吐白沫痰。检查：口唇发绀，双肺可闻及哮鸣音，脉象弦滑，舌质淡，苔薄腻。辨为风寒外袭，肺气不宣。拟宣肺定喘、化痰止咳为治。治疗：针刺，内关（左）、列缺（右）；埋内皮针，天突、膻中；拔罐，风门、肺俞、厥阴俞，再行走罐，罐留于肺俞 15 分钟。治疗后患者气逆稍平。二诊后，已能平卧，咳呛亦减。三诊后，哮鸣音基本消失，气息调顺，脉象弦细，舌苔薄白腻，针足三里、曲池以善其后，并嘱患者每日自我按摩足三里穴 5 分钟。观察 1 年半，患者除外感时略有咳嗽外，哮喘再无大的发作。

十九、盛燮荪

（一）名医简介

盛燮荪，1934—2022 年，男，祖籍浙江桐乡，主任中医师。1952 年进入嘉兴市第一医院工作，从事中医针灸临床工作 60 余年，学验俱丰。1985—1987 年参加中国援马医疗队。1996 年被评为浙江省名中医，2003 年被评为第三批全国老中医药专家学术经验继承工作指导老师。2013 年应邀赴日本讲学。曾任嘉兴市第一医院中医针灸科主任、浙江省针灸学会副会长、嘉兴市针灸学会会长、浙江省中医学会理事、嘉兴市中医学会副会长、《浙江中医杂志》特约编委、《嘉兴医学》编委等职。先后获嘉兴市优秀专业人才、嘉兴市职工职业道德建设十佳先进个人、嘉兴市首届医师终身荣誉奖等荣誉。在国内外医学期刊上发表论文 150 余篇，出版《校注经穴会宗》《宋明浙江针灸》《浙江近代针灸学术经验集成》《中国古典毫针针法启秘》《王孟英医论医著菁华》等中医针灸专著 8 部。对浙江古今针灸学术进行了深入、系统地研究，先后完成“浙江省古代针灸学术源流研究”“浙江近代针灸学术研究”等省级项目研究。

（二）学术渊源

盛燮荪出生于中医世家，先后师从名医湖州杨泳仙、杭州张治寰、嘉兴朱春庐学习中医内科、妇科和针灸学，勤习《黄帝内经》《伤寒论》《针灸大成》等中医经典著作。在长期从事中医针灸临床工作的同时，特别重视针灸文献的研究，善于探究针灸文献的精奥，在针灸学术上创见颇多，影响深远，并形成了以其为代表的盛氏针灸学术流派。盛燮荪先后提出了《黄帝内经》刺法气血纲要论、针刺方向论、针刺先后顺序论、针法与穴法相应论、《黄帝内经》五体针法论、腧穴变通取用论、平补平泻与小补小泻论、透穴针法论、上补下泻刺法论和强壮灸法论 10 个专题论见，并创立了骨边刺法、针灸处方“主客辅应俞募奇”七字诀等学术论见和临证经验。擅长应用传统针灸结合中药治疗肝病、脾胃病、妇科杂病和风湿病等。黄龙祥这样评价他："淡泊名利，扎根基层，一心为民，一生探索……走了一条从理论到实践，再从临床回到理论上来的探索之路。"

（三）学术思想

1. 潜心研习中医经典，博采众说颇有创设

盛燮荪精研《黄帝内经》《难经》《标幽赋》等经典书籍，认为五体刺法理论不仅可应用于形体病证，也可用于脏腑病证。其创立的骨边刺法对痛证治疗具有指导意义。他从两个方面解释了飞经走气之义，并将气血理论与飞经走气相结合。盛燮荪总结了《金针赋》《针灸大成·三衢杨氏补泻》《针灸大成·南丰李氏补泻》三家刺法的异同，创立了凉热补泻一步法，扩充了针刺补泻的范围。他校注了凌云的《经学会宗》，总结了凌氏针法的特色。他系统归纳了刺法手法、透穴针法和浅刺针法等方法，如持针有 3 法、进针有 6 法、行针有 26 法，以及浅刺有 5 种常用手法和 7 种形式等。

盛燮荪认为透针刺法属于毫针深刺之法，包含了沿皮透刺法、单刺深透法和多针互透法等多种透刺形式，并将其广泛应用于临床。如深刺条口透承山治疗手阳明型肩周炎，即时效果十分明显。盛燮荪在学术上兼收南派注重温针、艾灸和北派注重手法的特点，善用透穴针法与飞经走气手法，处方选穴精简，补泻手法分明。强调医家务必勤练指力、腕力和臂力，临证时意、气、力三者相合，如此方能得心应手。黄龙祥对盛燮荪一生为针灸学做出的贡献给出了高度评价，认为盛燮荪是一位"致力于理论研究的临床大家"，黄龙祥说："他与楼英有太多的相像之处，两人都淡泊名利，都选择了扎根基层，一心为民，一生探索。盛燮荪也像楼英一样针药兼修，相得益彰。众知楼英精通大方脉，而知其精于针道针术者少；今人多知盛燮荪为针灸大家，而知其妙通方脉者少。"

2. 深耕临床学验俱丰，技法理论颇多发明

盛燮荪在长期的针灸临床实践中，能熟练运用传统的针刺方法和补泻手法，还在前人口授相传、古籍经书学习的基础上，结合自身的针刺临证操作体会，改良了补法与泻法，创立了"顶法"（又称"叉法"）、"缠法"（又称"转法"）、"串法"（又称"穿法"）、"截法"（又称"撅法"）和"担法"（又称"提法"）等刺法。他先后提出了针刺应以气血为纲分为调气针法和取血针法、穴法相应论、五体针法、"针刺有先后次序"，以及腧穴变通取用论等诸多学术理论和观点；完善了"上补下泻"针法，指出穴有主应之分，刺有先后之别，临证时应注意"上病取下，下病取上"，并充实了针刺补泻理论；提出了腧穴变

通取用论、腧穴穴组现象及横向组合应用；创立了针灸处方配穴“主客辅应俞募奇”七字诀，使针灸诊疗模式更加简明，更具可操作性，对针灸临床具有极强的指导意义和应用价值。

3. 老骥伏枥志在千里，针法灸法常展新意

刺骨针法是盛燮荪针灸学术中的独特创见，其在对五体针法作用机制相关理论进行详细诠释的基础上，创新性地提出了“骨边刺法”或“刺骨边穴”之说，是刺法与腧穴密切结合的一种针法。盛燮荪认为，肾主骨，肾精的充足与否直接影响到骨髓的变化，肾脏也是五脏中最深层次的藏精之所，若病变及肾则大多为虚损阶段，因此针刺也务必深刺至骨。骨，在五体中位置最深，刺骨针法并非针刺入骨，而是刺至骨骼附近。盛燮荪认为，腧穴不是一个点而是面，因穴位所处位置不同，其深浅、大小也各异，小者如攒竹，大者有环跳。“骨边穴”并非某一穴名，而是泛指在辨证取穴的前提下，利于施行针法，最能刺向骨边的位置，选取某一经穴、奇穴或经验穴。盛燮荪还总结出一套具体的选穴方法，即在同一经脉中选取“骨边穴”，取常规穴而变通进针点和选优于经穴的奇穴。盛燮荪认为，骨边刺法针感较强且易于远传，即时效应明显，非常适合疼痛性病证的即时镇痛。

盛燮荪认为灸法有扶正固本、温经散寒、化瘀通络的作用，所以在临床上常常用之。他认为灸法之要在于振奋机体内的阳气，增强脏腑气血的功能，调节机体阴阳平衡。其主要机制在于强壮人体的功能，故提出“强壮灸法”。此法以强壮穴为主，配伍有关俞穴施行灸治，从而达到扶正与祛邪兼顾的治疗目的。大椎、膏肓俞、气海、足三里等强壮穴是强壮灸法的基本用穴，并按病证不同配伍有关俞募穴。针对不同的病情及患者的接受程度，盛燮荪常用隔物间接灸、麦粒灸、艾炷直接灸等方法进行“强壮灸法”，其法可广泛应用于各种疾病的治疗。

（四）临证经验

1. 慢性阻塞性肺疾病病案

周某，男，64岁，2018年7月初诊。主诉：咳嗽气短8年余。现病史：平素咳嗽有痰，痰白质黏，易外感，平地行走时间稍长或上下楼梯即感气短喘息，乏力怕冷，不耐劳作，胃纳一般，多食易胀，大便时溏，面色暗黄，形体消瘦，唇暗，舌质红，苔薄干，脉沉细。辅助检查：血常规、免疫球蛋白检查均无特殊。肺功能显示：中重度阻塞性通气功能障碍，弥散功能正常。平时噻托溴铵粉吸入剂规律吸入。中医诊断：肺胀（肺肾气虚型）。西医诊断：慢性阻塞性肺疾病。治则：温肺益肾，培元固本。治法："盛氏加味白芥子散"隔药饼灸，初伏、中伏、末伏各1次。取穴：大椎、膏肓（双侧）、灵台。操作：每个穴点上放置1元硬币大小，厚度0.5cm左右的药饼，再在药饼上放置艾炷，共施灸3壮，灸后诸穴药饼敷贴2小时。患者当年伏灸后黏痰消失，咳嗽渐轻。第2年依前法隔药饼灸陶道、大杼（双侧）、肺俞（双侧）。灸后自述外感次数明显减少，咳嗽基本已除，气短、喘息渐轻。第3年隔药饼灸身柱、风门（双侧）、魄户（双侧），诸法同前，膻中、天突单独敷贴2小时。患者灸后乏力、怕冷明显改善，气短、咳喘减轻，胃胀除，大便正常。复查肺功能显示：中度阻塞性通气功能障碍，弥散功能正常。经3年伏灸治疗后，患者诸证均得改善，面色渐红润，自述体重增加约2.5kg，嘱患者每年坚持伏灸以巩固疗效。

2. 胃脘痛病案

应某，男，36岁，1959年10月14日急诊入院。病史摘要：患者自诉有胃痛病史4年，平素时有上腹部隐痛，食后可缓，但每年必剧发疼痛一两次，每次发作时呕吐拒食，剧痛，经安静卧床休息及治疗，10余日方能恢复。经上海某医院确诊为十二指肠球部溃疡，X线片提示十二指肠球部有一壁龛，此次因公出差多日，精神疲惫，食欲不振。10月14日上午感胃部隐痛，午饭进面食一小盏，半小时后，疼痛由渐而剧，呕吐酸水及食物，胸满郁闷而来就诊，经门诊注射阿托品、吗啡及口服颠茄合剂、氢氧化铝等药物后未能缓解。查体：患者发育正常，营养一般，腹壁紧张，剑突下压痛，背部胸椎第10、第11节两旁有明显压痛点，心肺无异常，体温35.6℃，脉搏52次/分，脉沉细而迟，舌苔薄腻而白。治疗：针刺中脘、梁门、内关、足三里、太冲。腹部穴位吸气进针，用子午捣臼法1分钟；四肢穴位均用烧山火手法，留针15分钟，每隔5分钟捻针一次。第1次捻针后患者疼痛渐趋缓和，呕吐相继停止，至15分钟时，疼痛已止，胸廓亦感通畅，乃出针。当日晚餐时感饥饿，饮豆浆半盏，饮后稍有隐痛，但未见呕吐。次日上午，诉胃痛不甚，唯感胸肋间郁胀不舒，脘部感冷酸，晨间已解过大便1次，色黄质软略溏，诊脉搏沉细，舌苔薄腻根部微黄。针刺公孙、阳陵泉、梁丘、胃俞（均双穴），用烧山火手法，留针10分钟，出针后胸闷胁胀已减轻。下午用隔姜灸法灸胃俞、脾俞各5壮。第3日胸闷胁胀已消失，但仍有吞酸，取足三里、中脘、脾俞三穴，手法仍用烧山火法，留针10分钟，下午用隔姜灸上脘、中脘各5壮。第4日患者自觉胃脘已舒畅，大便正常，每餐能啜稀饭1盏，仍按前继续针治3

次。第7日患者恢复如前。为巩固疗效，防止复发，用绿豆大艾炷着肤灸中脘、足三里各5壮而出院，嗣后联系谓无类似发作，平时亦无胃痛。

3. 旋覆花接触过敏病案

张某，男，63岁，工人，1975年7月14日初诊。患者在加工旋覆花梗时，先感两眼角发痒，继则面部、颈部和两手背也有瘙痒感。翌晨，因面部、手背皮肤绷紧不舒，灼热、瘙痒而来就诊。查体：体温38.2℃，面部、颈部及手背部皮肤潮红、水肿，边界清楚，颧部及两眼睑尤为明显。鼻部至颧部有绿豆大水疱七八颗。西医诊断为“接触性过敏性皮炎”。予氢化可的松200mL加10%葡萄糖500mL静脉滴注，并口服氯苯那敏4mg，一日3次。第2天，体温38.4℃，面颧部水疱增多，大者如黄豆，瘙痒、灼痛，加服中药，治以散风清热解毒，方药：荆芥、薄荷、炒山栀、炒天虫各9g，防风6g，板蓝根15g，金银花、连翘、元参各12g，黄芩、甘草各4.5g。连服两天，患者体温正常，乃停用上述西药，改用10%葡萄糖酸钙10mL，每日1次静注。中药去荆芥、防风、薄荷，加野菊花9g、蒲公英15g。连服五剂，患处瘙痒、灼痛消失，水疱、红肿次第消退，无瘢痕遗留。

4. 运动神经元病案

单某，男，32岁，工人，1983年8月9日初诊。主诉：肢体肌肉胀痛萎缩，伴全身无力2年。现病史：1981年10月起患者自觉双手无力，11月去上海某医院就诊。当时双手大小鱼际肌骨间肌均有萎缩，双小腿肌肉轻度萎缩，双下肢未引出病理征。颈椎X线检查提示：第5节颈椎后下缘轻度肥大。西医诊断：运动神经元疾病，进行性脊肌萎缩症。经服用维生素E片、健脑片等药物，症状未见明显好转。1982年1月又去上海另一家医院就诊，肌电图示：左大鱼际肌、右股四头肌有患神经源性疾患的可能。仍予服用维生素E片等药治疗，同时配合中药，然症状没得到控制。今前来本科就诊，诉四肢无力，双手臂肌萎缩，腰背酸痛，影响工作及生活，伴头痛、头胀。查体：双手骨间肌萎缩，右下肢肌肉萎缩，皮肤感觉正常，腱反射（++），神经系统未引出病理反射。中医诊断：痿症。西医诊断：运动神经元疾病（肌萎缩）。治疗：化脓灸。取穴：大椎、膏肓（双）各9壮。患者灸后20天，灸疮发生，黑痂脱落。灸后感觉症状有缓解，四肢无力情况有明显好转。1年后随访，患者肌肉萎缩已基本复原。随访7年，患者一直健康，肌肉饱满有力，能胜任各种工作。

二十、李栋森

（一）名医简介

李栋森，1936年10月出生，男，浙江杭州人，主任中医师，浙江近代针灸名家。1954年中学毕业后开始拜师学习针灸，先后在杭州市第一医院、杭州市红十字会医院从事针灸临床工作，于1975年、1981年参加马里共和国和中非共和国援外医疗队，1982年荣获中非共和国骑士勋章。1992年年初移居澳大利亚，被聘为澳大利亚中医药协会名誉顾问。曾任中国针灸学会理事，浙江省针灸学会副会长，浙江省针灸学会针法灸法研究会主任委员，杭州市针灸学会会长。1989年获杭州市名老中医称号。

（二）学术渊源

李栋森于1954年师从浙江近代针灸名家金文华，1959年杭州市第一期中医班结业。他从事针灸临床将近70载，学术上刻苦钻研，博采众家之长，针刺手法娴熟，积累了丰富的临床经验。对高血压、哮喘、慢性支气管炎和胃肠疾患，取穴精练，疗效显著；对软组织损伤擅用巨刺，有较深造诣。学术特色为取穴精简，手法轻巧，精于选穴调气；强调针灸补泻，善用提插呼吸；临床上讲求“针灸药并用，急性病宜灸”的治病思想。李栋森悉心研究膏药敷贴穴位以治疗疾病，1987年以大量患者验证“平喘膏贴大椎穴治疗哮喘及慢性支气管炎”疗效较好，通过省级鉴定。1989—1991年负责主持“古代针灸学术源流”的课题研究，著有《针刺治疗高血压》《针刺胆囊穴位对胆汁分泌作用的观察》《耳穴的诊治》《麦粒灸治疗腱鞘炎》《巨刺的临床应用和实验观察》《平喘膏贴大椎穴治疗哮喘、慢性支气管炎的近效和实验观察》《针刺押手运用的临床体会》《浙江针灸史略》等专业论文。1992年出版《宋明浙江针灸》。目前他的学生和弟子均已在自己的岗位上成为中医药的中坚力量，也是促进针灸事业发展的主力军，助力针灸学科的发展。

（三）学术思想

李栋森针灸学术造诣颇深，他强调指力和传统行针手法基本功的训练，其于进针手法上倡导无痛进针和舒适针刺；注重阿是穴的运用，擅长治疗各种痛证；十分强调刺手、押手的协调配合，践行“知为针者信其左”的理念；重视脾胃学说，善于运用调理脾胃之要穴，于腹部穴位行针时善用震颤法；非常注重医患双方的心意，强调“形神合一”；临床善于配合指针法，于轻按重切手法中寓针刺补泻之意。

1. 倡导无痛进针和舒适针刺

李栋森平素十分注重指力锻炼，其锻炼分徒手和实物两种方式，尤其重视徒手运气修炼，坚持日日习练。因此，其指力过人。针刺时破皮轻巧神速，力求无痛进针。李栋森针刺临床上强调气至而有效，虽注重补泻手法，但用穴精简，以患者感到舒适为先。正如《灵枢经》所言“补泻无过其度”，《针灸大成》亦曰：“凡刺浅深，惊针则止。”对于慢性病、取效缓慢者及针感弱者，他非常注重留针，有时时间可达 1 小时，并采取间隙动留针法。他认为“动”字有两层含义：一是留针过程中予以间隙行针；二是留针过程中患者应配合患部做适当运动，否则“留而不动等于不留”，同时强调留针时应选取舒适的体位和灵活多变的留针方式。

2. 践行“知为针者信其左”

李栋森临证时十分注重阿是穴的运用，临床擅长运用阿是穴治疗各种痛证，认为“痛者即不通之处”。他根据患者的主诉，初步诊断痛在何处，然后运用押手反复揣、摸、按压，以准确定位，并厘定阿是穴的具体位置、针刺深浅及方向。

李栋森临床中十分强调刺手、押手的协调配合，或左右同时行针，或上下前后同时运针，或针刺与指针相互配合。同时告诫后学者要重视指力和传统行针手法基本功的训练，不可过分依赖针管进针及电针，唯有勤学苦练，方可熟能生巧，求得创新。

3. 重视脾胃学说，腹部穴位善用震颤法

李栋森治疗内伤杂病及外感病善后调理，多从脾胃着手，常用中脘、天枢、气海等腹部要穴，以调中气、补元气，并以自己独特的震颤手法用之于针灸临床，屡见奇效。腹部穴位施术要点：一般以直刺为主，轻捻徐入，得气后保持针位不变，再施以极小幅度快速震颤法。操作时手指运针，腕关节微微震颤，每分钟达 200 次以上。

4. 强调“形神合一”，巧用指针法

李栋森临证时非常讲究“形神合一”，所谓“神”，即医患双方的心意，《黄帝内经素问》称其为“治神”。临床用针时要求医患双方思想集中，心无外慕，仔细体会针下细微变化，即《灵枢经》所言“必一其神，令志在针”。“形”主要指医者桩步稳健，气沉丹田，能做到力贯手指，达于指下。李栋森认为高明的医生会在“神”字上做功夫，唯有自身气足神旺，才能领悟到“上守神”之境界。

李栋森在临床治疗时善于配合指针法，每取颔厌、寸口、气冲、趺阳、太冲等一些冲要之处，或浅刺配合押手切按，或以指代针直接点之，不但避免了刺伤动脉血管而引起出血的不良后果，而且指针既起到押手的作用，其轻按重切手法又寓针刺补泻之意。

（四）临证经验

李栋森有丰富的临床经验。对高血压、哮喘、慢性支气管炎和胃肠疾患，取穴精练，疗效显著。对软组织损伤擅用巨刺，治疗上有较深造诣。临床上精于选穴调气，善用提插呼吸补泻，针灸药并用，并主张急性病宜灸。

1. 肩周炎

临诊时，李栋森每遇肩周炎患者往往取穴精而少，以患肩前后二穴为主穴，收效颇捷。肩前取喙突与肱骨头附近的压痛点，肩后取肩外侧肩峰下（肩峰下与肱骨大结节之间）凹陷处压痛点。

要求：肩前穴直刺达 2 ～ 3 寸，即刺入肩前关节囊，肩后穴向肩前内方深刺入关节囊，行针得气后再将针退至皮下浅层留置，以利于留针期间患肩自由活动，否则每因深刺留针而妨碍自主活动，或因活动加剧患肩静止痛的现象，影响针刺疗效。

2. 麦粒灸治疗腱鞘炎

李栋森治疗腱鞘炎，皆选压痛点取穴，且每次只灸一穴。桡骨茎突狭窄型腱鞘炎的灸处相当于太渊之上 1 寸处；屈指肌腱狭窄型腱鞘炎多在掌侧指掌关节处。操作是将艾绒搓紧成麦粒样大小的艾炷，直接置放于穴上，然后用点燃的线香将艾炷点燃，使艾炷徐徐燃烧，待艾炷燃尽，再在上面连续灸 5 粒，如此不但起效快且疾病少有复发。

3. 原发性高血压

李栋森取悬钟、三阴交治疗原发性高血压，认为本病多属肝肾为患。取悬钟以达平肝降逆且补阳之功；三阴交为足三阴经交会之穴位，有补虚育阴之功，该疗法在原发性高血压的临床治疗中收到较好疗效。

二十一、王正

（一）名医简介

王正，1937 年 11 月出生，男，祖籍浙江平阳，主任中医师，温州市名中医，浙江省名中医，浙江省名中医研究院研究员，中国针灸学会耳穴诊治专委会顾问，温州医科大学客座教授，浙江中医药大学附属温州中医院特需门诊专家。历任中国针灸学会耳穴诊治专委会常委、中国耳穴临床治疗研究组组长。于1987年以全国第一批专家之一进入“耳穴国家队”，参与制定“国家耳穴标准方案”和“国际耳穴标准方案”，创办全国首家《耳穴医学信息》报，荣获“全国耳穴医学研究杰出贡献奖”和“全国耳穴终身成就奖”。

（二）学术渊源

王氏祖辈世代务农，家传用灯心草蘸菜油灸灼耳朵尖端治“眼上起星”（睑腺炎）和“猪头风”（腮腺炎），耳朵放血治中暑、头痛、发烧等。王正幼承庭训，1966年毕业于浙江中医药大学。1982年偶用耳穴分别治愈一例小儿急性胰腺炎和一例小儿急性毛细支气管肺炎，从此博采众学，刻苦钻研，长期致力于耳穴诊治法的传承发展，终有大成，将耳穴诊治病种扩大到内、外、妇、儿、骨伤、皮肤等科，他的耳穴疗法对各科常见病和疑难杂症疗效显著，享有盛誉。王氏耳穴是以王正为代表的耳穴诊治法，自清代发展至今，先后经历了王太婆、王增培、王正、王文羽与王晓晞等四代逾百年的传承，是我国耳穴疗法流派中具有代表性的一支。20世纪80年代中期，王正编写了《耳穴学讲义》《耳穴新疗法》等教材，先后为省、市、县举办“耳穴新疗法培训班”50余期，曾被聘为“全国耳穴高级培训班”教师，负责“中国南方耳穴诊治培训班”主讲任务，受邀在浙江中医药大学、温州医科大学等院校推广耳穴，培训的技术骨干不计其数，收全国各地弟子74名，影响范围达30个省区市。

（三）学术思想

王正耳穴诊治法以调整人体阴阳为主导，以“阴阳调和，气血畅通”为其学术思想，强调以耳郭穴位为基点，先诊断、后治病，主张辨证、辨病与辨经相结合。临床诊治分为理、法、方、穴、术5个层次，重视穴位性能及配方，形成了具有鲜明特色的理论和实践体系。他强调掌握耳穴性能及配伍关系，认为耳穴虽无中药那样的四气五味，但是各个穴区所分布的经络、神经、血管等微细结构不尽相同，导致穴位性能各有偏异，具有中性和偏性两类，偏性者又有偏于补、泻、表、里、温、凉、升、降、润、燥、动、静12种之别。同时，各个穴位既有共性又有个性，穴位通过配伍，其性能也随之变化，产生促进、协调、增强的疗效，或抑制、削弱的效果而不利于治疗。以上提示医者，耳穴配方不是多多益善，应根据穴性适当配伍，才能提高疗效。王正总结了“耳穴定位三部曲”，解决了耳穴难以精准定位的问题。他全面研究耳穴诊断，独创耳穴符号诊断，使复杂的耳穴诊断技术简单化；绘制了“耳穴区点综合图”与“耳郭神经分布与耳穴区点关系综合示意图”，为临床提供详细而简明、实用的耳穴图；与女儿王晓晞一起研究耳穴矫正胎位不正，获得“省内空白、国内领先”的科技成果。其学术思想可参见《中国耳穴诊治学》《耳穴辨治纲要》《图解耳穴诊治与美容》《耳穴诊治实践与成果》《耳穴处方手册》等专著。

（四）临证经验

1. 面部皮肤过敏

王正耳穴诊治法强调辨证分型、对因治疗，采用主配结合方式组成该病的耳穴组方。面部皮肤过敏者，主穴以耳尖、肝、脾、肺、气管、面颊、轮4耳穴为主，并结合分型进行配穴。其中，风热者，配大肠、神皮耳穴；风湿者，配膀胱、肾及三焦耳穴。还可结合饮食、睡眠等进行整体调养。治疗期间，宜禁辛辣、油腻、煎炸之品，多吃水果及绿色蔬菜，保持睡眠充足、大便通畅、心情舒畅。

2. 胎位不正

王正曾协同女儿共同探究耳穴磁珠贴压对矫正胎儿臀位的临床效用，发现单用耳穴磁珠贴压矫正所需时间明显更少，成功率更高，是矫正臀位的有效方法。王正用耳穴治疗胎位不正时，以矫胎点、肝、脾、腹及皮质下耳穴为主穴，并根据不同分型进行配穴，根据患者个人情况再随症加穴。其中，肝郁气滞者，配交感、内分泌耳穴；脾虚湿阻者，配胃、三焦耳穴；气血虚弱者，配心、肺耳穴。随症加穴时，羊水偏多者，多予胰胆、尿道耳穴；羊水偏少者，多予内分泌、遗尿点耳穴；腹壁松弛者，常予腰椎、艇中耳穴；腹壁过紧者，常予肌松点、兴奋点耳穴；胎儿过大或月份过大者，一般再加下垂点或兴奋点耳穴。

3. 儿童抽动症

王正认为儿童抽动症与风痰相关，标在肝而本在脾，治宜从风痰、肝旺及脾虚三方面出发，辨证配穴，随症加穴。

风痰者，多见形丰体胖、痰湿征，且肌群抽动有力，秽语咒骂，怪声有力，以脾、胃、肝、枕、耳大神经点、枕小神经点、神经系统皮质下耳穴为主穴，配胰胆点、内分泌耳穴。同时，风痰者又可细分为轻症、重症及后期三类，轻症者可加三焦等耳穴；重症者，可加脑干、交感、神经衰弱点耳穴；后期者，可加贲门、十二指肠、小肠、肾等耳穴。

肝旺者，抽动部位多在颜面官窍，抽动多频发、快速且有力，可有性急善怒等肝旺体征。治疗上，肝旺者，以脾、胃、肝、枕、耳大神经点、枕小神经点、神经系统皮质下、风溪耳穴为主穴，并着重刺激肝耳穴。伴性急善怒者，可予耳尖、肺、身心、快活四个耳穴；伴面红目赤者，可予肝阳、轮2耳穴；伴心烦不眠者，可予心、脑点及神门耳穴；伴咳嗽气逆者，可予气管、支气管、肺、结核点及轮3耳穴；伴目涩抽动无力者，可予肾、肾上腺耳穴。

脾虚者，抽动部位多在四肢肌肉，抽动总以瞤动，且断续、缓慢无力为特征，多见面黄肌瘦等脾虚征。治疗上，在脾、胃、肝、枕、耳大神经点、枕小神经点、神经系统皮质下耳穴的基础上，着重刺激脾、胃耳穴。伴消化不良者，可予消化系统皮质下、兴奋点耳穴；伴纳少难饥便溏者，可予贲门、胃、十二指肠耳穴；伴面白肢冷者，可温灸全耳；伴抽甚脉弦无力者，可对内生殖期、缘中及脑点耳穴进行按压。

4. 过敏性鼻炎

王正用耳穴治疗过敏性鼻炎，选择内鼻、外耳、肺、脾、肾上、鼻咽、耳尖、风溪、耳背上支耳穴为主穴，兼面白自汗、懒言短气、咳嗽痰稀等症的肺虚者，配神皮耳穴；兼便溏肢困、腹胀纳呆等症的脾虚者，配脾、消化系统皮质下耳穴；兼腰膝酸软、夜尿多、形寒肢冷等症的肾虚者，配肾、内生殖器耳穴。

王正治疗此病，以上述三型入手，认为过敏性鼻炎总与肺、脾、肾有关，且多为虚证。治疗时，王正讲究先寻穴区，再探点，以敏感点为关键，讲求精细且准确的耳穴敷贴治疗。同时，采用磁珠耳穴贴，双耳均贴，形成对压，平时不按不压，让磁力线自行穿透，产生微电流，可起到疏通经络、调和气血、治病防病的功效。

5. 儿童厌食症

对于儿童厌食症，王正提倡未病先防，即在疾病确诊前，采取措施预防疾病的发生。在儿童厌食症的耳穴治疗上，王正亦认为要区分虚实，主配合用，辨型配穴。对于此病，以饥点、丘脑、胰胆点及消化系统皮质下耳穴为主穴。寒湿中阻之实证者，予三焦耳穴；肝胃不和之实证者，予肝点耳穴；脾胃虚弱之虚证者，予脾耳穴；胃阴不足之虚证者，予渴点耳穴。同时，便不成形者，可加内分泌耳穴；吸收不良者，可加小肠耳穴；肝火过旺者，可耳尖放血。

二十二、朱明清

（一）名医简介

朱明清，1940年7月23日出生，男，祖籍江苏靖江。历任贵州中医药大学附属医院针灸科副主任，浙江丽水区针麻办公室主任，浙江中医药大学针灸推拿系针灸教研室主任，北京针灸骨伤学院（现北京中医药大学基础医学院）副教授，中国针灸学会头穴研究组副组长，美国朱氏头皮针医学教育基金会董事长，“朱氏针灸神经医学中心”首席顾问及主任医师，“朱氏头皮针研究暨教育基金会”主席，南京中医药大学兼职教授，美国俄勒冈州波特兰中医大学（现美国国家自然疗法医学院）博士生导师，福建中医药大学修园班导师。

（二）学术渊源

朱明清师出科班，1964 年毕业于上海中医药大学首届针灸专业。毕业后分配在贵州省中医药研究所工作，后参加首批巡回医疗队，并负责贵州省中医教材编写工作。读书期间曾跟随多位医家学习，如中医针灸名家汤颂延、陆瘦燕、杨永璇、裘沛然、吴绍德、李鼎、华延龄等。朱明清头皮针又称“朱明清生命医学”，以宏观和微观医学为基础理论，以针刺和导引为重点医疗手段。朱明清独创“朱氏头皮针”等针灸疗法，出版《急诊针灸治疗手册》《中国头皮针》《朱氏头皮针》等多部著作。发表医学论文 10 余篇。后定居美国，开设全世界第一所神经专科针灸诊所，并创办了“朱氏头皮针教育与研究基金会”，以培训头皮针专业医师与促进针灸医学的临床研究为宗旨，目前在中国、美国、日本等均有传人。

（三）学术思想

朱明清独创“朱氏头皮针”等针灸疗法，将针灸系统作用于头皮的特定部位以治疗身体各个部位的疾病。它是风险最低，效率最高的针灸方式，专攻神经系统疾病，包括中风、脊椎损伤、脑损伤、脑瘫、孤独症、多发性硬化症、癫痫、偏头痛及其他许多神经系统急慢性疾病。他将针灸和导引结合，与以往患者被要求在针灸后保持静止的疗法不同，他让患者通过各种身体移动积极参与到治疗过程中。

1. 朱氏头皮针理论特点

朱氏头皮针疗法以中医学理论为指导核心，从定位到治疗都贯穿阴阳五行、脏腑气血及经络学说，同时又融汇了西医学的理论，结合解剖、生理、生化、病理及生物全息理论等医学知识。朱氏头皮针疗法与单纯以大脑皮质功能定位在体表投影的头针疗法及其他头皮针流派，从理论到实践都有极大的不同。

2. 朱氏头皮针定位特点

朱氏头皮针治疗区定位：以百会为中点，以头部督脉为中线，从前发际起，至后发际上 2 寸之枕骨转子下缘，前后两端均距百会 5 寸。两侧以足太阳膀胱经为界，像一个长方形的治疗面，治疗面又分成一些治疗区。它把立体的躯干、四肢及脏腑形象化的压缩在不同的平面面积上，所以每个治疗区都对应一个或多个身体部位，可以有多重的功能与主治。治疗区又与经络密切相关，有阴阳气血的属性，百会之前为阴，之后为阳；督脉之左主气，属阳；督脉之右主血，属阴。

3. 朱氏头皮针操作特点

针具方面，朱氏头皮针应用特制的细毫针，在头皮帽状腱膜层下透刺。操作方面，研创出以提插为主的“抽气手法”和“进气手法”，施行“带气行针”“以意导气”“留针守气”操作。操作运用内力，手法轻柔，配合独特的刺法和导引吐纳，可达到调整阴阳、疏通经络、扶正祛邪之目的。

4. 朱氏头皮针治疗特点

在治疗过程中，其特点充分体现在两方面：一方面为运用独特的针法与刺法；另一方面是密切配合导引康复医疗手段。针刺突出“以静带动，用意导气”，而导引康复则着重“以动带静，用意引体”。其静在脑，摒杂念，冥思维，修心导气至病所；其动在体，行血气，舒脏腑，笃意柔肢消痛楚。动静相合，阴阳相辅，能迅速达到“五到”之目的，即“针到、意到、气到、导引到、效果到”。

（四）临证经验

朱氏头皮针的适应证中最能突出朱氏头皮针疗效的如下。①危急重症：急性中风、外伤性或感染性的急性瘫痪，如脊髓损伤、脊髓炎、脑创伤、昏迷、吉兰－巴雷综合征等。②神经系统疾病：中枢和外周神经病变，以及自主神经功能失调所引起的运动、感觉、意识障碍，如多发性硬化、癫痫、帕金森病、眩晕等。③精神与智能障碍：焦虑、忧郁、狂躁、精神分裂症、孤独症、多动症、大脑发育不全、痴呆等。④痛证：剧烈的急慢性疼痛，包括神经痛、软组织疼痛、情志或不明原因引起的疼痛，如偏头痛、三叉神经痛、复杂区域疼痛综合征、颈痛、背痛、腰痛、四肢痛、全身痛等。⑤心身疾病：情志因素引起的内分泌紊乱、内脏功能失调和自身免疫疾病，如甲状腺功能亢进或低下、胃炎、肠道刺激综合征、溃疡性肠炎、围绝经期综合征等。

1. 出血性脑卒中、梗死性脑卒中

朱明清认为治疗时间是决定病证预后的关键。若能在发病当时或 2 天内，进行头皮针治疗，甚少有后遗症；3 ～ 7 天，进行头皮针治疗，会留有一定后遗症，但不严重，一般可生活自理；发病 1 个月后，进行头皮针治疗，则后遗症会较严重，生活自理较难，需要依赖家人不同程度的照顾，虽然预后与损伤部位亦有关，但总体如此。

如出血性脑卒中，迅速十宣放血，加上头皮针治疗，常可为挽救患者生命赢得时间，并减轻后遗症。朱氏头皮针可在极短时间内，促使人体自身凝血机制加强，达到止血效应，降低脑压，并可防止脑水肿的加重，避免瘀血和水湿凝滞导致的不可逆伤害。

如梗死性脑卒中，脑水肿在早期的 3 ～ 72 小时形成，若及时用朱氏头皮针治疗，可防止和减少脑水肿的形成，缩小周边半暗带的范围，因而可明显减轻后遗症的发生。

2. 急性疼痛

朱明清用头皮针治疗急性胆绞痛，选择额旁 2 线，行泻法，针后疼痛立止。治疗急性隐睾症，选取顶中线、顶旁 1 线（右）、额旁 3 线（右），行抽气法，30 分钟后隐睾下至阴囊，腹痛顿消。治疗经行腹痛，选取额中线、双侧额旁 3 线，行抽气法，选取顶中线，行进气法，针后少腹痛止，经量锐减，针刺 4 次后血止。

朱明清认为针灸是一种良性刺激，可以激发机体自身调节功能，根据具体情况给予兴奋或抑制的调整。针灸不但没有毒副作用，反而有双向调节的平衡作用。其调节通路应该是一种“经络现象”，是通过机体自身调整的一种个体反应，可促使人体恢复动态平衡。

3. 焦虑、忧郁、狂躁

对于情志类的疾病，朱氏头皮针提倡病从浅中医，采用针灸以调气通经，疗疾于早期，治病于无形。而气病多因五志、六欲、七情之过极导致，故施针之同时，应注意疏导患者情绪，此为治疗重点之一，情结一解，病半愈矣。在临床治疗中，朱明清非常强调心理效应，他认为，恐惧与镇静、兴奋与抑制、意念与导引等都是情绪、心理、精神的因素。这些因素可以在瞬间改变人体内的激素、酶体和神经介质的分泌，以及交感、副交感神经的兴奋或抑制状态等，对人体的影响不可谓不大。很多人都经历过这样的感受，恐惧的时候会忽然感觉无力，兴奋的时候能发挥意料之外的力量，忧郁的时候疾病会加重等，综上可知，正面的意念会产生良好的物质改变，负面的则相反。

二十三、马士林

（一）名医简介

马士林，1941—2007年，男，祖籍浙江温州，主任中医师。1965年7月毕业于浙江中医药大学中医系，师承扬州名医朱复林。1965—1970年在浙江中医药大学任教，1979—1981年参加中国援贝医疗队，1990—1991年赴波兰华沙针灸中心工作，培养针灸医师100余名，为针灸学走向世界做出了贡献。1989年5月，马士林为浙江省针法灸法诊疗技术推广班讲授《针法临证指南》；1989—1990年，参与编写《宋明浙江针灸》一书，该书1991年公开出版。历任中国针灸学会针灸器材研究会委员，浙江省针灸学会理事，杭州市针灸学会常务理事，余杭中医学会临平分会会长，余杭第一人民医院副院长，针灸推拿科主任。马士林从事针灸临床40余载，不仅临床经验丰富，还兼顾科研、带教工作，退休后仍然坚持为患者服务，逝世的前一天还在为患者诊治。

（二）学术渊源

1965年7月，马士林以优异的成绩从浙江中医药大学毕业。1965年12月赴广陵（扬州市）实习，师承名医朱复林，扎实的理论知识及名师的指点，使马士林在之后的临床实践中，针法日益娴熟，最终形成了自己独特的针法，在针灸取穴、手法操作、灸法应用上具有极高的造诣。基于临床，马士林不断开展新技术、新项目，多次参加国内外学术会议，作专题报告及学术交流，不断积累、总结前人经验，并撰写自己学术见解、临床经验。

（三）学术思想

1. 传承创新“运气针法”

马士林从浙江中医药大学毕业后，传承了名医朱复林独特的进针法，巧妙的运气针法，以及一步到位的“烧山火”“透天凉”复式补泻手法。朱复林的主要针刺手法学术特点是大幅度正反两方向捻转，简化提插程序（天、人、地和地、人、天），一步到位。基于传承，始于创新，马士林对运气针法进行了持针指式的改进，丰富了运气针法的内涵，形成“上下前后传导”的独特风格。马士林临床取穴少而精，穴位定位准确，操作时采用蜻蜓点水的动作，轻点患者体表皮肤，将针尖轻轻接触皮肤，当针身保持垂直后，运用手指、腕、臂、肘之力快速将针压进穴位的一定深度。进针后捻转的幅度由小渐大，持针的压力由轻渐重，配提插法加强针感，切指宜保持一定的压力以使针下气至。针刺感应传导，则继续将针沿一个方向捻转，感觉由小到大、由近到远。出针时采用鱼吞钩后的沉浮动作，出针后，施以拔罐推拿，疏通经脉。当患者治疗结束后，马士林会给患者开上几帖中药汤剂，并告知调护之法，以扶正祛邪、益气养生。马士林的这些治疗方法环环相扣，造诣颇深，每获良效，深受患者的喜爱。

2. 灸法补泻，辨证施用

马士林十分重视艾灸的运用，临床治疗时往往针灸并用，认为灸法对机体功能状态起双向调节作用。灸法的材质主要是艾叶，艾叶苦辛，苦能泻下，辛可宣散，具有泻下、温补之力，即具有温补和泻实的双重调节作用。马士林认为影响灸法补泻的因素有四方面。

一是腧穴特性。腧穴的作用体现为反映病痛、协助诊断和接受刺激、预防疾病，具有相对特异性。应用灸法时可根据腧穴的特性合理选穴施灸，部分穴位（如气海、关元、足三里等）施灸可以补虚，灸百会可以升阳举陷，灸神阙可以回阳固脱。部分穴位（如涌泉、大椎等）施灸有泻实作用，涌泉用蒜泥敷灸或雀啄灸可以治疗咯血、鼻衄，起到滋阴泻火的作用。

二是药物选择。艾条中的药物组成不同，或施灸的衬隔物不同，能起到不同的作用。

三是机体的功能状态。艾灸的调节作用与人体机能状态密切相关，机体虚弱时，艾灸可补虚；机体存在邪实时，艾灸可泻实、清热，进行双向调节。

四是施灸方法。灸法的补泻与温热刺激、施用药物存在一定联系。在临床上，一些隔药物灸可以起到更好的扶助正气的作用，还有一些隔药物灸可以起到驱逐邪气的作用，临床要坚持辨证施灸，灵活运用，才能达到理想的效果。

（四）临证经验

1. 增生性脊柱炎病案

何某，女，59 岁，2000 年 4 月 15 日初诊。主诉：反复腰痛 10 个月，加重半月。现病史：患者 10 个月前无明显诱因出现腰部疼痛不适，5 个月前经 X 线诊断为腰椎骨质增生，当时治疗情况不明。半月前无诱因出现疼痛加剧，夜间尤甚，坐卧不安，服抗炎止痛类药物无效，前来就诊。查体：神疲形瘦，面色不华，腰部疼痛，活动受限，双侧腰肌紧张，第 4、第 5 腰椎棘处有明显压痛，舌质淡红，边有瘀点，苔少，脉沉涩。中医诊断：痹证（肾虚腰痹，血瘀阻络）。西医诊断：增生性脊柱炎。治则：温阳益阴，活络通痹。治法：针刺配合加味附子汤加减。针刺取穴及操作：患者取俯卧位，针刺肾俞、腰阳关、腰俞、命门、大肠俞、关元俞、腰夹脊、环跳、委中。加味附子汤药物组成：制附子 10g（文火先煎 30 分钟），党参 15g，白芍 30g，白术 15g，茯苓 15g，当归 10g，丹参 15g，三七 10g，杜仲 15g，牛膝 15g，乌梢蛇 15g，土鳖虫 10g。文火煎 2 次，早晚分服。患者三天后疼痛大减，精神好转，夜能安寐。治疗 10 天后，症状、体征已解，腰部活动自如。因患者就诊不便，停止针刺治疗。马士林嘱患者继续服中药 10 剂以巩固疗效，将原方的附子、白芍减半，去土鳖虫、三七，加入枸杞子、山茱萸以益精气。

2. 慢性咽炎医案

来某，男，51 岁，2000 年 10 月 19 日就诊。患者自述慢性咽炎病史 10 余年，常有咽痛、咽干，以及咽部异物感，自述其他医院检查无特殊（具体不详），咽炎发作时服用西药症状好转，停药后情况反复。刻诊：咽喉作痒，干咳，胃口欠佳，二便通畅，睡眠尚可，舌淡红苔薄白，脉弦滑。中医诊断：喉痹。西医诊断：慢性咽炎。治则：疏风清肺，清利咽喉。治法：针刺联合药物治疗。针刺取穴及操作：患者仰卧位，暴露颈部，在喉结旁开 2 寸、上下各 0.5 寸处取 4 穴，配以双侧合谷、少商、列缺、太溪、照海。穴位皮肤常规消毒后，选用 30 号 1 寸毫针，先少商点刺放血，出血量为 1 ～ 3 滴，局部穴位沿气管边缘进针 0.2 ～ 0.5 寸，列缺向肘部斜刺 0.2 ～ 0.3 寸，合谷、太溪、照海直刺 0.5 ～ 0.8 寸，进针得气后，行平补平泻，留针 30 分钟。治疗 1 天 1 次，10 次为 1 个疗程。其中少商点刺放血 1 个疗程 2 ～ 3 次，每个疗程间隔 3 天。药物治疗：增效牛黄喉症胶囊（主要成分为牛黄、冰片、黄芩浸膏、栀子、郁金、大黄浸膏、甲氧苄啶等），每日 3 次，每次 4 粒，疗程与针刺治疗相同。同时，嘱患者不用抗生素及其他药物，忌烟酒辛辣之品。患者治疗 2 个疗程后咽痛、咽干情况明显好转，咽部异物感减轻。

3. 灸法验案

马士林对灸法研究颇深，以下列举数个临床疗效显著的灸法。

瘢痕灸能降低血压。降压膏穴位外敷，对高血压的近期疗效较好。

隔姜灸百会后收缩压平均下降 16.9mmHg，舒张压平均下降 10.1mmHg。

化脓灸治哮喘有较强的抗复发效应。

夏季穴位敷贴是治疗喘息性支气管炎的有效方法，可增强机体免疫功能。中药敷贴脐周治疗气管炎，药物有效成分可通过皮肤直接吸收，充分发挥药力。

风湿性关节炎既可用温和灸，也可用铺灸。针灸并用对慢性关节炎效果显著。

胃下垂用瘢痕灸和艾条灸（中脘、梁门和承满穴），有效率可达 85.7% ～ 90%。

霉菌性肠炎，用无瘢痕直接灸，有效穴为中脘、神阙、关元、天枢、足三里，其中 59 例患者经 1 ～ 5 个疗程治疗，全部有效，54.2% 被治愈。

流行性出血热，在西医对症治疗的同时，辅以灸法，病程越短，疗效越佳。

外伤性截瘫取华佗夹脊和八髎进行瘢痕灸。

腰部软组织损伤用朱氏竹筒艾绒球熏灸法配委中温针灸。穴位电兴奋疗法治疗腰扭伤可获取类灸器的功效。

坐骨神经痛，艾炷直接灸环跳疗效明显；以微波针灸仪治疗，总有效率可达 91.7%。

肩关节周围炎用“肩三穴”温针灸，疗效显著。

带状疱疹用棉花灸治疗有效。

慢性盆腔炎用隔姜灸，近期疗效显著，总有效率为 98.6%。

痛经可用念盈药条于脐周施行回旋温和灸，每日 1 次，每次 15 分，然后再用隔盐温和灸。此法用于寒凝胞宫，多一次治愈。

胎位不正以艾灸至阴为佳，3582 例病案分析显示，艾灸至阴治疗胎位不正，总有效率 90.3% ～ 95.4%。

小儿腹泻用灸法效果甚佳，可用念盈药条温和灸，复以雀啄灸法，大多一次即愈。

第三节　当代名医

一、宣丽华

（一）名医简介

宣丽华，女，1960年5月出生，祖籍浙江诸暨。曾担任浙江中医药大学附属第一医院（浙江省中医院）针灸科主任26年。1984年毕业于浙江中医药大学，同年工作于浙江省中医院针灸科。1995年12月任浙江省中医院针灸科主任。2008年被评为浙江省名中医。2012年获“全国优秀中医临床人才”称号，2017年、2021年被评选为全国老中医药专家学术经验继承工作指导老师。兼任中国针灸学会理事，中国针灸学会腹针专委会副主任委员，中国针灸学会临床分会常务理事，中华中医药学会民间特色诊疗技术研究分会常务委员，浙江省针灸学会副会长，中国针灸学会经络腧穴专委会主任委员，浙江省中医药学会外治分会主任委员，世界中医药学会联合会脐针专委会常务理事，国家中医药管理局重点学科、浙江省中医药管理局重点专科学科带头人。

（二）学术渊源

宣丽华就读于浙江中医药大学中医专业，在学校5年的本科学习生涯中，她认真学习了《黄帝内经》《伤寒论》《神农本草经》《针灸大成》等经典书籍，打下了坚实的中医学基础。1984年毕业后，她来到浙江省中医院针灸科工作，跟从当时针灸科主任严定梁、张淑华、许文波和赵本传等开展针灸的临床实践。张淑华和赵本传是浙江省中医院十大中医流派之一金氏针灸金文华的嫡传弟子，是金氏针灸的第二代传人。金氏针灸以取穴精简、针感明显、疗效显著享誉杭城。宣丽华从医从教40年来，已培养针灸学硕士和博士50余名。

（三）学术思想

宣丽华从事针灸医教研工作40年，对面瘫等周围神经病的针灸治疗及其机制研究、冬病夏治穴位敷贴的方法优化及临床应用等颇有心得，其学术思想可以概括为以下 4 个方面。

1. 重视明辨病因，谨守病机

宣丽华在临床中擅长通过扎实的中医基础功底正确“辨证选穴”，强调针灸的辨证取穴理论与中医理论中的辨证论治是一致的，针灸的理论根植于中医这一大学科的基础理论中，二者密不可分。

2. 注重“凡刺之真，必先治神”

宣丽华认为，治神与针刺疗效之间具有内在联系，“凡刺之真，必先治神”，治神利于得气，行针时的得气，是取得疗效的关键。

3. 提出“温通督脉扶阳法”

宣丽华擅长利用“温通督脉扶阳法”治疗疾病，她明确指出，督脉经气痹阻或督脉空虚时，五脏六腑的功能会受到影响，只有督脉通达、畅和，阳气才能正常输布，从而具有祛瘀化痰的作用。她创新了“粗针疗法”，常用粗针来温通督脉以治疗“顽固性面瘫”为代表的各种疑难疾病。

4. 活用外治之理即内治之理

宣丽华改良了冬病夏治穴位敷贴贴膏，使其既能保持临床疗效，又减少了其造成的皮肤不良反应，获得国家发明专利。她从选穴、敷贴时间、皮肤反应等几个维度开展临床和实验研究，优化了冬病夏治穴位敷贴对呼吸道过敏性疾病的治疗方法。

（四）临证经验

针对周围性面瘫，宣丽华提出“正气不足，脉络空虚，风邪入络”是该病的基本病机，风邪夹寒、热、痰湿侵袭面部阳明、少阳、太阳经络，使经气阻滞、经脉失于濡养、筋肉纵缓不收而发病。另外，长期的工作压力或过度劳倦，易耗气伤脾，导致痰浊内生，或嗜酒肥甘，素体痰湿较盛，风邪侵袭时夹痰湿入络而患病，且湿性黏滞，蕴蒸不化，使疾病缠绵难愈，久病必瘀，临床这类患者往往病程较长。故在该病的治疗过程中，宣丽华尤其重视“祛风化痰、祛瘀通络”的治疗大法。此外，宣丽华指出，“化痰祛瘀当用温通之法”，创新了“粗针疗法”，并针刺督脉的穴位神道治疗周围性面瘫。宣丽华认为，神道可宣通一身在表之阳，疏通全身阳经经气，达到祛风散邪、温阳通络、化痰祛瘀之作用，从而达到牵正之功效。此方法尤其适用于该病急性期及恢复期之风痰、痰湿入络、痰瘀滞络者。“针药结合，相辅相成”是宣丽华治疗周围性面瘫的增效途径，一般两者联合运用，如在发病初期由于外邪侵袭，取督脉、阳明经穴，可振奋阳气、鼓舞阳明经气，驱邪外出，同时应用牵正散，可祛风通络，针药合用共奏祛风散邪之效。面对风痰、痰湿、瘀阻等证，取督脉经穴，可振奋阳气，通阳利水，同时应用苓桂术甘汤，可温阳利水，两者合用加强清化痰湿的功效。此外，针对恢复期、后遗症期气虚血瘀等情况，运用多气多血之阳明经加面部穴位和中药补阳还五汤、牵正散治疗，针灸和中药相结合，相辅相成，促进周围性面瘫的恢复。

针对哮喘、过敏性鼻炎等呼吸道过敏性疾病，宣丽华认为其在冬天易发作或加重，并且到疾病后期都存在肺、脾、肾的亏虚现象。因此该类疾病患者可以在三伏天使用减少皮肤不良反应而不降低疗效的改良后的“治未病”贴膏，利用贴膏中药物辛温走窜、散寒化饮、理气止痛的功效，刺激穴位，除选取一般的治疗穴位外，加用补益肺气、脾气、肾气的穴位，能够起到“治病求本”的目的，在安全的基础上提高了远期疗效。

针对腰痛，宣丽华认为需要辨证取穴，甚少选用腰痛局部穴位作为治疗点。对于虚证引起的腰痛，常选气海、关元等有补益作用的腧穴；对于湿热下注引起的腰痛，常选行间、三阴交、阳陵泉等穴，这些穴位看似与腰痛部位无直接联系，但针刺后每获良效。

针对脑梗后遗症，宣丽华认为，该病大都因脏腑功能极度失调而发病，所以在恢复期调理脏腑功能是必要的。她同样利用辨证论治理论，选择补益或温通方法，另外，在施行针刺手法时，嘱患者主动或被动地活动患肢，这样不仅可以使患者的注意力集中在患部，还有利于激发经气，较快地引导“气至病所”，以助运动功能恢复。

针对慢性荨麻疹，宣丽华认为，该病与素体禀赋不足、外感风湿热或饮食生活失调有关。可采用督脉神道粗针平刺，起到促进人体血液循环、抗过敏、调节机体免疫功能等作用。

二、方剑乔

（一）名医简介

方剑乔，1961 年 5 月出生，祖籍浙江慈溪。历任浙江中医药大学校长、浙江中医药大学附属第三医院院长，中国针灸学会副会长，浙江省针灸学会会长。方剑乔于 1983 年毕业于浙江中医药大学中医专业，毕业后留校任教中医系。1984—1986 年在中国中医研究院研究生班深造学习。1986 年从浙江中医药大学中医系转入针灸推拿系。1990—1991 年赴日本昭和大学医学部研修神经生理学。1994 年晋升副教授，并担任浙江中医药大学针灸推拿系副主任。1998 年担任浙江中医药大学针灸推拿系主任。1999 年在日本昭和大学获得医学博士学位。2000 年晋升教授。2004 年负责筹建浙江省针灸推拿医院（浙江中医药大学附属第三医院），担任第一任院长。2010 年担任浙江中医药大学副校长，2015 年担任浙江中医药大学校长。

（二）学术渊源

方剑乔就读于浙江中医药大学期间，先后跟随浙江针灸前辈高镇五、虞孝贞等，潜心研读各种针灸古籍，对《黄帝内经》《针灸甲乙经》《针灸大成》等经典医籍均有深入研究。他自 1986 年开始一直从事针灸学的科研、教学、临床工作，真正将医、教、研三者融为一体，在针刺镇痛领域开创先河，自成一派。他中西医学基础理论扎实，融汇针药，贯通中西，临床经验丰富，在针灸治疗疼痛类疾病、瘫痪类疾病及情志类疾病方面有独到的见解，特别是在电针的应用上造诣颇深。方剑乔从医从教近 40 年，已培养针灸学硕士和博士研究生 200 余名，为浙江针灸学界培养了大批优秀人才。

（三）学术思想

方剑乔从事针灸医教研工作近 40 年，对针灸临床诊治思维、慢性疼痛的针灸治疗及其机制研究、电针的临床应用等颇有心得，其学术思想可以概括为以下 5 个方面。

1. 擅长使用电针

方剑乔对电针波形、频率、刺激强度、刺激时间等各类参数，电针穴位配伍等有深入研究，提出电针多靶点、多环节、多途径的立体镇痛模式，是对人体神经－体液－免疫系统的综合干预结果，揭示了电针和经皮穴位电刺激疗法的应用规律和作用机制，为提高针灸临床镇痛疗效及推广针灸疗法做出了贡献。

2. 提出慢性疼痛的“虚瘀交错”理论

方剑乔明确提出了“虚瘀（滞）交错，必先化瘀（滞）；结合补虚，方能止痛”的慢性疼痛治疗原则。

3. 提出针灸临床的诊治三维观

方剑乔在西医辨病、中医辨证的基础上，结合针灸临床特有的辨经论治，发展了针灸临床“辨病、辨证、辨经”的三维诊治体系，即针灸临床的诊治三维观。

4. 提出疼痛的“病症观”

方剑乔强调疼痛病位在临床痛证治疗中的重要性，并总结了针灸临床治痛的选穴规律，形成了疼痛的“病症观”。他指明了电针疗法刺激参数的应用规律，克服了传统中医“不能言传，只能意会”的推广局限。

5. 对针刺镇痛从痛感觉、痛情绪、痛认知三个维度开展研究

方剑乔认为，针刺镇痛的研究应从伤害性感受的单一研究模式向“感觉－情绪－认知”的多维度研究模式转变。他创新了针刺镇痛的研究理念，拓展了针刺镇痛的研究领域。

（四）临证经验

针对三叉神经痛，方剑乔提出该病诊治“当明辨属支、循经取穴”“分期辨证、分部施治”“镇痛要穴、重用远道”。采用“浅针丛刺针法”，重视局部和远道穴位的针刺手法差异，优选电针刺激频率。对于经典型三叉神经痛，方剑乔的治疗可长时间控制三叉神经痛症状，免除了患者口服药物以镇痛的困扰。

针对肩周炎，方剑乔认为应当按损伤部位分为狭义肩周炎和广义肩周炎，并且在临床诊疗中必须分清所处时期。治疗上根据病因与病位、分期与分型选择适宜针刺方案，辨证辨经共参、局部远道并举，再结合温针灸与经皮穴位电刺激治疗，方能有效改善疼痛，增加关节活动范围。

针对膝关节疼痛，方剑乔遵循“辨病为主、辅以辨证”的原则。“辨病为主”意在考虑本病病位的局限性和特殊性，治疗以膝关节局部腧穴为主。“辅以辨证”是指在辨病论治的基础上根据患者的证型进行取穴。根据膝关节疼痛部位，选择不同的针刺方向及刺法。在疗法上强调灸法在该病的治疗中具有重要的作用，同时辅以阿是穴电针治疗。

针对带状疱疹后遗神经痛，方剑乔认为在疾病初期应结合西医疗法，积极进行抗病毒治疗，取穴上多采用局部围刺和电针夹脊，电针频率宜用 2/100Hz，辅以梅花针刺络拔罐。对于顽固性带状疱疹后遗神经痛或急性期实热证表现明显者，可加用火针点刺法。

针对类风湿关节炎、强直性脊柱炎等风湿痹证，方剑乔强调明确诊断，结合中西药物进行综合治疗。选穴原则为局部取穴结合循经取穴，灵活运用“十二刺”“九刺”等古典针法，遵循“刺有大小，刺有浅深”的原则，并且做到电针、温针灸、刺络拔罐等有的放矢。如病情反复发作、迁延不愈，应在辨证立法准确的前提下，做到“守方缓图”。

针对周围性面瘫，方剑乔提出“针因病而效、穴因人而异、刺因证而定、效因时而变”的原则，即根据发病不同时期的病理特点，因人因证进行分期分型和辨证施治，做到权衡变通、法随病施。

针对失眠，提倡以无痛进针、适度得气、循序渐进为要点。在针具的选择上，可用0.18mm×25mm的毫针，快速破皮浅刺，适度得气，切勿过分追求强烈针感。初次针刺时选取较小的刺激量，刺激量随患者耐受力、接受度提高而逐渐增强。同时提倡“巧用电针和灸法”，注重补泻。

针对耳鸣耳聋，方剑乔认为在急性期应及时运用西医学干预措施，以控制病情发展。他认为，针灸在耳鸣耳聋长期疗效的维持上有独特的优势，治疗上需要根据耳鸣耳聋的不同临床表现、兼症等辨明虚实；取穴上强调耳前三穴（耳门、听宫和听会）的重要性；临证时注重针刺手法和“因人制宜”；运用电针时强调将耳前与耳后腧穴对接（耳后多选取翳风、风池）；虚证者多选用2Hz疏波，实证者多选用100Hz密波。

关于方剑乔的临证经验，具体可以参见《方剑乔痛证针灸治疗精要》《浙江中医临床名家——方剑乔》等专著。

三、金肖青

（一）名医简介

金肖青，1963年6月出生，祖籍浙江浦江。历任浙江医院（浙江大学医学院附属浙江医院）副院长，中国针灸学会理事，浙江省针灸学会副会长。1985年本科毕业于浙江中医药大学中医专业，同年进入浙江医院针灸科。1987—1988年在上海中医药大学附属岳阳医院针灸科进修。2001年于浙江中医药大学获针灸推拿学硕士学位。2003年晋升主任中医师。2005年入选浙江省中青年临床名中医培养对象。2008年于浙江中医药大学获中医内科学博士学位。2012年起担任浙江医院副院长。2014年入选浙江省名中医，2016年获国务院政府特殊津贴。2021年获“浙江省国医名师”称号。

（二）学术渊源

金肖青本科期间跟随浙江针灸名医虞孝贞学习，耳濡目染前辈扎实的理论功底和丰富的临床经验，包括传统时间针灸疗法等的运用，激发她深入研习经典的兴趣。在上海中医药大学附属岳阳医院进修期间，得到海派名家奚永江、李鼎等的指点。在浙江省中青年临床名中医培养期间，跟随浙江中医名家李学铭、盛燮荪学经典做临床，思维得到了进一步开拓。硕士、博士期间分别师从方剑乔、范永升，科研能力得到了进一步提升。金肖青十分重视人才培养与学术传承，到目前为止，共计培养针灸学高层次人才（包括硕士和博士研究生）30余名。

（三）学术思想

金肖青从事针灸医、教、研工作30余年，将所学所见融会贯通，在难治性痛证、变应性疾病、神经系统退行性疾病及内科疑难杂症的诊治方面积累了丰富的临床经验，形成了独到的见解。其学术思想可以概括为以下4个方面。

1. 对难治性痛证强调辨证

对难治性痛证如带状疱疹后遗神经痛等，金肖青强调根据疼痛特点、伴随症状、舌脉分析病机，辨明寒热虚实、阴阳盛衰，从调和阴阳、补虚泻实入手，综合针灸技术手段，足量、全程治疗。

2. 对变应性疾病采用背俞穴

对变应性疾病，金肖青采用背俞穴以调节脏腑功能。如过敏性鼻炎患者的“特应性体质”，属中医“本虚”范畴，针灸治疗，除局部通窍止嚏取得速效外，还要扶正祛邪，调节免疫系统，通过应用背俞穴使疗效更持久。

3. 治帕金森病以“整体辨治、调节卫气”为法

金肖青对帕金森病运动症状、非运动症状开展系列研究，认为气血虚弱，内不能滋五脏，外不能养卫气，以致神失养、筋不柔是帕金森病的主要病机，且运动与非运动症状相互影响，互为促进。金肖青对该病主张整体辨治，善用头针联合体针，调整脏腑功能和气机，达到同时改善帕金森病的运动症状与非运动症状的作用。

4. 提出围绝经期女性“天癸竭”是必然趋势

金肖青认为，围绝经期女性“天癸竭”是必然趋势，针对女性围绝经期综合征，一味补肾不能奏效，当抑肝扶脾，以后天养先天，平衡脏腑气血阴阳，可使女性平稳度过围绝经期。

（四）临证经验

针对带状疱疹后遗神经痛（PHN），金肖青认为其痛在皮表，为带状疱疹病邪潜伏，阻遏气机，留滞络分，致卫阳被遏，局部气滞血瘀，不通则痛，或气聚血少不荣而痛；夜间阳入于阴，络分正虚邪亢，患者疼痛更甚，夜寐不安，心神失养，阴阳失和，难以抗邪外出。故金肖青临床取皮损部对应夹脊穴镇痛，通过电针刺激夹脊可以通调督脉与膀胱经之气，汇通阴阳经气血，激发人体阳气，发挥针刺对机体双向和整体的调节作用；同时，金肖青常在带状疱疹皮损部位用梅花针叩刺联合马应龙痔疮膏外涂，散火毒阳邪外出，使机体归于“阴平阳秘”状态。

针对过敏性鼻炎，金肖青认为该病外因是风寒、风热侵袭，致肺内宣降不利，肺气不能通调水道，津液停聚，壅塞鼻窍而表现为打喷嚏、流涕的症状。这些感受外邪侵袭之“标症”主要为鼻部症状，多不伴有全身过敏性反应，而所谓过敏性鼻炎患者的“特应性体质”，属中医“本虚”范畴。内因多与肺、脾、肾虚损相关。金肖青临床针灸治疗该病，除局部通窍止涕外，更考虑到该病“本虚”的特性，提出治疗关键在于扶正祛邪，调节免疫系统功能。认为局部及四肢部取穴可较快改善过敏性鼻炎的临床症状，而背俞穴可使疗效维持时间更长，复发率更低，在治疗时常用背俞穴针刺拔罐，兼顾局部宣肺通窍，对过敏性鼻炎出现的喷嚏、鼻痒、鼻塞、清涕等症状均有较好的疗效。

针对帕金森病（PD），金肖青在临床治疗中发现，帕金森运动症状与非运动症状相互影响，互为促进。针灸在改善 PD 患者的运动症状，减少药物用量或减轻药物不良反应的同时，有可能减轻或改善患者非运动症状，反之亦然。因此金肖青治疗 PD 以“整体论治”为纲，善用头针联合体针，在控制患者运动症状的基础上，对 PD 常见的睡眠障碍和便秘等非运动症状辨证取穴，随证加减。金肖青临床常选用焦氏头针运动区、舞蹈震颤区、平衡区针刺，嘱患者留头针活动后，再行体针治疗，通过头针持续刺激、激发人体阳气，促进气血运行，同时配合背俞穴调节脏腑经气，滋补肝肾，疏经通络，改善患者震颤、僵直和姿势平衡障碍。对于伴有便秘的 PD 患者，常用腹部穴位进行脐针或体针疗法，可抑肝健脾补肾，助阳行气，疏利气机，促进胃肠蠕动，加速排便，从而提高患者的生活质量。

针对围绝经期综合征，金肖青认为该病病因为任冲脉虚，精血不足，机体本应逐渐适应肾精亏虚状态，却又被外在环境、压力所扰，致肾阴阳失衡，肾精不能滋养肝血，出现月经紊乱、潮热汗出、失眠、烦躁、焦虑、抑郁等症状；又因木郁乘土，致后天失养，脾胃气化功能也随之递减，气、血、津、液停滞为邪，形成瘀血、痰饮等病理产物，久久积聚，躯脂满溢，形成中心型肥胖，或见纳差、脘腹胁胀、便溏、便秘等消化道症状，伴随情绪改变。金肖青认为围绝经期是女性生命周期中的特殊时期，天癸已绝，岂能仅靠补肾维持？应当针对肝肾阴虚、肝郁脾虚的病机，抑肝扶脾，鼓舞脾胃的生理功能，以后天养先天，平衡脏腑气血阴阳，缩短绝经前后诸症的持续时间，使女性顺利度过围绝经期。

四、陈峰

（一）名医简介

陈峰，男，1962年11月出生，浙江嘉兴人，主任中医师，教授，硕士研究生导师，浙江省名中医，全国老中医药专家学术经验继承工作指导老师。1985年7月毕业于浙江中医药大学中医系，1985年8月进入嘉兴市第一医院工作至今。1997年担任嘉兴市第一医院专职工会副主席。1999年晋升副主任中医师。2003—2005年作为第三批全国老中医药专家学术经验继承工作继承人，师承盛燮荪。2006年3月担任嘉兴市第一医院中医针灸科主任。2007年晋升主任中医师。1998—2000年作为中国专家参加援马里医疗队。2009年获浙江省中医药科学技术创新奖三等奖。现兼任中国针灸学会理事，中国针灸学会针药结合专委会常务委员，中国针灸学会灸疗专委会委员，中国针灸学会针灸文献专委会委员，浙江省针灸学会常务理事，浙江省针灸学会针灸文献专委会主任委员，嘉兴市针灸学会副会长，嘉兴市中医学会常务理事。

（二）学术渊源

陈峰学习中医起步于浙江中医药大学中医系，他在院校学习5年，接受了系统的中西医理论学习，特别是学习期间由浙江省名老中医授课带教，如何任、徐荣斋、高镇五、连建伟等一大批各科名医，因此打下了良好的中医理论和临床实践基础。在嘉兴市第一医院工作期间，得到嘉兴名老中医的指导，如周谓南和盛燮荪。陈峰是第三批全国老中医药专家学术经验继承工作指导老师盛燮荪的学术继承人，也是盛氏针灸的第三代传人。陈峰目前已培养、带教针灸高层次人才30余人。

（三）学术思想

1. 腧穴配伍理论的研究

陈峰通过对大量针灸专著的研读，进行腧穴配伍理论分析，认为辨证配穴处方要遵循以下6个原则。①本脏腑经脉病证，以取所属经穴为主。②以取本脏腑的背俞穴、腹募穴为主。③以取手足同名经腧穴为客。④以取本脏腑经脉的表里经腧穴为客。⑤兼取病位处的邻近穴。⑥兼取特效经验穴。

2. 研究传统针刺手法

陈峰在临床上熟练应用传统针刺手法，疗效明确。他进行了上补下泻针法、骨边刺法、针芒导气法等针刺手法的研究与临床使用，在临床上运用上补下泻针法及骨边刺法治疗癌痛患者，取得较好的疗效。

3. 倡导“温阳通督”灸法

陈峰常用“温阳通督”灸法调节阳气。该灸法以督脉经穴为主，配伍膀胱经背俞穴，膀胱经背俞穴为脏腑经气输注于背部的气穴，可助阳气；同时选任脉等他经腧穴以辅助通督，“从阴引阳”，任脉取中脘、气海、关元等，任脉通，元气通，可助督脉通行阳气；并选足阳明经足三里、足太阴脾经三阴交等穴，温补阳气，有益通督。

4. 善于创新，提出手穴疗法的临床运用

陈峰认为手部的穴点分布规律，酷似一个人体直腿坐地，两臂前伸，头呈低俯状的缩影，也就是手在功能位时的形态。中指代表头部，食指、无名指代表上肢，拇指、小指代表下肢，手掌代表胸腹部，手背代表腰背部。可以用针灸刺激代表肢体某一部位的手部反应区，以治疗这一肢体部位的疾病，刺激代表某脏器的手部反应区，以治疗这一脏器的疾病。

5. 针药合用治疗疾病

陈峰遵循孙思邈针、灸、药三者并重的学术观点，“良医之道，必先诊脉处方，次即针灸，内外相扶，病必当愈”。赞同清代俞震的观点：“古人治病多用针灸，今则针灸有专家。凡诊脉处方者，反以卑术视之，不知处方易而针灸难。盖切脉与取穴同一难，而取穴之难，尤难于切脉也。孙真人之言，诚为格言。”

（四）临证经验

1. 擅用“温阳通督方”

陈峰擅于运用“温阳通督方”治疗各类慢性疾病，处方由大椎、膏肓、灵台组成，并按病证不同配取不同的俞募穴。基本方主治过敏性鼻炎、哮喘、慢性气管炎等呼吸系统疾病，适合体虚易感、乏力、四肢冰冷者。针对不同的疾病，配伍不同的腧穴组成相应的治疗处方。胃肠病以基本方加脾俞、足三里、天枢、气海、关元等；宫寒不孕、痛经、阳痿早泄等以基本方加肾俞、命门、气海等；腰痛、腰椎间盘突出症以基本方加肾俞、大肠俞、命门、腰阳关、环跳等；类风湿关节炎、强直性脊柱炎以基本方加身柱、至阳、命门、腰阳关、大杼、肺俞、肝俞、脾俞、肾俞、承山、环跳等；膝关节炎以基本方加肾俞、鹤顶、犊鼻、内膝眼、足三里等。

2. “调神解郁”以治内科杂病

陈峰认为，脏腑经络和气血津液病证皆因“内伤七情”导致，当出现“久病必虚”“久病必瘀”等病变时，可因心神失养、肝气郁结，导致抑郁、焦虑、失眠、烦躁等。调神解郁处方由神门、内关、大陵、足三里、阴陵泉、三阴交组成，根据患者辨证，施以循法、刮法、弹法、摇法、震颤等催气手法。陈峰擅长震颤法，如欲针感下传，以左手拇指压住腧穴之上方，右手紧捏针柄，使针感远传。如针刺足三里，得气后施术，则下肢循经酸胀麻木感传明显；针太冲，可使足蹈趾及足第二趾麻木、疼痛感强烈。

3. 分期治疗腹泻型肠易激综合征

陈峰认为，腹泻型肠易激综合征在早期以实证为主；病至中期，引起痰凝血瘀，亦为实证，以肝郁脾虚证、脾虚湿热证为主；后期气血亏损，以虚证为主，或虚实夹杂，主要为脾肾阳虚。病在早期针灸治疗应施以泻法或平补平泻法。病至中期，要施以泻法，后期则以补法为主。处方主穴选中脘、天枢、关元、足三里、上巨虚、三阴交。根据辨证配穴，肝气郁结者，加太冲疏肝理气止痛；寒湿泄泻者，加合谷、大肠俞、外关以利水渗湿、祛风散寒；湿热内盛者，加阴陵泉清热利湿；胃热腑实者，加内庭清泄腑热。若患者病史较久，以虚为主，伴畏寒肢冷、腰部酸痛等阳虚症状，当属后期，应注重选用膀胱经背俞穴及督脉穴。

4. 针药结合治疗前列腺疾病

陈峰治疗前列腺炎，常用关元、气海、足三里、三阴交等穴以培补元气，加用清化湿热、疏理气机的中药内服，如柴胡、当归、枳壳、茯苓、甘草、薏苡仁、败酱草、车前草、附子、续断、金钱草等。陈峰治疗前列腺增生，常针刺肾俞、次髎、秩边，加用补益肝肾的中药内服，如附子、肉桂、山茱萸、熟地黄、牡丹皮、茯苓、泽泻、五味子、车前子、山慈菇等。

5. "上补下泻"针法联合三阶梯止痛法治疗晚期癌痛

针对晚期癌痛，陈峰提出运用"上补下泻"针法联合三阶梯止痛法治疗。针刺穴位以四关为主，主穴太冲、合谷，配穴为疼痛局部腧穴。主穴施以提插泻法，配穴施以捻转补法。

6. 针刺井穴促醒

陈峰在ICU危重病症治疗上，提出针刺井穴促醒。针刺井穴有通经活络、醒脑开窍之功。如患者有胃肠功能损伤，可运用手足同名经配伍法进行治疗，选用合谷、曲池、足三里、上巨虚。

五、金亚蓓

（一）名医简介

金亚蓓，1957年7月出生，浙江杭州人。主任中医师，浙江省级名中医，硕士生导师，国家“十二五”重点专科学科带头人，浙江省金亚蓓名老中医传承工作室指导老师，2011年浙江省五一巾帼标兵获得者。金亚蓓1983年毕业于浙江中医药大学，毕业后师承第一批全国老中医药专家学术经验继承工作指导老师裘笑梅。1990年为浙江省中医院妇科主治医师。1996—2000年，于德国海德堡大学附属妇产科医院进修内分泌学和生殖医学。2000年至今任杭州市红十字会医院针灸医师、主任中医师及针灸科学科带头人，浙江中医药大学第二临床医学院兼职教授和国际教育学院特聘教授。

（二）学术渊源

金亚蓓于浙江中医药大学毕业后，先后跟随裘笑梅、薄智云、齐永等学习，深受裘氏妇科的影响，在实践中不断摸索，传承升华。金亚蓓自1996年起在针灸学的科研、教学、临床工作中将中医妇科与针灸融会贯通，自成一派，并成立浙江地区首个“针灸妇科”门诊和“针灸治疗更年期疾病”专科门诊，针药并用，活用古今，使用传统针灸联合现代针灸进行脐针、腹针、耳针等疗法，专注临床疑难杂症的诊治，尤其在妊娠病、产后病等方面拥有独特的见解。她在技术辐射方面，累计带教国际留学生1600余人次，带教省内外副高及以上针灸和妇科医生进修20余人，这些医生回到当地都能开展针灸妇科的临床工作，并取得令人满意的成绩。

（三）学术思想

金亚蓓认真研读经典，博采众长，结合个人临床实践，针药并用治疗多种妇科病、产科病，并对针灸治疗围绝经期综合征的机制有所研究，形成一些独具特色的中医学术观点，其针药治疗妇科疾病的学术思想简述如下。

1. 善用五行生克制化

金亚蓓在临证中提倡以脏腑辨证为纲，认为妇科疾病的产生并不是单一的，五脏合五行，各有相生相制。她应用五行生克理论分析五脏病变的规律，治疗妇科疾病时常对某一局部病变进行整体的调治，同时深谙五行传变之法，临床上“知肝传脾，当先实脾”“滋水涵木，未病先防”，灵活变通，以提高疾病诊治的全面性和减少继发疾病。

2. 创立“调肝针法”

金亚蓓提倡妇女经带胎产应“以肝为先天”，重视调肝，并根据不同证型创立了6种“调肝针法”，即疏肝理气法、泻肝清热法、平肝潜阳法、培补肝肾法、和肝健脾法、养肝清热法。

3. 治疗妊娠病“有是证，用是穴”

金亚蓓提出针灸治疗妊娠病要以“有是证，用是穴”理论为基础，根据辨证选穴用穴，联合脐针，慎用巧用泻法，选穴精妙，手法谨慎，治疗中谨守“衰其大半而止”的原则，推进了针灸在妊娠相关疾病领域的发展。

4. “三期论治法”

金亚蓓提出妇科疾病针灸治疗有“三期论治法”。“三期论治法”以调经为第一要义，遵循月经周期的阴阳消长规律，将月经周期分为三期，即经前期、行经期、经后期，针对此三期分别调经治疗。经前期益肾补肝，养血填精；行经期活血祛瘀，理气行气；经后期健脾滋肾，补益冲任。

（四）临证经验

对不孕症的治疗，金亚蓓提出“男女同治，以和阴阳”，女性以调经为主，使经来有期，氤氲有候；男性以养精为主，化湿泄浊，蓄养肾精。结合四时五气选择合适的针刺或灸法治疗，提出对“肾－天癸－冲任－胞宫”生殖轴多靶点治疗，即补肝肾、调冲任、暖胞宫；同时充分把握排卵的时机，适时种子。对于进行辅助生殖的患者，金亚蓓使用针灸在准备期、促排期、取卵期和移植期全周期辅助治疗，以提高卵泡质量和妊娠成功率。

对子宫内膜异位症的治疗，金亚蓓提出应先明确诊断，确定子宫内膜异位症类型，如果病灶过大，应该接受西医手术治疗。针灸治疗子宫内膜异位症，重在经前期和行经期。经前期多取阳明经和任脉腧穴，充盈冲任，蓄积血海；行经期以缓解痛经、肛门下坠等症状为主，用0.3mm×50mm毫针深刺八髎以镇痛；重视腹部穴位针感的传导，同时顺应经血冲击，促进病理产物的排除，以逐步减轻经期症状；经后期以中药治疗为主，针对患者痛经的虚实状态，以补虚为主，泻实为辅。她认为子宫内膜异位症表象为“瘀”，实质为“虚”，因虚致瘀者在临床中较为多见。

对功能性子宫出血，金亚蓓认为，虽该病病因病机与月经病的“崩漏”一致，但功能性子宫出血用针灸治疗时，必须先辨虚实，再进行针刺补泻。中药的“温、清、补、消”均能在针刺的补泻手法中体现，故手法操作得当与否直接影响“崩漏”治疗的疗效。该病一般初起为实，日久为虚。治疗根据“急则治其标，缓则治其本”的原则，利用针法“塞流、澄源、复旧”，同时结合患者体质的寒热虚实，配合中药协同增效。

对围绝经期综合征的治疗，金亚蓓强调“肾虚为纲”，抓住围绝经期综合征的基本症候群，针灸治疗以足三阴经腧穴为主，再根据特异的临床表现辨阴阳偏盛，选择不同的针方及刺法，再结合耳针、电针和温针灸等，以改善患者精神神经症状、血管舒缩症状、月经异常和骨关节痛等症状。

对卵巢功能早衰的治疗，金亚蓓认为该病的病理表现是一个经水渐衰的过程，她将调经作为治疗卵巢功能早衰的重要手段，提出“分期论治，灵活施针”“辨病辨经，善用补泻”“重视调神，身心共治”，治疗从冲、任、督、带脉立论，对症取穴，合理施术。根据月经阴阳消长的周期变化灵活取穴，使经水通畅，月经周期恢复正常。同时金亚蓓认为情志作为影响卵巢功能的重要因素未被充分认识，治疗中常配合耳针、头皮针治疗以调畅神志。

对妊娠坐骨神经痛的治疗，金亚蓓认为医者应先评估产妇的妊娠状态，在确认胎儿无虞的情况下施针。其治疗难点在于必须止痛与安胎并举，取穴以远道穴位为主，配合脐针疗法“打枪”。治疗中可采用对痛点“打枪”、按十二地支取穴、按十二经络取穴等方法，力争做到针到痛除。对妊娠后期坐骨神经痛迁延不愈的患者，切不可轻率使用活血通络法，应审证求因，养血补肾、安胎通络并举，重要的是把握时机，中病即止。

对产后乳腺炎的治疗，金亚蓓提倡针刺与灸法并举，对病灶进行围刺，或加温针灸、雀啄灸等。总体治疗以行气通乳、清热化瘀为主，配合疏肝理气、健脾和胃、温化痰湿等方法。

对于慢性乳腺炎的治疗，金亚蓓提倡以温经通络、扶阳化瘀为主，采用助阳健运针法，配合大艾炷进行温和灸和温针灸。

六、林咸明

（一）名医简介

林咸明，1966 年 9 月出生，浙江台州人，教授，主任中医师，博士生导师，浙江省名中医，浙江省卫生领军人才，第三批全国中医药优秀临床人才，第七批全国老中医药专家学术经验继承工作指导老师，浙江中医药大学附属第三医院（浙江省中山医院）院长。兼任中国针灸学会针灸教育专委会副主任委员，中国针灸学会针灸治未病专委会副主任委员，浙江省针灸学会副会长等。2008 年获中医内科学博士学位。

（二）学术渊源

林咸明1989年浙江中医药大学中医学专业毕业，1995年获浙江中医药大学针灸推拿学硕士学位，师从中医针灸名家高镇五、虞孝贞等，是中国针灸“澄江学派”第三代传人。2004年浙江中医药大学针灸推拿学院与针灸推拿医院“院院合一”，林咸明进入浙江中医药大学第三临床医学院（针灸推拿学院）工作。2005年攻读浙江中医药大学中医内科学博士学位，师从中医大家范永升，2008年获中医内科学博士学位。2012年师从中医经方名家南京中医药大学黄煌。

林咸明潜心学习中医针灸经典医籍与经方医学研究，创立医院“经方医学研究会”，举办“西湖经方”大会，注重中医经典与现代临床结合，擅长应用针药结合治疗临床各科疑难症。迄今已培养针灸推拿学硕士和博士研究生90余人，部分已成为江西省中医针灸领域的骨干力量。

（三）学术思想

林咸明尊经典、重手法，主要围绕针灸治疗神经系统疾病、中枢退行性疾病的临床与基础开展研究。主要学术思想有以下4个方面。

1. 对“调神治神”开展研究

林咸明基于《灵枢·本神》“凡刺之法，先必本于神”要旨，对历代医家为何重视“调神治神”开展研究。他提出，中医神志病的关键是“神乱则气血逆乱”，确立“调气血而安脑神”治法，提出“调神针法”。“调神针法”选取头枕部穴位以调督脉、脑部气血，配合耳针和体针调治心、脾、胃、三焦气机，结合“四关穴”调气调血，达到气血和调，脑神安定之功。“调神针法”适用于失眠、偏头痛、抑郁症、焦虑症、慢性荨麻疹等疾病，临床效果显著。

2. 继承、发展“速迟刺法”

林咸明继承并发展了其导师高镇五的“刺之微在速迟”的“速迟刺法”理论与操作，提出在针刺进针和行针过程中，以“速迟”手法进行针刺，并简化了“速迟刺法”，使之更切合针灸临床实际。

3. 提出“颈腰同治”理念

林咸明根据颈椎、腰椎结构生物力学连贯性和相互影响的特点，结合颈腰部疾病针灸治疗远期易复发的情况，提出“颈腰同治”理念治疗颈腰部疾病。颈腰部穴位同时治疗，在各型颈椎病、腰椎间盘突出症、慢性腰肌劳损等疾病中取得了明显的远期疗效。

4. 开展特定刺激模式电针促血脑屏障开放效应的研究

林咸明开展了特定刺激模式电针促血脑屏障开放效应基础及临床应用研究，为临床针药结合治疗中风后遗症、血管性痴呆、阿尔茨海默病、神经胶质瘤等治疗提供新方法。

（四）临证经验

林咸明临证诊治，重视“体质与病证相合”，力倡“人（体质）–病（证）–方（穴、药）”诊疗思维，擅用望诊、舌诊、脉诊，以及腹诊、眼诊、手诊、腿诊等诊断方式，明确选穴（方），精准用针（药）。

针对失眠，林咸明认为该病因“气、火、虚”影响心神导致，诊治应当“针刺调神为先，遣方调体为本”，采用自创的“调神针法”。首先多选头部穴位以调脑神、安五脏之神，如风府、天柱、风池、安眠、百会、印堂等，针刺后施以行针手法，强调“针之要，气至而效”。再取四关穴（合谷和太冲）调阴阳以安神，合谷和太冲分别是大肠经和肝经的原穴，两穴相配，一上一下、一阴一阳、一气一血、一脏一腑，调阴阳、和营卫，达“阴阳已通，其卧立至”之效。最后取安神六穴和腹四针。安神六穴为耳穴联合体穴，耳穴为心、肺、神门，体穴为迎香、神门、足三里；腹四针为天枢、中脘、关元，诸穴合用，可引气归原、通畅气血、补养心脾、镇静安神。“调神针法”可以调脑神、安五脏，使患者短期内神安可寐，取效迅速。同时基于经方体质辨证，根据患者不同的体质特征，遣方用药，以改善患者体质状况。针刺调神、中药调体，针药结合，取长补短，相辅相成，既可短期显效，又可巩固远期疗效。

针对偏头痛，林咸明认为“营卫不和，络脉气血失调”是本病发病的主要病机。偏头痛发作时疼痛剧烈，应遵循“急则治其标”的原则，强调“以痛为腧”，疼痛点和压痛点针刺施以“缠针震颤法”，可迅速止痛。偏头痛缓解期，采用“调和营卫”针法治疗，选“安神六穴”以镇静安神，结合四关穴调和脉络营卫气血。同时林咸明常根据患者的体质特征辨证使用中医经方调治，远期疗效稳定。

针对中风及其认知功能障碍，林咸明认为应重视头穴运针手法与电针治疗，积极综合康复训练，同时应重视西医神经营养治疗。针对大分子神经营养药无法透过血脑屏障这一实际，林咸明基于“开窍醒脑”理论，将其与现代血脑屏障开放技术结合，创造性地提出以特定刺激模式电针开放血脑屏障诱导大分子神经营养药物入脑技术促进神经康复，并使其应用于临床，该技术具有自主知识产权，为国际独创。

针对神经根型颈椎病，林咸明认为本病关键病理是“神经卡压”和“炎性致痛”，首选项针温针灸治疗，取“项六针”。林咸明根据颈项部局部解剖特点及神经根型颈椎病临床特点，将“项六针”（天柱、风池、完骨）进针点上移并紧贴颅骨骨膜进针，并施以温针灸。温针灸具有良好的温通经络、消炎止痛作用，适合临床软组织筋膜劳损性疾病。同时根据“颈腰同治”理论远道取穴，以发挥协同作用，近期与远期疗效明显。

针对带状疱疹后遗神经痛，林咸明认为本病为疱疹病毒损伤肋间神经，日久迁延，导致局部疼痛并严重影响睡眠。针灸治疗主要为局部温灸，以及远道疏通三焦、胆经经气。疼痛局部及对应夹脊穴使用温针治疗（艾灸 2 壮），远部深刺三焦经支沟（向上 45°斜刺）、胆经丘墟（向照海方向透刺），并施以强刺激手法，可迅速止痛。如伴失眠焦虑，则结合“安神六穴”缓解患者紧张焦虑情绪。

针对慢性荨麻疹，林咸明遵《素问·至真要大论》“诸痛痒疮皆属于心”之理和临床实际（慢性荨麻疹病情反复，多伴有心烦、失眠、焦虑等症状），提出“从心论治皮肤病”的诊治思路。他认为急性皮肤病治疗应以祛风清（心）火为主，以疏肝凉血为辅，针刺多选大椎、曲池、合谷、风市、三阴交、神门等，配合大椎刺络拔罐放血。

针对其他的慢性皮肤病，林咸明认为治疗应以调神宁心为主，以养血和血，畅盈血脉为辅，针刺多选大椎、合谷、血海、足三里、三阴交，以及耳穴神门、心、肺，并结合经方医学体质辨证，用小柴胡汤加减调治患者过敏体质，针药结合、疗效显著。

七、郎伯旭

（一）名医简介

郎伯旭，1966 年 9 月出生，祖籍浙江临海。任台州市立医院党委委员，台州市立医院针灸推拿康复科主任，浙江中医药大学硕士研究生导师，浙江省微针刀培训基地负责人。兼任浙江省针灸学会常务理事，浙江省针灸学会脑病专委会主任委员，浙江省微针刀专委会常务副主委。1982 年进入台州卫校学习。1985 年毕业分配至台州市立医院。1992 年任台州市立医院团委书记。2008 年晋升副教授。2009 年获“浙江省劳动模范”称号。2010 年晋升主任中医师。2013 年成立台州学院中西医脊柱病研究所，任所长。2016 年兼任台州市立医院党委委员。2018 年被评为台州市拔尖人才。2021 年 12 月兼任台州学院医学院康复医学系副主任。2019 年 3 月 31 日牵头成立台州市针灸学会并担任会长。

（二）学术渊源

郎伯旭工作后十分刻苦，先后拜师朱汉章、薄智云、沈景允、田纪钧等著名专家。他博览群书，数十年持之以恒，临证时遵循古典，但不拘泥守旧，创新意识强。他一直认为，应该充分利用西医先进的诊断措施及诊断病名，采用中医针灸治疗，但又不能被影像学结果所束缚。坚持手法触诊诊断，擅长针灸正骨治疗。他长期致力于颈椎寰枢段病变的研究，逐步形成“脑病从颈论治”的学术思想，提出“精准诊断、靶向治疗”的诊疗思路。创建“项八穴”组穴、“精准定位正骨手法”等，综合各种疗法领衔创建微针刀疗法，在他长期不懈的坚持下，形成一套独特的诊疗体系。近 10 年来，他带教培训进修学生 52 名，其中博士 2 人，硕士 7 人。

（三）学术思想

郎伯旭长期致力于各种脑病、脊柱疾病及脊柱源性疾病、急慢性顽固性软组织损伤等疑难杂症的临床与研究。他十分重视体格检查，强调精准诊断，确定病位，再拟定针对性的靶向治疗方案。擅长从颈椎入手治疗各种脑病，提出“脑病从颈论治”的学术思想。在长期对颈源性眩晕发病机制的研究中，他发现颈源性眩晕的发病节段以寰枢段为主，主要致病因素以寰枢关节的紊乱及上颈段软组织损伤为主。基于这些发现，根据传统经络理论结合现代精细解剖学，他首次发现并总结出“项四花穴”奇穴，创建了“项八穴”组穴及“精准定位正骨手法”，并将其广泛应用到各种疾病中，如抽动症、多动症、智力障碍、神经性耳鸣、睡眠障碍、脑外伤综合征等，并提出“脑震荡后遗症”的实质是隐匿性的上颈椎损伤。他对抽动症、多动症、寰枢关节半脱位的特色治疗吸引了全国各地患者。以他为首的团队自 2016 年起，在传统九针与现代小针刀基础上，综合借鉴了刃针、超微针刀、筋针、铍针、干针、肌筋膜疗法等，首创一种以浅筋膜松解为主，兼顾深部组织松解的新型微创疗法，即微针刀疗法。目前已成立微针刀疗法培训基地，为全国各地培养了数千微针刀人才。

（四）临证经验

郎伯旭非常热爱自己的专业，他始终认为针灸是最好的一门医术。他长期工作在临床一线，每天门诊量 100 ～ 200 人次，区域外患者占到 75%，因此有十分丰富的临床经验，对很多疾病有独特的见解与疗法。他认为，西医常规治疗效果不理想的疾病是针灸治疗的切入点，因此他治疗的疾病谱很广。比如采用头针额旁 2 线配合常规取穴治疗婴幼儿腹泻及菌痢，微量激素穴位注射治疗变应性鼻炎，头针额旁3线为主治疗功能性不射精，针灸治疗逆行射精，耳穴埋针治疗单纯性鼻出血，微针刀配合盆底肌训练治疗前列腺癌术后尿失禁等，均有十分显著的疗效。

郎伯旭擅长临证创新，他很多的创新是在普通的诊疗过程中得到启发的，可能从患者一个细微的变化中发现，也可能从一个专家无意的讲述中得到灵感。他在一个腹部手术后顽固性呃逆的治疗中，无意间发现取支沟可以让患者几天不解的大便通畅了，呃逆也治好了。此后，他连续观察了很多类似病例，总结了以支沟透内关为主的通腑降气针法，后来扩展应用到口臭、便秘、食物反流等疾病。他长期致力于对寰枢段的研究，认为很多脑病均与此有关，他运用“项八穴”组穴治疗脑病，取得显著疗效。比如“项八穴”组穴配合安眠和神门治疗睡眠障碍，配合颞三针治疗偏头痛，配合耳三针治疗耳鸣耳聋，配合四神聪和百会治疗儿童多动症、智力障碍及发育迟缓等。迄今为止，关于“项八穴”组穴的应用共发表19篇论文，24篇次获奖，其中省级学会一等奖7篇，省部级及厅局级课题立项14项。郎伯旭认为脑卒中各种后遗症及其并发症的本质问题是脑部相应脑区的缺血，因此运用“项八穴”组穴以增加脑部血供是治本之法。郎伯旭以“项八穴”组穴为主治疗脑卒中并发症，已经取得4项厅局级课题立项，内容包括脑卒中后吞咽困难、认知障碍、睡眠障碍、痉挛性偏瘫等。

郎伯旭2016年开始研究微针刀疗法，对其进行不断探索和完善，比如吸收了浮针的扫散、筋针的手法作为微针刀的手法补充，提出了三级选点原则指导治疗选点等。很多运动系统疾病进行微针刀疗法治疗后当场见效，甚至达到了“秒杀”的效果，比如落枕、腰部扭伤、腕踝关节韧带损伤、手指韧带损伤等。目前已经拓展运用到内外妇儿五官等众多疾病的治疗。比如微针刀松解颈枕部治疗偏头痛、眩晕症。微针刀治疗痛风急性发作、女性痛经、尿失禁、乳腺结节；男性的性功能障碍、前列腺肥大。微针刀还可以治疗内科的哮喘、慢性支气管炎、慢性胃炎，五官科的突发性耳聋、颞颌关节紊乱、过敏性鼻炎、慢性咽喉炎等，让很多西医常规疗效不佳的疾病均取得理想疗效。

八、蒋松鹤

（一）名医简介

蒋松鹤，男，1968年10月出生，祖籍浙江温州。现任温州医科大学附属第二医院康复中心主任，兼任国家中医药管理局重点专科（康复科）负责人，浙江省针灸康复重点实验室负责人。1989 年毕业于浙江中医药大学针灸专业，同年入职温州医科大学附属第二医院理疗科。2001 年晋升副主任医师，并担任温州医科大学附属第二医院理疗科主任。2004 年和 2007 年分别在奥地利格拉茨医科大学、美国俄亥俄州立大学康复科进修。2007 年晋升主任医师，担任温州医科大学附属第二医院康复中心副主任。2009 年晋升教授。2014 年获得武汉大学康复医学博士学位。2016 年与杨观虎共建温州医科大学中美针灸康复研究所并任中方所长。2018 年担任温州医科大学康复医学博士研究生导师。

（二）学术渊源

蒋松鹤在浙江中医药大学上学期间，跟随浙江针灸名师虞孝贞等潜心研读各种针灸古籍，同时遵师嘱坚定不移地走中西医结合道路，经虞孝贞推荐，跟随陈同丰进行穴位解剖学研究。1992 年在中国中医科学院进修期间，跟随郭效宗、黄龙祥进行中西医结合的临床、文献研究。2000 年再赴浙江中医药大学攻读硕士学位，跟随导师方剑乔进行针刺镇痛和免疫的临床和基础研究。2010 年赴武汉大学攻读康复医学博士学位。1989 年以来，蒋松鹤一直从事针灸学和康复医学与理疗学交叉学科的临床、教学、科研工作，进行临床、基础和工程等多学科整合优化医学研究。已培养中西医结合、康复医学硕士研究生 58 名，博士研究生 7 名。

（三）学术思想

蒋松鹤对针灸和康复交叉学科的临床诊治思维及反馈机制研究等较有心得，其学术思想概括如下。

1.“牵引态下针刺”和蛇鳖软膏灸

蒋松鹤先后创新“牵引态下针刺”和蛇鳖软膏灸等治疗颈椎、腰椎疾病。前者在牵引增宽椎间隙的状态下立即加以针刺，此时穴区受刺激更易累积性地改变局部微结构。蛇鳖软膏灸源于传统隔药灸法，将灸法与透皮给药法相结合，但在软膏的处方、透皮促渗、制备工艺等方面有所创新。主药土鳖虫，破血逐瘀，续骨接筋；乌梢蛇祛风通络止痉。其机制可能与抑制神经根所受到的化学刺激及自身免疫刺激，减轻水肿及炎性反应有关。

2. 柔性点穴正骨疗法

蒋松鹤创立柔性点穴正骨疗法，将柔性安全正骨法和手法点穴同步融合，温热效应、得气效应、压力效应、松动效应等四大效应协同组合，结合康复评估和辨经选穴，分型操作，可达到微调纠正异常解剖位置，改善关节活动度的作用。

3. 多元反馈针灸疗法

蒋松鹤和楼新法合作，进行穴位巨微解剖学、多途径针灸反馈规律及多元配穴规律等研究，应用康复评定下的多元反馈针灸疗法多途径传导治疗疑难杂症。推崇《灵枢·官针》刺法，在由浅入深的递进式组合针灸刺激量方面，采用由浅入深的"三刺"针法，叠加不同层次的多重传入途径，加强针刺反馈调节作用。

4. 智能强化康复研究

蒋松鹤带领团队授权国家专利20余项，进行智能强化康复研究，负责制定团队针灸和康复主被动反馈的整合优化治疗方案。

5. 穴位敷贴

蒋松鹤对于慢性呼吸系统多运用穴位敷贴治疗，在穴位敷贴制剂质量控制、皮肤刺激反应程度和临床疗效之间找到平衡点，并发现了穴位敷贴部分免疫反应机制。

（四）临证经验

针对颈性眩晕（椎动脉型颈椎病），蒋松鹤明辨其生理病理变化和生物力学不稳定的双重因素，通过柔性安全正骨和手法点穴同步融合，去除难度较大的旋转动作和操作中的加速度，使治疗更加柔和，又不失手法之整复作用。治疗集牵引、点穴、整脊为一体，微调纠正异常解剖位置，改善关节活动度，改善后循环，手法温和而高效。

针对复杂腰腿痛，蒋松鹤明辨各种病因，如第三腰椎横突综合征，腰椎小关节滑膜嵌顿，骶髂关节功能紊乱，棘上、棘间韧带损伤，坐骨神经盆腔出口狭窄，腰椎间盘突出症，腰椎管狭窄症，退行性腰椎失稳症，脊柱骨质疏松症等，并制定针灸康复整合优化治疗方案，择优选择或组合应用官针针法、蛇鳖软膏灸法、柔性点穴正骨手法、低中频电疗、高能光、超短波和磁振热治疗等，并配合核心肌群训练。

针对中风，蒋松鹤采取分期配穴针灸。锥体束休克期首选末梢促醒配穴，软瘫期以传统三阳经为主配穴，痉挛期采用对称对应配穴法，脱离共同运动阶段采用中枢中轴配穴，自由分离运动阶段采用外周促通配穴，协调运动阶段采取对症配穴，同时配合自主知识产权的VR智能康复训练（包括六字诀呼吸训练、八段锦想象镜像训练、上下肢功能训练、认知吞咽训练等主动运动训练）。

针对脊髓损伤，蒋松鹤经运动平面和感觉平面评定，取相应节段的穴位，采用中枢中轴配穴及节段贯通配穴，取督脉的大椎、陶道、身柱、神道、至阳、筋缩、悬枢、命门、腰阳关及相应夹脊穴，操作时避开手术瘢痕。远肢配穴以足阳明经、足少阳经、足太阳经腧穴为主；配合肢体运动训练和作业训练，注重患者日常生活能力的提升。

针对过敏性鼻炎，尤其是病程较长、症状严重者，蒋松鹤采用复方白芥子膏穴位敷贴治疗，每隔 7 天治疗 1 次，5 次为 1 个治疗周期，取得较好的远期治疗效果，可以明显控制过敏性鼻炎的冬季发作。

针对风湿病，蒋松鹤根据发病特点和临床表现，选取相应适用的多元化反馈规律配穴。一侧关节功能障碍，取对侧对应配穴针刺，同时患侧关节进行多角度活动。关节肿胀明显者，局部多点递进式的先后选择恢刺、傍针刺、齐刺、扬刺等针刺方法以逐步累积刺激量。关节疼痛较著者，可据浅层反馈规律从关节近端向关节局部痛点使用浮刺针法刺激。全身多关节游走性疼痛者，可据中枢反馈规律取头针百会透刺四神聪等。

针对足踝疾病，蒋松鹤强调明辨踝关节扭伤或脱位、内外侧韧带损伤、踝管综合征、跟腱周围炎、足跟痛等，以及判别是否有关节肿胀、积液等。治疗采用针灸康复整合优化治疗方案，择优选择或组合应用靶位针灸、蛇鳖软膏灸法、超声波、超短波及高能光等，必要时配合踝关节支具以稳定保护、加速恢复。

九、陈雷

（一）名医简介

陈雷，1966 年 3 月出生，祖籍浙江宁波。任浙江省针灸学会常务理事，浙江省针灸学会针药结合专委会主任委员，浙江省针灸学会疼痛专委会副主委，宁波市针灸学会副会长兼秘书长。陈雷于 1986 年毕业于浙江中医药大学针灸推拿专业，毕业后至宁波市中医院针灸科工作。2001—2002 年在浙江中医药大学研究生班深造学习。2001 年晋升副主任中医师，2003 年任宁波市中医院针灸科主任。2007 年晋升主任中医师。

（二）学术渊源

陈雷在浙江中医药大学读书期间，潜心研读经典医书，临证跟师浙江针灸名家罗诗荣，打下了扎实的基础。自 1986 年开始一直从事针灸的临床、科研、教学工作，积极汲取浙东针灸大家冯梅章临证经验，皓首穷经、不断探索。擅长用针灸治疗“瘫”“痛”类疾病，善于吸纳西医学及先进的科学技术知识，如采用远红外热像等技术手段进行针灸效应机制的研究以明确针灸作用的生物现象和生物效应，促进了中医学与现代生命科学的结合。陈雷积极探索以师带徒、确有所长专科人才培养等模式，将本人的学术思想、临床经验倾囊相授，使针灸传统技术得以薪火相传，根生叶茂。

（三）学术思想

陈雷于1986年开始从事针灸临床工作，历经30余载，未曾中断，积累了丰富的临床经验，对中医及针灸的临床施治和理论研究颇有建树。其学术思想可以概括为以下4个方面。

1.“三辨”整体观

陈雷认为，针灸疗法虽隶属于中医学说，但其有别于中药，具有自身独特的理论体系，注重以经络腧穴理论为中心，结合中医学阴阳五行、脏腑、气血津液等理论，以及西医学解剖、病理、生理、药理等最新研究成果，形成了完整的辨证、辨病、辨经络论治的“三辨”整体观。

2. 衷中参西，分期论治

陈雷强调，针灸治疗应衷中参西，分期论治，依据西医学临床分期理论，从“理、法、方、穴、术”角度出发，根据临床疾病各期特点，分期辨证选取各种针法治疗疾病，方能疗效显著。

3. 手法轻灵，治神调神

陈雷遵循窦汉卿“右手轻而徐入，不痛之因”的主张，针刺手法上常采用轻柔的捻转进针法，治疗时全神贯注，如临深渊，手如握虎，真正做到“正指直刺，无针左右，神在秋毫，属意病者”。同时强调医、患、针三位一体，要求医者“神”透指尖，感应得气、守气、运气。

4. 升降有序，刺有先后

《针灸大成·长桑君天星秘诀歌》言：“天星秘诀少人知，此法专分前后施。”指出正确的针刺顺序对治疗疾病至关重要，是取得疗效的关键因素之一。陈雷认为，针刺的先后顺序应与脏腑的气机升降出入特点相结合，因势利导调顺气机，使升者复升，降者复降，人体气机的升降协调有序，阴阳调和，则百病不生。

（四）临证经验

针对带状疱疹后遗神经痛，陈雷有感于宁波民间“缠身龙”之称谓，别出机杼，阐发其病机乃阴血虚惫，相火妄动，如渊不潜龙，阴血虚惫，阳气不密，体内湿热伏火或肝胆相火不受约束，贼火不能潜藏，引发带状疱疹后遗神经痛。陈雷对该病的治疗善于针药结合，采用“潜龙入渊”之法，中药予以一贯煎加减，针灸予以浅刺多捻针法，诸法相配，使阴血得养，相火归位，共奏“潜龙入渊”之效，疗效显著。

针对儿童抽动症，陈雷遵照“损其有余”“补其不足”的治疗原则，提出以补照海、列缺，泻申脉、后溪为主的针刺方法，以期达到“阴平阳秘”。四穴分别与任脉、督脉、阴跻脉、阳跻脉四奇经相通，根据四奇经及相对应的正经循行所过，宗“经脉所过，主治所及”理论，以及阴跻脉、阳跻脉主调节运动功能的特点，治疗本病产生的头面、目睑、颈项、肩胛、胸膈、咽喉、肢体等以局部肌肉抽搐为特征的症状，可谓有的放矢。

针对前列腺增生，陈雷认为脾胃乃后天之本，位于中焦，为气机升降运动的枢纽，中气不足，脾失转输，清气不升，浊阴因之难降，“癃闭”“淋证”等疾由是而发。《灵枢·口问》曰：“中气不足，溲便为之变。”便是此理。陈雷遵循《神农本草经疏》“高者抑之，即降之义也，下者举之，即升之义也。是以病升者用降剂，病降者用升剂”的记载，创升阳举陷针法，以升举下陷之阳气。取肾俞、膀胱俞、上髎，施之补法以温肾壮阳，补火生土，强其脾胃运化之能；中脘、天枢、足三里，施之补法以暖脾温中，复脾胃升降之功；气海之“海”有聚会之意，犹百川之汇海，主一身气疾，施之补法以补充中焦不足之气；神阙居腹部正中，为阳居阴位，施熨灸法以健脾胃、补元气。诸穴相配，施以补法熨灸，可补中益气，升阳举陷，从而中气得以充盈，脾胃运化功能得复，升降功能得司，诸症得消。

针对周围性面神经炎急性期，陈雷采用浅刺多捻法，本法是在传统“毛刺法”的基础上进行创新的针刺手法，依据皮部理论来指导针灸临床治疗，具有活血通络、调补血脉之功效。陈雷指出，周围性面神经炎急性期，风邪入于皮毛腠理，病位表浅，根据“在表，浅而疾之”的治疗原则，急性期针刺治疗当以浅刺为主，联合多捻手法，能对面部穴位起到多靶点的刺激，具有养血活血、祛风通络之功，达到治疗面部疾病的目的。陈雷就周围性面神经炎的分期，提出动态的“近愈期”概念，认为此期乃疾病将愈而未愈之时，是一个动态的分期，具体时间因人、因病而异。陈雷治疗此期周围性面神经炎，取穴数量较前期减少，治疗频率、刺激强度逐步降低，避免矫枉过正，枉损正气，可使机体渐渐恢复到“阴平阳秘”的平和状态。

针对偏头痛，陈雷认为病位在“清阳之府”，该病诱发、加剧常与悲怒忧思恐等情志有关，以针刺“调神”法治疗，取神庭、内关、三阴交，养心安神、宁神定志；配合谷、太冲，清热除烦，理气解郁；取耳穴交感、神门、心、内分泌，可调节自主神经功能、内分泌功能，达到调神镇痛之目的。临床观察发现，针刺“调神”法治疗偏头痛，能明显延续止痛疗效，弥补常规疗法的不足，而且能提高远期疗效，减少该病复发率，降低复发时的头痛程度。

十、高宏

（一）名医简介

高宏，1970年3月出生，祖籍浙江青田。现任浙江中医药大学附属第三医院副院长，兼任浙江省中西医结合康复质控中心主任，中国针灸学会小儿脑病专委会副主任委员，中国中医药研究促进会针灸康复分会副会长，中国针灸学会腹针专委会常务委员，浙江省针灸学会常务理事，浙江省针灸学会心理与睡眠健康专委会主任委员，浙江省康复医学会中医药学专委会主任委员。1991年毕业于浙江中医药大学，毕业后进入青田县人民医院针灸科工作，担任针灸科主任。1998年任青田县中医院副院长。2005年任青田县中医院院长。2013年任浙江中医药大学附属第三医院针灸科主任。2016年筹建浙江康复医疗中心，任浙江康复医疗中心执行院长。

（二）学术渊源

高宏自幼受医学熏陶，自学各种中医学书籍，高考后毅然选择了浙江中医药大学，系统学习中医相关专业知识，跟随浙江针灸名家高镇五、虞孝贞、方剑乔等学习，对中医经典书籍，如《黄帝内经》《伤寒论》《针灸大成》等有深入研究。自1991年开始一直从事针灸推拿的临床、教学工作，曾先后跟随多位针灸名医学习。2013年调入浙江中医药大学附属第三医院，成为方剑乔名医工作室学术继承人之一。高宏从医从教30余年，已培养针灸学硕士、师承人员20余人。

（三）学术思想

高宏中医理论基础扎实，学术造诣精深，治学严谨，尤其在针药结合治疗耳鸣耳聋、儿童抽动症方面有丰富的临床经验，获得了较好的临床疗效及社会效益。其学术思想可以概括为以下4个方面。

1. 重视针刺手法及经气感传

高宏认为针刺手法是针刺起效的重要环节，在得气的基础上，使用手法可以使经气传导至病灶局部，从而达到“气至病所”的目的。对于各种疑难杂症，“气至病所”尤为重要。在治疗耳鸣耳聋方面，高宏创立“导气通络法”，操作要领：耳周穴位进针后缓慢刺入，针刺深度约1寸，得气后行小幅度、低频率捻转手法，幅度小于180°，频率小于60次/分，持续捻转5～10秒，使患者耳部有明显酸麻胀的得气感并向耳道内传导。

2. 重视治神

高宏基于“凡刺之真，必先治神”，创立“调神九针”，治疗以督脉腧穴为主，辅以少阳经、阳明经腧穴，即百会、左右神聪、神庭、本神、印堂、迎香，“调神九针”尤其适用于情志疾病、睡眠障碍及儿童抽动症。

3. “辨病、辨证、辨经”有机结合

高宏强调“辨病、辨证、辨经”有机结合，根据不同疾病，灵活选穴。对于筋骨疾病，以“辨病、辨经”为主，“辨证”为辅，经络理论与解剖学结合选穴配穴；对于内科杂症，以“辨病、辨证”为主，“辨经”为辅，病证结合选穴配穴。高宏的理论丰富了临床诊治思路。

4. 注重功能观，强调杂合而治

高宏临床重视疾病引起的功能障碍，强调根据功能障碍的类型选取不同的治疗方法（如针刺、灸法、火罐、放血等），疏通经络气血，调整脏腑功能，杂合而治，以求优效。

（四）临证经验

1. “导气通络法”治疗耳鸣耳聋

“导气通络法”是高宏经长期临床实践总结归纳出的针灸方法，采用腹针和体针结合的方式，通过针刺腹部穴位调整阴阳，调节脏腑功能，疏通全身气机，引气上行。针刺强调经气感传，使得气感循经传导到耳内，同时配合温针灸、局部闪罐，诸法共用起到疏通经络，导气入耳，改善耳部血供的作用。

操作要领：针刺中脘、下脘、气海、关元至地部，阴都至天部，商曲、滑肉门至人部。针刺听宫、听会时与皮肤垂直进针，针刺聪耳时针尖略朝前方，与皮肤呈45°进针，3穴缓慢刺入约1寸，行小幅度、低频率捻转手法，直至有针感传导至耳道内。聪耳是高宏个人经验穴，位于乳突边缘与耳郭后缘形成的夹角凹陷处。针刺完毕后在耳周3穴采用温针灸，在耳后乳突附近进行闪罐，以增强疏通经络、行气活血的作用。该技术入选浙江省中医药适宜技术推广项目库、浙江省提升中医药“一老一小”服务能力项目。

2. “培元调神”针法治疗儿童抽动症

高宏认为儿童抽动症以元气亏虚为本，小儿脏腑功能受先天禀赋、饮食、外邪等影响，从而形病及神；或因情志刺激而伤神，气机逆乱，脏腑功能失衡，以致风、痰、火流窜经络，发为抽动及神经精神症状，为本虚标实、形神俱伤之病，神失守位、阴不足不能制阳为其病机的关键。治疗应注重元气的培补与元神的调治，高宏运用“培元调神”针法治疗儿童抽动症。“培元调神”针法的主要作用在于调和任督二脉。

操作要领：以腹部任脉与头部督脉腧穴为主，腹部取中脘、下脘、气海、关元，健脾益肾以培补元气；头部取百会、神庭、本神、印堂等，用以守神、治神、调神。针刺百会、四神聪、神庭、本神，皆向后平刺 12 ～ 20mm，平补平泻；针刺印堂，提捏局部皮肤向下平刺 7 ～ 12mm；针刺迎香，针尖沿鼻唇沟向上刺入 7 ～ 12mm，以得气为度。腹部取穴以腹针疗法为基础，中脘、下脘、气海、关元刺至地部。

临床还根据儿童抽动症的证型与抽动部位，采取辨证与辨症相结合的治疗，随证加减，如脾虚肝旺加太冲、足三里；脾虚痰凝加天枢、大横；痰火扰心加丰隆、内关；阴虚风动加三阴交、血海；眼部抽动加攒竹、太阳；颈部抽动加风池、商曲；口角抽动取地仓、颊车；面部抽动加四白；发声抽动加舌三针（上廉泉及其左右旁开 0.8 寸）。治神守气，方可针刺有效。

十一、沈来华

（一）名医简介

沈来华，1965 年 3 月出生，籍贯浙江嘉兴。历任嘉兴市中医医院副院长，嘉兴市针灸学会会长，浙江省针灸学会常务理事，浙江省针灸学会临床专委会副主任委员，浙江省针灸学会经络腧穴专委会副主任委员，浙江省针灸学会针药结合专委会副主任委员，嘉兴市中医药学会理事，嘉兴市中医药学会康复分会主任委员。1986 年毕业于浙江中医药大学针灸专业，后至嘉兴市中医医院工作。2005 年取得浙江中医药大学中医学专业本科学历。2002 年任嘉兴市中医医院针灸推拿骨伤中心主任。2003 年担任嘉兴市中医医院院长助理。2006 年担任嘉兴市中医医院副院长。2008 年晋升副主任中医师。2014 年晋升主任中医师。2015 年任嘉兴市中医医院副院长兼纪委书记、工会主席。

（二）学术渊源

沈来华在浙江中医药大学读书期间，悉心听取高镇五、虞孝贞等的针灸课程和临床经验传授，并得到方剑乔、程晓明的倾心指导。1985 年开始跟随名医施延庆及传承人王寿椿、施孝文学习、工作。沈来华潜心研读经典医籍，认真研究针刺手法和各种灸疗的应用，医学基础理论扎实，临床经验丰富，医、教、研三者共同发展，传承施氏针灸中温针灸和直接灸的精髓，创新地将其应用于青少年的生长发育，并将温针灸和中药相结合，这种疗法对于颈肩腰腿痛、关节炎、面瘫等疾病有显著的疗效。沈来华从医 30 余年，厚德崇技，精心治病，勤于带教，服务一方，共培养各类中医针灸人才 40 余人，包括研究生和规培生 28 人，师承带徒 5 人，学术继承人 3 人，省中青年临床名中医培养对象 1 人，市级中青年临床名中医 1 人，市优秀中医药人才 1 人，市中医药新苗培养对象 2 人等。

（三）学术思想

沈来华从事针灸临床工作 30 余年，在颈性眩晕的针、灸、药治疗和穴位敷贴促小儿生长方面独具特色，其学术思想可以概括为以下 5 个方面。

1. 针、灸、药结合治疗颈性眩晕

沈来华擅长使用针、灸、药结合治疗颈性眩晕，发扬了“施氏温针”的“一切经络壅滞、气血痹闭等证皆可温针治疗”的理论，认为“虚者得之有助、实者得之能散、寒者得以温、热者得以泄”，对颈性眩晕针灸选穴配伍等均有深入研究。

2. 创立“十味定眩汤”

沈来华提出颈性眩晕的治则是“益气健脾祛痰湿、活血化瘀通经络”，并创立了治疗基础方药“十味定眩汤”，揭示了“十味定眩汤”的应用规律和作用机制，为提高临床治疗眩晕疗效及推广针、灸、药疗法做出了贡献。

3. 提出“舟车观”

沈来华提出眩晕的“舟车观”，指出眩晕为患者主观强烈感受，并总结出了针灸临床治眩晕的取穴规律，发扬了临床针灸快速定眩的方法，解决了患者急需缓解的眩晕问题。

4. 创立“督拔参天”穴位敷贴

沈来华创立了“督拔参天”穴位敷贴，在小儿促生长（长高）方面，其辨证取穴，因人而异，认为督脉总督一身之阳，小儿生长发育尤参天大树，取穴必以督脉为主，督脉穴位敷贴配合伏天节气，疗效相得益彰，切实践行了中医“简便效廉”的原则。

5. 发扬“调神调气”理论

沈来华重视情志在疾病中的影响，提倡治病兼以调神调气，神气畅达则经顺脉利，将“调神调气”理论运用在头痛、月经不调、耳鸣、失眠等诸多疾病中。

（四）临证经验

针对颈椎病，沈来华提出分型治疗，善用“施氏温针”，一切经络壅滞、气血痹闭等症，不论其气盛、气滞，属虚、属热，皆可温针治疗。例如，对神经根型颈椎病，采用施氏温针结合白芥子散穴位敷贴疗法；对椎动脉型颈椎病伴有眩晕症状，沈来华认为应针石攻其外，药物攻其内，针所不为，灸之所宜，运用施氏温针“针、灸、药”三者并用的理念，在温针基础上给予自创的“十味定眩汤”（葛根、天麻、茯苓、泽泻、川芎、丹参、白芷、延胡、山药、甘草）内服，同时总结出针灸定眩组穴（百会、印堂、风池、太阳），快速解决患者的晕眩感。

针对面神经麻痹，沈来华采用辨证分期治疗。急性期应用西医学治疗结合施氏温针，面部宜轻刺、浅刺，并结合艾条悬灸翳风以温经散寒；恢复期以隔姜灸温通经脉，局部加用闪罐以化瘀通络；后遗症期结合电针刺激辅助恢复。

针对膝关节疼痛，沈来华在运用施氏消肿七针方（犊鼻、内膝眼、血海、梁丘、阳陵泉、足三里、阴陵泉）的基础上，提出分经辨证治疗，根据患者疼痛部位明确病变经脉，选取病变经脉局部穴位及五输穴进行针刺。

针对肩周炎，沈来华运用循经远取活动法，在经络辨证取穴基础上运用透刺法，例如：太阳经病，针刺下巨虚透飞扬；阳明经病，针刺条口透承山；少阳经病，针刺阳陵泉透阴陵泉，行提插捻转手法，远端取穴重刺激，针刺同时嘱患者活动患肢肩部，使患者减少肩部疼痛，同时增大肩关节活动度，活动后给予局部取穴，针刺配合温针治疗，以温经通脉，宣痹止痛。

沈来华深入挖掘施氏温针灸和直接灸的精髓，创新地将其应用于青少年的生长发育治疗，利用天时（伏天）、人和（发育高峰），以督脉穴位为主，结合八会穴，通过白芥子散敷贴刺激穴位，让青少年可以无痛接受治疗，该疗法接受度和依从性都很好，临床疗效明显，就诊人数逐年增长。

针对中风病，沈来华推荐超早期针灸介入治疗，脑梗死发病即可针灸，脑出血患者血压稳定即可针灸治疗。超早期针灸介入治疗有利于患者脑功能及肢体功能的恢复，针刺治疗为头针、体针相结合的方式，配合肢体康复训练，以促进患肢恢复。

针对胃肠道疾病，沈来华强调温针同时艾灸，常选用神阙穴，重视温中健脾，认为肠胃以“温、通”为顺，肝脾调和方能胃肠安康。

针对带状疱疹，沈来华强调分期治疗。急性水疱期，善用铺棉灸，迅速控制水疱范围的扩大，缓解疼痛；后遗症期采用围刺、散刺，后行刺络拔罐，活血通络止痛的同时兼顾虚证，以温针灸补虚扶正，虚实兼治。

针对突发性耳聋，沈来华采取中西医结合治疗，局部针刺取穴配合温针治疗，再配合弥可保注射液穴位注射，局部给药，使药透达病所，修复受损神经。

针对腰腿痛，沈来华提出应明确具体病变部位及层次，例如椎间盘、肌肉、筋膜等，不同位置的病变，针具的选择、针刺的角度及深度都有所不同，同病异治，疗效甚佳。

针对颞颌关节炎，沈来华运用齐针刺疗法，加强局部刺激，疗效显著。

十二、冯祯根

（一）名医简介

冯祯根，1966 年 3 月出生，江西玉山人，浙江中医药大学、温州医科大学兼职教授，金华市中医医院针灸科主任、推拿科主任。历任中华刃针学会副会长，中国针灸学会针灸与民族疗法分会常务委员，中国民族医药学会针灸分会常务理事，浙江省针灸学会常务理事，浙江省针灸学会针灸适宜技术专委会副主任委员，浙江省针灸学会脑病专委会副主任委员，浙江省中西医结合学会疼痛专委会委员，省级石学敏院士专家工作站金华站副站长，石学敏国医大师金华工作室负责人，金华市针灸学会副会长兼秘书长。1987 年 7 月毕业于赣南医学院（现赣南医科大学）医疗系，毕业后分配至核工业部华东地勘局 269 大队医院。1992 年 11 月至 1996 年 3 月任核工业部华东地勘局 269 大队医院院长。1995—1998 年就读于浙江中医药大学中医专业。1996 年 3 月作为人才引进担任金华市中医医院针灸推拿科主任至今。1999—2000 年作为访问学者在奥地利霍拉布隆市医院做中医针灸推广工作。2010 年晋升主任中医师，同年被评为“金华市拔尖人才”。2020 年被评为“浙江省名中医”。

（二）学术渊源

冯祯根的父亲冯献顺是江西省上饶市玉山县的民间草药医生，冯祯根自幼跟随父亲学习草药知识及中医外治法（放血疗法、刮痧疗法等），考入大学前就能辨认中草药近 300 种。他在赣南医学院（现赣南医科大学）读书期间，利用课余时间跟随全国著名皮肤科教授陈大用学习中西医结合诊治皮肤病。毕业后因为单位工作性质关系及父亲原因自学中医教材。1995 年参加浙江中医药大学中医专业函授系统学习中医药理论。自 1997 年起多次参加石学敏院士“醒脑开窍”及中风病诊治学习班。2018 年 8 月拜国医大师石学敏为师，成为石学敏学术继承弟子。2010 年 11 月师从刃针发明人田纪钧，多次赴北京跟师学习，提高刃针治疗技术。从医 30 余年，就诊患者超过 40 万。他善于在临床中感悟，遇到疑难常向方剑乔、田纪钧、石学敏等老师请教。他发挥自己西学中的优势（西医院校毕业，后学习中医），在针对皮肤损害性疾病、疼痛性疾病和运动神经系统性疾病方面形成了以针灸为主、针药结合、中西互汇的临床综合性诊治思维，尤其擅长刃针治疗疼痛性疾病。2004 年被评为“金华市名医”，2020 年被评为“浙江省名中医”，开展多批次名中医师带徒工作，师承培养青年中医 20 余人。

（三）学术思想

冯祯根从事临床一线工作 30 余年，临床经验丰富，勤于学习，善于思考。其学术思想归纳于以下方面。

1. 筋骨并重诊治颈腰椎疾病

颈腰椎退变性疾病是目前社会的常见病、高发病，目前临床工作中往往认为椎间盘退变及椎体骨性改变是造成临床症状的原因，重骨轻筋，过于相信辅助检查，而忽视体格检查，特别是全身体格检查，可能造成临床误诊、漏诊。冯祯根通过对经典医籍的研读和对宣蛰人软组织无菌性炎症理论、肌筋膜压痛点理论、筋膜链理论的系统学习，结合自身大量临床实践，形成自己独特的诊治理念——软组织损伤及损伤后功能失常是造成颈腰疼痛的主要原因，以十二经筋循筋手法查按为主要诊病手段，以十二经经筋结点为主要治疗部位，以针刺、刃针、手法复位等为主要治疗措施，筋骨并治，以恢复脊柱动态平衡为治疗目标。

2. 中风病诊治规范化

对于脑血管病的治疗，冯祯根已经形成系统经验及规范化思维，醒脑开窍贯穿全过程，头皮针抽提提高肌力，根据临床不同时期分别采用不同治法：早期健侧刺；恢复期健患交叉刺；后遗症期患侧刺；粘连关节用刃针疗法。他注重手法量化，注重使用背俞穴治疗以改善体质等。对中风后遗症肩关节半脱位的肩痛证治疗，首次区分肩胛下肌痉挛型和三角肌与冈上肌萎缩型。

3. 五输穴时空性诊治思维

冯祯根通过学习经典和临床实践，感悟和总结出五输穴诊治的时空性并运用于临床。时间性：井荥输经合，分别适用于危急性、急性、次急性、恢复期、慢性疾病诊治；留针情况分别是点刺放血不留针、留针 15 分钟、留针半小时、留针 45 分钟、留针 1 小时。空间性：井荥输经合，分别适用于阴阳交接疾病、皮肤疾病、筋性疾病、经脉疾病、脏腑疾病诊治。进针深度从 0.1 寸至 1.5 寸不等。

4. 一针二刃三埋线临床治疗模式

临床上大部分疾病的产生都是从气机失调、气机阻滞开始的，使用毫针针刺远道取穴，特别是选择五输穴、八会穴、八脉交会穴，可以调节气机。病由气及血，由滞致瘀，适用刃针局部压痛点取穴，破瘀于有形。病久涉脏，五脏六腑失调，适用穴位埋线慢性刺激，取背俞穴以复五脏六腑之本源。

（四）临证经验

以头面部五官感觉障碍为主疾病如眼眶疼痛、眼睑疼痛、眼球疼痛、鼻痒、耳部疼痛、舌咽部疼痛、面部麻木、不典型面痛等，冯祯根认为都和三叉神经有关，可以归类于三叉神经病，属于中医“风病”范畴，以风府、风池、翳风为主治疗。

针对周围性面瘫，冯祯根提倡超早期介入，早期浅刺多针，中期深刺，后期轻刺。顽固性面瘫多穴透刺，加足三里、阳陵泉深刺补气血，口服人参再造丸。脑外伤引起的周围性面瘫一般合并颅底骨折，常规穴位针刺效果不明显时，加刺乳突骨面，以骨治骨。

针灸治疗眼病有独特优势，冯祯根把针灸治疗眼病分为外眼病和眼底病两类。外眼病治疗以眼周穴位为主，配合六条阳经的荥穴、输穴；眼底病（视网膜病、视神经病）以枕部、项部穴位为主，配背俞穴治疗，眼底病疗效尤为明显。

针对鼻病治疗，冯祯根认为各类鼻炎、鼻旁窦炎的主要症状为鼻腔及鼻旁窦疼痛、瘙痒、闭塞感或过度通气、分泌物过多等，牵涉到的神经有交感神经、副交感神经及三叉神经，太阳穴向下斜刺 2 寸，可以同时调整上述 3 支神经，一针可以治疗大部分鼻病。

针对耳鸣，冯祯根认为应首辨虚实，以小指塞耳，耳鸣加重为实，耳鸣减轻为虚。实责之少阳，取穴以手足少阳经及耳周穴位为主；虚责之少阴，取穴以足少阴经、足太阳经穴位为主。关于头面五官疾病的病因病机，冯祯根认为是因五脏六腑的精气不能有效输布于头面五官导致的，上述疾病治本及预防病后反复当加取背俞穴。

针对肩关节周围炎的诊治，冯祯根认为临床上必须全面检查肩关节周边软组织损伤情况，找出病损“筋结点”，应用火针或刃针消除“筋结点”。毫针针刺则以对侧阳陵泉、阴陵泉、足三里作为主穴，手三阳经腧穴作配穴治疗。

针对内脏系统失调引起的疾病，特别是呼吸系统、循环系统和消化系统疾病，冯祯根认为临床以诊察脊柱异常为主，可以检查到脊柱歪斜、隆起、凹陷、色素改变等，可以在脊柱异常区域的夹脊穴进行治疗。

针对带状疱疹急性期，冯祯根全身辨证取穴以肝胆经合阳明经之荥、输穴为主，局部配合相应的华佗夹脊穴；皮损部位用拔罐加挑刺法治疗。通过大量临床实践，冯祯根主任把带状疱疹后遗症期分三类：①皮肤病损部位持续瘙痒疼痛麻木，疼痛以刺痛、灼痛为多，是最常见类型。原因是局部周围神经受到病毒破坏，治疗以神经分布对应区域的华佗夹脊穴为主，配合局部梅花针叩刺。②皮肤病损部位的疼痛以触摸或衣服碰触到的疼痛为主，多为酸痛、胀痛，皮损下可触及肿胀、硬结，属于局部筋膜损伤，治以皮损下毫针透刺，或火针点刺为，配合四肢腧穴。③皮肤病损部位以阵发性疼痛为主，可以没有诱因，疼痛以放射性、电击样为主，发作频率因人而异，治疗以“通督调神”为主，取穴腰俞、筋缩、至阳、大椎、脑户、百会、神庭等。

腰痛一症，传统针灸以竖脊肌劳损及腰椎间盘退变为主要病因，取穴以督脉、膀胱经、肾经腧穴为主。冯祯根认为，随着社会的变迁和生活模式的改变，久坐曲髋成为常态，劳损肌肉以横突棘肌、髂腰肌、腹肌为主，取穴当以腰夹脊、鼠蹊部、腹部阳明经腧穴为主。

十三、王樟连

（一）名医简介

王樟连，1951 年 4 月出生，祖籍浙江龙游。1978 年本科毕业于浙江中医药大学中医专业，本科毕业后一直在浙江中医药大学任教。1982 年硕士毕业于浙江中医药大学针灸专业。分别于 1989 年、1991 年赴德国慕尼黑医科大学和巴西圣保罗医学院交流学习。1994 年晋升副教授。2002 年晋升教授，遴选为针灸推拿学硕士研究生导师。历任浙江中医药大学针灸推拿学教研室副主任，浙江中医药大学附属第三医院针灸科主任，中国针灸学会理事，中国针灸学会针灸文献专委会理事，浙江省针灸学会常务理事、副秘书长，浙江省针灸临床委员会主任委员等职。分别于 2008 年和 2022 年担任第四批和第七批全国老中医药专家学术经验继承工作指导老师，2022 年获批王樟连全国名老中医药专家传承工作室。

（二）学术渊源

王樟连于 1968 年从事基层医疗工作，次年参军入伍，在部队担任卫生员工作。早年深受元代中医大家朱丹溪、明代针灸大家杨继洲学术思想的启发。在正式步入医学院校的大门之前，他已经具备一定的临床实践经验。后考入浙江中医药大学，跟随浙江针灸前辈高镇五、虞孝贞等，潜心研读各种中医、针灸古籍。1979 年攻读针灸推拿学硕士研究生。自 1978 年开始一直从事中医针灸的临床、教学和科研工作，擅长针药结合治疗各类疾病。培养全国老中医药专家学术经验继承工作继承人 4 名，硕士研究生 30 余人。

（三）学术思想

王樟连从医 50 余年，从教 40 余年，其学术思想可以概括为以下 5 个方面。

1. 重视脉诊，主张辨证、辨病与辨经结合

王樟连系统总结了《黄帝内经》的经络诊察体系，通过长期临床观察和研究，运用问、审、切、循、按，以及望络脉颜色等进行辨证施治，扩展了针灸临床脉诊范围，形成了一套独具特色的脉诊体系。

2. 强调针药并用

王樟连精于针灸，工于汤药，善于针药并用，他认为“针灸药三者相兼而得，可利用中药、针灸各自优势，以汤药攻其内，针灸攻其外”，主张“理宜精，法宜巧”，针药并用，辨证精当，疗效卓著。

3. 擅长穴位注射

王樟连擅长运用中药提取物或西药针剂进行穴位注射，提倡“针刺有补泻，穴位注射亦有补泻”，根据不同疾病、不同体质、不同病情阶段，按照穴位的不同治疗作用，选用不同药理性能的药物。急性期多用泻法，缓解期多用补法。

4. 重视七情致病

王樟连认为“百病生于气也，怒则气上，喜则气缓，悲则气消，惊则气乱，思则气结”，在临床治疗中常配伍使用安神定志、疏肝解郁的腧穴，特别是对抑郁症患者，提倡心理疏导，使疾病向愈。

5. 习古践今、衷中参西、兼收并蓄

王樟连对西药、手术，或新的刺灸方法，都有包容、学习的态度，只要对临床有效，就不拘泥使用，指出“临证无固定法，唯有效耳”。

（四）临证经验

王樟连擅长针药并用治疗肺系疾病，如肺结节、慢性支气管炎、哮喘、支气管扩张等。针对肺结节，以清热化痰、化瘀散结、扶正祛邪为治疗原则，以

重楼为君药，自拟“清肺散结汤”，配合卡介菌多糖核酸注射液提高机体免疫，整合了穴位注射和药理效应，使总体疗效得以大幅提升。在穴位注射操作中，针刺穴位必须得气，注射针头顺着经脉走向，重插轻提，幅度小，频率低，推药慢，刺激轻，为补法，反之则为泻法。王樟连非常重视穴位注射药量多少、注射时间长短、注射后是否留按等，形成了自己独具特色的穴位注射疗法。

对于骨伤疾病如椎间盘突出、膝关节炎、肩关节炎，王樟连以祛风湿除痹痛、补肝肾强筋骨为治疗原则，自拟“扶正通痹汤”，针灸处方多为局部取穴加阿是穴，对于久病患者，重视俞募配穴的使用，以调理皮肉筋骨相关的脏腑之气。针对膝关节骨性关节炎，除针灸配合经皮穴位电刺激治疗外，常采用玻璃酸钠注射液行膝周穴位注射，延长穴位的刺激时间，既缓解疼痛，提高疗效，又避免了该药物在关节腔内注射诱发感染的风险。

对于脑病如中风后遗症、帕金森综合征、小儿多动症，王樟连重视头皮针的运用，在头皮相应的运动、感觉、语言和平衡等区域行丛针刺法。要求患者动留针 2 ～ 4 小时，小儿及久病瘦弱患者，气血两虚，留针宜浅，时间相对较短，以防气脱、肢体酸软。《扁鹊神应针灸玉龙经》记载：“中风半身不遂，左瘫右痪，先于无病手足针，宜补不宜泻；次针其有病足手，宜泻不宜补……”王樟连同样重视对中风偏瘫患者健侧的针刺治疗，并根据病情变化调整补泻手法。中风除辨证取穴外，奇经穴和经外奇穴也是王樟连的常用穴位，特别是督脉与任脉的交会穴承浆、阴交，他认为此二穴对调节十四经气血阴阳的平衡有着不可忽视的作用。

在以疼痛为主诉的妇科疾病中，如原发性痛经、慢性盆腔炎、子宫内膜异位症、产后身痛等，王樟连治疗经验丰富。在急性发作期，针灸常以理气通络止痛为原则，以天枢、足三里、地机、三阴交、合谷、太冲等为主穴。缓解期则配伍温经散寒、化痰祛瘀之穴，如丰隆、地机、血海等。王樟连针刺治疗妊娠恶阻，疗效显著为业内惊叹。妊娠剧吐特别在行辅助生殖治疗的早孕患者中较为严重，王樟连以降逆止呕、调理冲任为针灸治则，取穴百会、印堂、天突、中脘、下脘、水分、内关、间使、神门、足三里、丰隆等，大胆采用毫针刺法。吐势剧烈者，多用泻法，中脘、下脘、水分逆经而刺；泛吐酸水，吐势不剧者，顺经而刺，多用补法。多数患者在针刺 1 ～ 5 次后止吐，食欲改善，尿酮转阴。

十四、傅云其

（一）名医简介

傅云其，1964 年 9 月出生，浙江诸暨人。全国老中医药专家学术经验继承工作指导老师，全国基层名中医，国家二级教授，主任中医师，硕士研究生导师，国家中医药管理局重点专科带头人。历任诸暨市中医医院针灸科主任，中国民族医药学会科普分会常务理事兼专家委员会副主任委员，中国中医药研究促进会治未病与亚健康分会常务理事，中国针灸学会脑病专委会、腹针专委会委员，浙江省针灸学会常务理事兼针灸适宜技术专委会主任委员，浙江省针灸学会针推结合专委会副主任委员，浙江省针灸学会微针刀专委会常务委员。于 1985 年毕业于台州卫生学校，后深造于浙江中医药大学、上海中医药大学附属曙光医院、上海市针灸经络研究所。

（二）学术渊源

傅云其在台州卫生学校读书期间，跟随徐仲威（陈佩永弟子）等医师，熟读《灵枢经》《针灸甲乙经》《针灸大成》等名医古籍，同时研读西医学书籍，做了大量的读书笔记，打下了扎实的中西医理论功底，特别是《金针赋》《标幽赋》等，他能脱口成诵并应用于临床。1985 年起一直从事中医针灸临床、教学和科研工作，博采众长，习古而不泥古，融中参西，针药推并施，辨病、辨经与辨证合参，在针灸治疗骨伤、筋伤、脾胃、情志病、妇科类疾病方面均有独到的见解，擅长颈肩腰腿痛、顽固性面瘫及杂病的治疗和研究。带教各级各类学术继承人 14 人，培养针灸学硕士 4 人，师承及带徒百余名。

（三）学术思想

傅云其从事针灸医教研工作 30 余年，融中西医为一炉，针药并俱，针推并施，精于临床实践，组方用穴巧妙，针刺手法精准，具有辨经与辨证合参、辨经与辨病相融、辨病与辨证相结合的临床独特见解，其学术思想可以概括为以下 4 个方面。

1. 首创“滞针抽提针刺”技术

傅云其首创“滞针抽提针刺”技术，并总结了该技术的临床适应证，使其标准化和规范化，在此基础上科学运用多种复合针刺手法治疗疾病。该技术对一些顽固性疾病的治疗有独到之处，同时被浙江省中医药管理局列为适宜技术推广入库项目，傅云其根据该技术举办了国家级继续教育学习班，为针灸治疗顽固性软组织疼痛和神经系统疾病做出了贡献。

2. 首创“长毫针深斜刺关元穴治疗尿潴留症”技术

傅云其积累经验并首创了“长毫针深斜刺关元穴治疗尿潴留症”技术，使其成为标准化操作技术，其成果以国家级、省级中医药继续教育学习提高班的形式向全省推广。

3. 擅长中西结合治疗周围性面瘫

傅云其在临床中“融中西医为一炉，参衷中西，针药并用”，并提出了周围性面瘫疾病的独特分期方法和精准中西用药原则，以及针灸治疗的临床介入时间标准和独特的规范化针灸操作。

4. 擅长运用“微针刀”技术

傅云其根据中医经筋理论，运用现代针灸新技术“微针刀”技术，对临床顽固性的软组织疾病、神经脊柱系列疾病，特别是顽固性偏头痛和睡眠障碍症，拥有独特的中医诊疗思路，总结出了一整套科学化规范化的诊疗流程，拓展了针灸治疗手段的研究领域。

（四）临证经验

傅云其根据其多年的临床经验，首创并不断完善、规范“滞针抽提针刺”技术，该技术对无针感反应者使用，可达到催气的作用，易于获得针感或使针感加强。“滞针抽提针刺”技术能获得更为持久、更为强力的刺激，使肌纤维和结缔组织紧密缠绕针身，并可加强针感，起到“通关过节”的作用，促进气血通达，从而达到“气至病所”之效应。在毫针滞针后再给予间隙抽提手法，常常能提高驾驭针感的成功率。该技术已被浙江省中医药管理局立为全省适宜技术推广项目。

针对“癃闭病”，傅云其遵循利水渗湿、温阳化气的治则，打破传统教材的束缚，采用长毫针深斜刺关元，采用直径 0.35mm×75mm 毫针斜刺进针（与皮肤表面呈 45°），针尖刺到膀胱壁的各层组织，大幅度提插捻转，针感要求放射至会阴部（男性到达阴茎前端，女性到达阴蒂），取得针感后，再给予较强刺激的提插捻转，间隙动留针。

针对周围性面瘫，傅云其认为该病多责之于风、痰、瘀、虚等，倡导极早期针灸介入。急性发作期病邪初中经络，病位较浅，针刺手法宜轻、宜浅，局部（患侧）与远端（双侧）取穴相结合，在患者自觉或他觉症状不再加重，可配合 2Hz 连续波电针治疗，不必拘泥于患病一周后才可使用针灸和电针的要求。疾病后期提倡针刺以局部健侧取穴为主，辅以患侧，以防口眼联带运动、倒错、“鳄鱼泪”等后遗症，同时，基于经筋理论采用微针刀，并配合闪罐综合治疗，收效甚好，充分体现了傅云其对周围性面瘫的治疗特色。

针对消化道术后引发的肠梗阻、胃瘫，傅云其认为应以调神理气、通利肠胃为治则，取穴天枢、关元、上巨虚、下巨虚、四关穴等，配合四逆散加减，强调治疗以中焦为基，用穴贯以“原、别、交、会”之道，取穴遵“井、荥、输（原）、经、合”之理。

针对眼肌型重症肌无力、动眼神经麻痹，傅云其认为同属中医眼科“睑废”范畴，西医学尚无统一特效的治疗方法，属于难治病范畴。他从中医学的角度认识到该病多属本虚标实，本虚为肝、脾、肾亏虚，标实多责之于风、痰、瘀阻滞经络，气血失和，目系失养，临证需分脾虚和肝肾亏虚两种不同证型，同时根据中医整体观念、体质因素，应用明目健眼法辨证施治。

针对焦虑、抑郁等自主神经功能紊乱的中医“脏躁病”，傅云其认为此类疾病病机为心、肝、脾受损，心神失养，肝气郁滞，劳倦伤脾，久郁化火而扰心神。治法以疏肝理脾补肾、化瘀豁痰安神为基础，针刺百会、四神聪、足临泣、内关及丰隆等，配以柴胡加龙骨牡蛎汤加减。

针对颞颌关节紊乱，傅云其认为该病属于中医“颔痛”“牙关脱臼”“牙槽风”等范畴。认为其病机为人体气血虚弱，腠理空虚，外卫不固，风、寒、湿乘虚而入，导致气滞血瘀、经络痹阻不通，此谓“不通则痛”。治疗宜祛风散寒，活血通络，以下关为主穴，配合经筋理论，采用微针刀治疗改善局部循环，促进新陈代谢和炎症吸收，即“脉道已通，气血乃行”之理。

十五、金瑛

（一）名医简介

金瑛，男，1969 年 1 月出生，祖籍浙江金华。1994 年毕业于浙江中医药大学针灸专业，毕业后进入衢州市中医医院工作。2004—2005 年在广州中医药大学附属第一医院进修学习。2012—2013 年参加了由浙江省卫生厅与浙江大学联合举办的现代卫生管理高级研修班。2013—2014 年参加了浙江中医药大学在职硕士生课程学习班。2015 年有幸成为国医大师石学敏的入室弟子，签订了为期三年的拜师协议。2003 年担任衢州市中医医院针灸科第一任科主任。2010 年晋升主任中医师。2012 年担任衢州市中医医院党委委员、院长助理。2013 年担任衢州市中医医院副院长。兼任浙江省针灸学会副会长，衢州市针灸学会会长。

（二）学术渊源

金瑛出生于中医世家，外太公江任毅为龙游名医，是歙县新安医学江氏第五代传承人。金瑛自1994年开始一直从事针灸学的临床工作，经验丰富，在针灸治疗筋伤类疾病、神经系统类疾病，以及情志类疾病方面均有独到的见解，特别是在杨继洲针灸的应用上，造诣颇深。金瑛上大学时，高镇五、虞孝贞等一批针灸大师坚守教学岗位，以方剑乔、陈省三、王樟连等当代国家或省级名中医为主要授课老师，使金瑛受益匪浅。大学期间，他跟诊王樟连5年。1994年工作后，他与衢州名老中医杨继洲针灸传承人张玉恢交流切磋杨继洲针灸技艺，并与其形成亦师亦友的关系。

（三）学术思想

金瑛从事针灸医教研工作近30年，提倡使用西医学手段明确诊断，运用中医辨证论治的方法，指导针灸立法处方，强调理、法、方、穴、术的完整性。对杨继洲针灸学术思想、针刺手法、针灸医方的研究及临床应用颇有心得，其学术思想可以概括为以下6个方面。

1. 重调脾胃

金瑛擅长东垣针法，推崇李东垣的脾胃学说，根据“脾主四肢，脾主肌肉”的理论，提出“脾胃虚弱，则四肢不用”的观点。

2. 重视皮部

金瑛重视皮部，善调荣卫，以《针灸大成》《黄帝内经》为指导思想，提出浅刺细捻针法，强调以“刺卫出气”激发人体经气，疏通经络，调和气血，祛除病邪，兼达无痛进针之效。

3. 强调揣穴

金瑛认为，针刺首当精准揣穴以辨识经气，行针时辅助得气并探查虚实，以指导临床针刺。

4. 针药结合

金瑛擅长针药结合，他总结了杨继洲针灸临证“病以人殊，治以疾异”的特色，不拘泥于针，不偏倚方药，治法灵活变通。

5. 精研针法

金瑛基于《针灸大成》记载的三衢杨氏补泻（十二字分次第手法及歌）：“凡下针，以右手持针，于穴上着力旋插，直至腠理，吸气三口，提于天部，依前口气，徐徐而用。”形成快速浅刺细捻无痛的“旋插”进针特色。金瑛认为杨继洲针灸“旋插术”是无痛进针的关键手法，并大力推广该手法，平素强调“法之所施，使患者不知所苦”，“旋插术”进针能够很好地消除患者的紧张情绪，改善患者治疗依从性，进而提高疗效。

6. 筋骨并重，针药结合

金瑛秉承《黄帝内经》“骨正筋柔，气血以流”理论，形成“筋骨并重”学说思想，以及“汤药治其内，针灸治其外，整脊正骨，按摩理筋”杂合以治的治疗特色。

（四）临证经验

针对颈性眩晕、颈源性头痛，金瑛提倡“筋骨并治”，结合正骨手法以纠正“骨错缝，筋出槽”之变，强调“重用风池，压灸百会”，重症者佐以超微针刀速刺柔筋，达到“骨正筋柔，气血以流”之效，其症自消。《针灸大成》云：“百会主头风中风，言语謇涩，口噤不开，惊悸健忘，忘前失后，心神恍惚，脑重鼻塞，头痛目眩，百病皆治。”针对此类病证，结合百会压灸，可收到满意疗效。

针对周围性面瘫，金瑛提出“重视皮部，重调脾胃”的治法，皮部以荣卫之气调和为要，而脾胃为气血生化之源，乃经气之根本，脾胃虚弱则荣卫不护，经脉空虚，病邪乘虚而入。故金瑛应用浅刺细捻针法，面部浅针轻刺激，远端配合针刺腹部中脘、食仓、足三里等，激发经气，调和脾胃，祛邪除痹。此外，浅刺不易刺穿神经鞘膜，不易引发面肌痉挛等后遗症，同时面部皮肤娇嫩，痛觉敏感，浅刺细捻针法针感柔和，无痛进针，更易被患者接受。

对于面肌痉挛，金瑛认为应从肝、脾论治，遵循《素问·刺要论》“病有浮沉，刺有深浅，各致其理，无过其道”的理念，在患侧面部穴位采用多针浅刺针法，在患侧远端穴位，如足三里、中脘、食仓、太冲施以“疏肝调神行气法”治疗，即运用手法激发经气，将注意力高度集中在针尖数分钟，使经气由激发点开始，沿经到达病所，使患者也能感觉“得气”，从而达到激经气调气血之功。古人谓“浅深在志，远近如一”。对病程长，寒痹重者，在患侧面部加用艾条悬灸 10 分钟，并用梅花针叩刺背部心俞至肾俞区域，以局部皮肤潮红为度。

针对肩关节痛，金瑛认为应当明确诊断，按损伤部位不同，功能障碍情况，确定不同证型，根据病因与病位、分期与分型选择适宜方案。早期远道选穴配合运动疗法（条口透承山或中平），再结合局部温针灸等治疗；粘连期可选用针刀结合关节粘连松解术等手法治疗，可有效改善肩关节疼痛，增加关节活动范围，恢复关节功能。

针对失眠患者，金瑛提出“营卫同调”理论，认为失眠的主要病机是“营卫不和，阴阳失调”，营卫循行的昼夜节律是形成睡眠觉醒周期的基础，若卫气未按时、按规律出入营阴，卫阳浮越则目不瞑，卫气内伐则昼不精，他挖掘《针灸大成》古方，以“益阴和阳，调和营卫”为法则，采用《针灸大成》不得卧方针刺治疗，补虚泻实，可达神调寐安之功。

针对顽固性神经痛患者，金瑛认为此类患者多患病日久，主张以“汤药攻其内，针灸治其外”，独用针、灸、药力未能及，当三者并用，各司所长，“其致病也，既有不同，而其治之，亦不容一律，故药与针灸不可缺一者也”。又因“久病入络为瘀”，治疗时既要化瘀治标，又当补虚固本，临床上常选膈俞、血海等穴化瘀通络，同时结合腹针培补元气，艾灸足三里健脾扶正固本，并遵循王清任气血理论，“人之所有者，血与气耳”，妙用血府逐瘀汤、身痛逐瘀汤等方剂，杂合以治，调畅气血，健脾和胃，故沉疴可痊。

针对颈椎病或腰椎间盘突出症等痹症类疾病，金瑛重视康复功能锻炼在该病中的重要地位，强调患者应遵循“既病防变，瘥后防复”原则，积极配合功能锻炼。

第五章 浙派中医针灸名著精要

第一节 《针灸资生经》

一、内容概要

《针灸资生经》全书共7卷，卷一收录了王惟一的《铜人腧穴针灸图经》内容，并据《太平圣惠方》补录了11穴，按头、面、肩、背俞、侧颈项、膺俞、侧腋、腹及侧胁部，分经论述诸穴，共记载365穴，附经穴图46幅。卷二集中论述取穴、灸法、针灸禁忌及针药关系等。卷三至卷七按各科病证分别详述腧穴选穴与施治，如卷三主述虚损、肾虚、泄泻、呕吐、胃痛等消化与泌尿系统疾病。卷四主述心痛、不卧、中风、咳嗽、腹痛等心脑与呼吸系统疾病。卷五主述背痛、肩痹痛、肘痛、膝痛、腰痛等痛证疾病。卷六主述耳鸣、目赤、牙痛、鼻塞、头痛等头面五官疾病。卷七主述伤寒、黄疸、风疹、难产、月事等妇科及外科疾病。共计论述临床各科病证197种，收录临床验案99例。

二、作者与学术主张

王执中，字叔权，浙江瑞安人。南宋乾道五年（1169年）进士，曾任从政郎、将作丞等京官，不久外调，在任峡州（今湖北宜昌）教授期间，编成并刊行了《既效方》，之后在任澧州（今湖南常德）教授时编成《针灸资生经》，书中不仅辑录了前人的治疗经验，并附录大量王执中的临床医案及体会，被后世针灸医家所推崇，在针灸史上起到了承前启后的重要作用。

（一）腧穴的考证与补充

古代传统腧穴书多以穴为纲，罗列主治病证、刺灸法等，至唐代孙思邈著《孔穴主对法》，以病证为纲，类编腧穴主治，其意义与本草书中的“治病通用药”相仿。王执中撰《针灸资生经》，效孙思邈《孔穴主对法》之例，将《铜人腧穴针灸图经》《太平圣惠方》《千金要方》三书所载腧穴主治按病证一一排列，并以互证的方式解决了保持原文的完整性与引录条文的重复性之间的矛盾，补录明堂、眉冲、当阳、神聪、前关、督俞、气海俞、关元俞、胁堂、风市及膝眼穴，考证玉枕、魄户、大椎、巨骨、照海、申脉、肓门、鸠尾等穴，篇末还多以按语的形式，附录大量的验方、医案，切合临床实用。如书云："《铜人》无当阳穴，而《明堂下经》有之。理卒不识人，风眩，鼻塞等疾，亦不可废者，《明堂》上下经有阴跻穴，而《铜人》无之，惟有照海穴，亦在内踝下，与阴跻同，而未知其故。予按《素问·气穴论》，阴阳跻脉穴在内踝下，是谓照海，阴跻所生，则与《铜人》照海穴合矣。则是阴跻，即照海也。故附阴跻于照海之末。"

（二）腧穴的定位与选取

在腧穴定位方面，王执中认为《铜人腧穴针灸图经》所载的薄竹折量、石藏用的蜡纸折量及绳量法均有不足之处，而以稻杆折量为佳。提倡中指横纹同身寸取穴法，曰："今取男左女右中指第二节内庭两横纹相去为一寸，若屈指，即旁取指侧中节上下两纹角陷相去远近为寸，谓之同身寸。自依此寸法，与人着灸疗病多愈，今以为准。"另就腹部穴距腹中线的横寸，进行了系统的考辨，指出应以《太平圣惠方》定位法为准，将腹部一至四行穴的横向间距定为一寸半，这一观点，对宋以后的针灸理论有很大的影响。元代《十四经发挥》，明代《针灸大全》《针灸聚英》《针灸大成》等书均完全或部分采用了王执中的定位法，明清时期的针灸铜人的腧穴标注也多采用了这一定位法。

在临证取穴方面，王执中注重选取疾病反应点为"针灸受病处"，云："凡有喘与哮者，为按肺俞，无不酸疼，皆为缪刺肺俞，令灸而愈。"又云："舍弟行一二里路，膝必酸不可行，须坐定，以手抚摩久之，而后能行。后因多服附子而愈。予冬月膝亦酸疼，灸犊鼻而愈……若灸膝关，三里亦得，但按其穴酸疼，即是受病处，灸之不拘。"另有咳嗽在膻中穴处有压痛，肠痈在大肠俞穴处有压痛，妇人带下在带脉处有压痛等，于压痛处施以刺灸，则痛除。这些经验对于现代针灸临床仍有很大的借鉴意义。

（三）针灸药三者相须为用

王执中临床注重因病施法，宜灸者则灸，宜药者则药，灸、药不宜者则针之。如"人有心腹满胀者，予只多以厚朴与之，令每服细锉七八钱重，幼小减量，用生姜七片，水小碗，煎至六分服，滓再煎服，不过五六服，胀满脱去"等。在刺法与灸法上，王执中更注重灸法，认为"人资胃气以生"，而灸法可壮脾胃。在《针灸资生经》中收录了诸多灸疗方法，既有直接灸、间接灸，又有旱莲草“天灸”治疗疟疾、竹茹灸治疗疔肿、鼠粪灸养生等记载，并详细归纳了灸法的取穴、顺序，灸炷的大小、壮数及施灸时的注意事项，归纳施灸顺序当“先阳后阴，先上后下”“春夏从下灸上，秋冬从上灸下”，强调灸疮预防疾病及灸后调护的重要性，总结“针灸药三者，相须为用，择善而从”等观点。

在刺法方面，王执中提出取穴应“人有老少，体有长短，肤有肥瘦，皆须精思商量，准而折之”，认为火针疗法既有针刺的效果，又有灸的疗效，一举两得。如胃痛的“须臾，痛定即欲起”，哮喘的“以火针微刺之即愈”，腰痛的“则行履如故”，脚肿的“凡数次，其肿如失去”，腹寒热气的“只用火针微刺诸穴与疼处，须臾即定”等，认为运用火针治疗内科疾病应浅刺，进针达到合适深度后迅速出针，如“火针微刺之”“谬刺痛处，初不深入”“微微频刺”等。

三、现代临床应用

王执中在《针灸资生经》中收录了诸多灸疗方法，并详细归纳了灸法的取穴、顺序，灸炷的大小、壮数及施灸时的注意事项等。在继承古代灸法的基础上，后世医家结合药物的功效将艾条温和灸、温针灸、隔附子灸、丁香敷灸、五倍子敷灸、隔盐灸列为灸法之补法，把艾条雀啄灸、回旋灸、隔姜灸、白胡椒敷灸、灯心草灸、线香灸、斑蝥敷灸、毛茛敷灸、威灵仙敷灸、板蓝根敷灸、甘遂敷灸、薄荷敷灸、天灸、黄蜡列为灸法之泻法。灸法得到了更为广泛的应用，不仅在内科、外科、妇科、儿科、骨科得到了运用，还在五官科、神经科、预防保健科，甚至肿瘤科及一些疑难杂症方面取得了非常好的疗效。

该书首次以医案的形式记载火针疗法在内科疾病的应用，经过历代医家的研究、传承与发展，火针疗法的适用证已由最初的寒证、痹证拓展至现今的百余种疾病，其优势病种则主要集中在骨科、皮肤科、外科、神经科及妇科。后世学者不但丰富发展了《针灸资生经》火针的相关理论，也充分证明王执中的火针理论在现代针灸临床应用的指导意义。

四、版本情况

《针灸资生经》现存国内版本最早为元天历叶日增广勤书堂印本，明正统新刊本为天历本重刻，《四库全书》为旧本题叶氏广勤堂新刊，日本宽文重刊本为明正统重刊本重刻。

第二节 《备急灸法》

一、内容概要

《备急灸法》共1卷。记载了22种急病灸疗法，包括诸发证、肠痈、疔疮、附骨疽、卒暴心痛、转胞小便不通、霍乱、转筋、风牙痛、夜魇不寐、卒忤死、溺水、自缢、急喉痹、鼻衄、妇人难生、小肠气、蛇伤、犬咬、狂犬咬毒等急病。为便于推广应用，以救卒急，还附图17幅，使操作者可按图取穴。

书中所载的急症多采用直接灸，如治疗皮肤中毒风，“急灸两臂屈肘曲骨间各二十一炷”“治卒暴心痛，厥逆欲死者，灸掌后三寸两筋间，左右各十四壮”。治疗诸发等证，则借助于大蒜片，“便用大蒜切片如钱厚（如无蒜，用净水和泥捻如钱样用之），贴在疮头上（如疮初生便有孔，不可覆其孔），先以绿豆大艾炷灸之，勿令伤肌肉，如蒜焦，更换，待痛稍可忍，即渐放炷大，又可忍，便除蒜灸之，数不拘多少，但灸至不痛即住。若住灸后又肿又痛，即仍前灸之，直候不肿不痛即住”。但在治疗转胞小便不通时，采用隔盐灸而非直接灸，“用盐填脐孔，大艾炷灸二十一炷，未通更灸，已通即住”。

书中详细介绍了几种艾灸方法，包括操作规程、适应证、注意事项及与情志饮食等的关系。如“凡点灸时，若值阴雾大起，风雪忽降，猛雨炎暑，灸临时且停，候待晴明即再下火灸。灸时不得伤饱大饥，饮酒大醉，食生硬物，兼忌思虑愁忧，恚怒呼骂，吁嗟叹息，一切不祥，忌之大吉”。

二、作者与学术主张

闻人耆年，宋代槜李（今浙江嘉兴）人，针灸医家，生活于12～13世纪，行医近50年，具体生卒年不详。据《备急灸法》自序谓：“仆自幼业医，居乡几四五十载，以此养，亦以此利人。”他认为“施药惠人，力不能逮。其间惠而不费者，莫如针艾之术。然而针不易传，凡仓卒救人者，惟灼艾收第一”。他受宋代名医张涣《鸡峰普济方·备急卷》的启发，搜集了《肘后备急方》《千金要方》《随身备急方》《延龄至宝方》等书中的急病灸疗法，师法前人，汲取精华部分，同时结合自己经验，编述成集，著成《备急灸法》，为针灸史上第一部灸法急救专书。

（一）艾灸为“急救扶阳”第一

闻人耆年十分重视灸法救急的作用，重视保护人体阳气，认为艾灸应为急救扶阳之首选。他主张急症的治疗要遵循“既病防变、病愈防复、先时治疗”的原则，提倡发病即可施灸，不可耽误时机，早诊断、早施灸，取穴宜少而精。如治疗“诸发”“霍乱”等，当“治之于初”“速灸”“早灸”“急灸”，在疾病初期采取必要措施，抓住治疗的最佳时机，防微杜渐。在灸法应用上多选用直接灸，可使火力直达病所，疗效明显；在灸量应用上，则根据不同病证采用不同灸量，包括艾炷大小、壮数多少及时间长短等，知常达变。该书所用艾炷有粟米大、绿豆大和大艾炷 3 种，其中绿豆大的艾炷使用较多，粟米大的艾炷用之较少，大艾炷则主要用于隔盐灸。而壮数则视施灸的过程及进展情况决定。有 3 种急症进行超量施灸，如抢救溺水灸神阙 30 ～ 50 壮，狂犬咬伤在局部施灸 100 壮，治疗“诸发证”施灸壮数不拘多少，“直候不肿不痛即住，每患一个疮，或灸三百壮、五百壮，至一二千壮方得愈者，亦有灸少而便愈者”。

（二）倡导选穴少而精

闻人耆年临证选穴少而精简，且重视穴点艾灸。《备急灸法》中除少数外科病证外，其余病证重视发挥穴点的效应，施灸时要求较强的灸感，即使选用阿是穴施灸，也强调要找准“中心”，正如书中所说：“余亲以灸法灸人甚多，皆获奇效。如遇灸穴在所发之疽相近，则其灸罢良久便觉艾火流注，先到灸处，其效尤速。若离所发疽边，则不甚觉其火气流注，灸疮亦发迟。然痈疽在左则左边灸疮先发，在右则右边灸疮先发。盖艾火随流注行于经络使然也。”艾灸当施治到某些灸感出现，或达到一定的累积刺激量，才能产生稳定可靠的疗效，但也要中病即止，否则徒伤肌肉，给患者造成痛苦。书中注重运用四肢远道腧穴，对治疗急症有特异性，列举的 22 个病证中，除小便不通、溺水用神阙，昏厥用人中外，其余都用肘膝关节以下穴位，穴少而精，且大多位于四肢远端。

（三）取穴注重“男女有别”

闻人耆年取穴时注重“男女有别”，取局部穴位、同侧穴位、任督二脉穴位时男女同法，如治疗肠痈取两肘尖，皮肤中毒风取两曲池。取一侧穴位时多遵照“男左女右”的原则，如治疗疔疮“灸掌后四寸两筋间十四炷，依图取穴，男左女右”等。在治疗女性独有的疾病（如难产）时，则只取右侧相应的穴位。但在经脉循行过程出现交叉时，“男左女右”不适用，如治疗风牙疼灸足外踝尖，“患左灸右，患右灸左”。闻人耆年受孙思邈学术思想影响较大，亦知“知针（灸）知药，固是良医”，在治疗部分急症时或多或少会运用到药物。如治疗“发背”等证用“大蒜切片如钱厚，如无蒜用净水和泥捻如钱样用之”；治疗转胞小便不通，“用盐填脐孔，大艾炷灸二十一壮”。通过艾灸和药物的双重作用，内外同治，两种治法相辅相成，相得益彰。

三、现代临床应用

该书所载的22种病证中，第一类为感染性病证，如痈疽、疔疮、附骨疽、肠痈、霍乱吐泻、霍乱转筋、风牙疼、急喉痹等，所占比例最大；第二类为意外伤害，如溺水、蛇咬伤、狂犬咬伤等；第三类为精神、神志方面的急症，如昏厥、神志昏迷、精神异常等；第四类是急性痛证，如突发心痛、疝气；第五类为产科急症，如孕产期尿潴留、难产；第六类为过敏性病证，如表现为皮肤瘙痒的中毒风。由此可见，古代灸法急症的优势病种主要体现在感染性疾病方面，这些病证除全身或局部的炎症表现外，大多会有明显的疼痛症状。

该书记载的骑竹马灸法治疗各种发背脑疽，至今仍在临床运用，现代临床骑竹马灸应用于血栓闭塞性脉管炎、腰椎间盘突出症的治疗，以及一些恶性肿瘤的辅助治疗。有人对骑竹马灸的机制做了研究和探讨，认为骑竹马灸有防治炎症的作用，特殊的灸法体位调动了天然免疫系统，且艾灸的温热效应对血液循环和自主神经有良好的调整作用。

此外，书中记载如皮肤瘙痒用曲池、昏厥用间使、突发心痛用间使、难产用至阴等，仍为现代针灸医师所熟知并沿用。尤其是灸至阴治疗胎位不正，至今在临床应用广泛。《妇人大全良方·产难门》指出：“妇人以血为主，惟气顺则血和；胎安则产顺。”《神农本草经》曰：“艾叶能通十二经，善于温中逐冷，行血之气，气中之滞。”故艾灸可激发经气，使气血疏通，胎位得以纠正。现代临床应用时，不仅有单纯使用温和灸者，亦有联合电针、中药、耳穴等综合治疗者，灸法治疗胎位不正疗效确切。

四、版本情况

《备急灸法》刊行于 1226 年。1245 年乡贡进士孙炬卿获得本著作的蜀刻本，又附加了佚名氏的《骑竹马灸法》《竹阁经验备急药方》两书，将三书合为一书，仍称《备急灸法》，之后此版本《备急灸法》成为宋刻祖本。现存最早刊本为清光绪十六年（1890）上杭罗氏影宋孙炬卿刻本（简称“影宋本”）。国家图书馆馆藏清光绪刻本。此外，现代版本较多，各地方院校及各级图书馆均有馆藏。

第三节《十四经发挥》

一、内容概要

《十四经发挥》共3卷，作者滑寿，有名医吕复和滑寿好友名臣宋濂作序。卷上为“手足阴阳流注”，通论经脉循行规律，卷中为“十四经脉气所发”，依据十二经脉和任督二脉的流注次序，分别论述各经经穴相应的脏腑机能、部位和经脉主病等。卷下为“奇经八脉”，参考《黄帝内经》《难经》《针灸甲乙经》《圣济总录》等书，对奇经八脉的起止、循行路线、所属经穴部及主病等进行系统论述。上中两卷是在元代忽必泰列所撰《金兰循经取穴图解》基础上加以注释补充而成的。

滑寿将任督二脉与十二经合论为十四经，共考定穴位657个，左右共算，分别归属至十四经中，且定位描述清楚具体，扪之可及。《十四经发挥》对后世影响较大，书中绘制有经穴图，编写有腧穴歌。全书共附图16幅，包括俯、仰人尺寸图和十四经经穴图。其中十四经经穴图是按经脉循行顺序排列，一经一图，其图既有经脉循行，又有穴位，完整清晰。同时滑寿循经考订穴位，恐腧穴之名难于记忆，遂将每经的腧穴编成歌诀，联成韵语，附于经图之后，便于记忆，内容一目了然，这种体例为后世所宗。

二、作者与学术主张

滑寿（1304—1386年），字伯仁，一字伯休，晚号撄宁生，自幼敏而好学，由文及医，潜心医术，不仅类编《黄帝内经素问》《灵枢经》，校注《难经》，还重视脉学，创“六脉”为纲，且重新考订经络穴位，留大量文献惠于后人。滑寿行医于江浙之间，医术高超，医德高尚，愈疴起痼，不论贵贱，针药并用，重视脉诊，时人无有不识，称其“神医”。《绍兴府志》亦谓滑寿能“决生死”，其既是中医理论家，又是临床大家。

（一）学宗《素》《难》，执繁就简

滑寿初学医于京口（今江苏镇江）名医王居中，时王居中客居仪真，其数次拜访，王居中见其心诚志坚，是可造之才，授其《黄帝内经素问》《难经》二书。王居中教导滑寿，医学源于黄帝、岐伯，而其说存于《黄帝内经素问》。《难经》之说又本源于《黄帝内经素问》，故应深入领会其中之要旨。滑寿不盲从古训，敢于提出自己的独到见解，认为《黄帝内经素问》《难经》中的论述虽详尽深奥，但原书结构层次有欠分明，文字亦有缺漏，故将原书加以分类注释，删繁就简，重新排列，便于阅读理解，著书《读素问钞》与《难经本义》，以启发后世学者。

（二）重视脉诊，针药并用

滑寿诊病重视脉诊，提倡针药并用，在其各本著述中，散在地记载了脉法的运用，如其脉法专著《诊家枢要》谓：“百家者流，莫大于医，医莫先于脉。”《诊家枢要》将传统脉象简化为脉位（如浮、沉等）、脉势（如迟、数等）、脉形（如弦、紧、滑、涩等）、脉体（如长、短、大、小等）、脉力（如虚、实、洪、微等）、脉神6类，总结“浮、沉、迟、数、滑、涩”六脉纲要，并提出“察脉须识得上下、来去、至止六字，以察其神”。

（三）精研经络，著成《发挥》

《十四经发挥》是滑寿的代表作，最受后世推崇。该书自序中写道：“《内经》所载服饵之法才一二，为灸者四三，其他则明针刺，无虑十八九。针之功，其大矣！厥后方药之说肆行，针道遂寝不讲，灸法亦谨而获存。针道微而经络为之不明。经络不明则不知邪之所在。”元末之时，诸医提倡方药，对针灸嗤之以鼻，且经穴定位混乱，使针灸效果不明显，医者无所适从，针灸之道衰微。故滑寿效仿仲景，从《灵枢经》《黄帝内经素问》中探寻经脉之道，重新提出十四经的概念，将任督二脉提到与十二正脉同样重要的地位，同时又加强了其他奇经八脉与正经、脏腑的联系；重新考订穴位，“其随穴于周身者，六百五十有七”，首创图文并茂的形式，详述经络之奥妙，以一己之力重振经络、针灸理论的发展。

三、现代临床应用

滑寿在十二经基础上加入任督二脉而成十四经，试图说明人身经络的整体性。任督二脉同起于胞中，环绕周身，通行上中下三焦；十二正经从中焦开

始，起于手太阴，终于厥阴，均与任督交通。十四经的精气借此相互灌注，既环绕周身，又顾护任督，周而复始，如环无端，但总以任督为帅。

在临床上我们可以发现，针刺任督二脉穴位的时候很容易发生循经感传现象，且与十二正经相比，任督二脉感传现象出现的概率较大，这证明了任督二脉的经气是循行的，也说明了任督二脉的经气相对旺盛。因此，可认为十二正经自身有一个小整体，但是容易受到外界的干扰，联系任督二脉，可以使我们的身体更好地抵御外邪。任督二脉除在胞中相会外，还相交于唇。唇舌者，肌肉之本，脾所主，脾开窍于口，因此，任督作为水谷精微的入口，必定影响着经气的充盛与否。大多数的学者都倾向于把任督二脉的起点定于胞宫，同时两者向上分别沿前后正中线循行，最终交汇于口唇。近代医家多用十四经进行循经辨证或循经取穴，这也是当今临床常用的辨证和取穴方法。

四、版本情况

《十四经发挥》成书后，流传至明，尚未刊出，仅在江浙一带医家中流传。自明至今，流传版本一是《薛氏医案》丛书本，二是《薛氏医案》丛书单刻本，三是源于《薛氏医案》的各种版本。目前在国内流传最广的单行本是1956年承澹庵于日本觅得并校注的《校注十四经发挥》。1986年中国针灸学研究社出版了《古本十四经发挥》。

第四节 《针灸聚英》

一、内容概要

《针灸聚英》全书共4卷，集书目16种，附图31幅。卷一主述经络腧穴，是全书学术价值的主要体现，综合《千金要方·孔穴主对法》及其针灸方、《太平圣惠方》针灸篇、《铜人腧穴针灸图经》、王执中针灸医案、金元医家针方之所载，以经络腧穴为主，以所主治之病分述之；卷二主述病证取穴治法，介绍当时各医家的穴法针法，并以《黄帝内经素问》《难经》为基础进行衡量、阐释；卷三主述刺法、灸法，汇编当时流行的各类刺法及灸法原文，论述包括火针、温针、折针、晕针、八法、治灸疮令发及火等；卷四主述针灸歌赋，汇集了当时流行的各类针灸歌赋，如十四经穴歌、十二经脉歌词、标幽赋、玉龙赋、肘后歌、四总穴歌等65首歌赋，并在卷末附有高武"附辨"一篇，以问答形式集中阐述了高武对针灸学若干问题的认识。

高武的《针灸聚英》，既崇尚经典，又重视实践，广师古人，不囿一说，融诸家之长而"聚英"，遵经典著作不拘泥，对后世针灸学术的发展起到了承前启后的作用。

二、作者与学术主张

高武，号梅孤，明代浙江鄞县（今宁波市鄞州区）人。《鄞县志》称其："负奇好读书，凡天文律吕，兵法骑射，无不闲习。"其论医独重《黄帝内经素问》《难经》，先后辑成《针灸节要》3卷，《针灸聚英》4卷，以穷其流而明"后世变法之弊"。因当时针灸铜人载穴定位与古法不甚合，故亲铸针灸铜人3具，男、女、童各一，已佚。除针灸著述之外，尚著有《痘疹正宗》《射学指南》《律吕辨》等书。

（一）对腧穴的系统整理

高武在《针灸聚英·卷一》“经络腧穴类聚”部分，广罗《黄帝内经素问》《千金要方》《资生经》《针经摘英集》等书补辑，收载腧穴数、腧穴排列顺序及定位以《十四经发挥》为准绳，又据滑寿《难经本义》阐述的补泻原则，将十二经病候归入相应经脉五输穴中，然高武认为理不必尽依滑寿之书，其书中记载的腹部足少阴经、足阳明经、足太阴经经穴距中线的尺寸与《十四经发挥》有所不同。如肾俞一穴，《千金要方》注云：“在平处立，以杖子约量至脐，又以此杖子当背脊骨上量之，知是与脐平处也，然后相去各寸半取其穴，则肾俞也。”高武认为，肥人腹垂则脐低，瘦人腹平则脐平，今不论肥瘦，均以杖量之，未有准也，应以骨骼为标志，“先将瘦人量取穴，后再依法量肥人”。《针灸聚英》是继汉代医家的《黄帝明堂经》，首次全面总结腧穴主治之后，又一次对针灸腧穴文献的系统整理，对腧穴理论的发展做出了重大贡献。

（二）创立纳支（子）法

高武认为：“《素》《难》井荥输经合主病，人多不明五行生克，故不能行，今以诸经是动所生病补泻生克，细为制定，以便针刺。”主张废弃当时流行的“按时用穴”法，倡导“定时用穴”法，指出应先知病，后定经穴，选用该经该穴的开穴时辰进行针灸，将《难经·六十九难》的子母补泻法与“地支十二属”相结合，根据《灵枢·邪客》“因冲而泻，因衰而补”的原则，创立了十二经脉配属十二支时辰的取穴方法，称为“十二经是动所生病补泻迎随”法，因其所用的都是十二经的五输穴，故又名“十二经病井荥输经合补虚泻实”法，亦为“子午流注纳支（子）法”。

（三）主张针灸药并重

高武推崇李东垣的针灸学术思想，重视脾胃学说，承袭“甘温除大热”学说及刺络放血疗法，根据“阳病治阴，阴病治阳”“从阳引阴，从阴引阳”理论引申触类，诊治诸多病证。高武赞同扁鹊“针灸药三者得兼”的主张，倡导针药并重，书中还列举了诸多针药兼施并重的治法和案例，如“伤寒恶风有汗为中风卫病，无汗恶风为寒伤荣，先刺风池、风府，却与桂枝葛根汤”“杂病腰痛，血滞于下，委中出血，灸肾俞、昆仑，又用附子尖、乌头尖、南星、麝香、雄黄、樟脑、丁香炼蜜丸，姜汁化开成膏，放手内，烘热摩之”“治痫先与灸两跻各二七壮，次服沉香天麻汤”等。

在灸法方面，高武认为灸之不发，如针之气不至，对治疗疾病无效，在参照前人发灸疮的方法同时，还补充了其他几种发灸疮的方法，如用“生麻油渍之而发”“用皂角煎汤，候冷频点之而发”等。同时主张施灸“皆视其病之轻重而用之，不拘泥一说，而不知其又有一说也”，认为在腹背等肌肉丰厚处施灸，艾炷可选大者，壮数可多；在四肢头面等肌肉菲薄处施灸，则尽量小、少。另外，施灸时还应根据患者的年龄、性别、体型及施灸时间，酌情选择艾炷大小、壮数多少。

三、现代临床应用

《针灸聚英》一书，广取前人之长，引用各类文献，如《黄帝内经素问》《难经》《伤寒论》《卫生宝鉴》，以及刘河间、李东垣、张从正、朱丹溪等名家的看法和论述，使文出有据，言之有理。但高武对前人的东西并不盲从，而是在实践的基础上，汲取诸家经验，择善而从之。

现代学者对《针灸聚英》中记载的歌赋进行了研究，其中的百症赋，主要为指导针灸临床而作，以歌赋的形式，记录了针灸治疗“百病”的选穴规律、配穴法则和具体处方。在针灸临床实践中，高武特别强调熟知经穴，辨证论治。该歌赋取穴少而精，选用特定穴治病，广泛应用三部配穴法，全面体现了以经络理论为主体的辨证施治。例如：针对太阳膀胱经阳气不足引起的目昏，可以选择养老、天柱进行治疗；头面之疾病，针刺选择足太阳膀胱经的井穴至阴，如果外感汗不出，可以针刺合谷用泻法，剧烈的颠顶部头痛，可以针刺涌泉用泻法，头痛可迅速缓解。这些也是当今医家临床常用的治法。

四、版本情况

《针灸聚英》国内现存版本为明嘉靖十六年陶师文刻本。1990 年版《中医图书联合目录》“针灸聚英”条下载有“明正德十四年己卯刻本”一种，藏于浙江宁波天一阁。经考察此本仍为明嘉靖十六年陶师文刻本。此外，日本尚有几种刻本，其书名、分卷、附图均与原刊本有所不同。

第五节 《针灸大成》

一、内容概要

《针灸大成》全书共10卷，总计207篇，附图表140余幅。卷一主述针灸源流，引《黄帝内经》《难经》等古典医籍中有关针灸的内容，作为理论基础；卷二、卷三是针灸歌赋选集，摘引了《医经小学》《针灸聚英》《标幽赋》等20余种医籍中的部分针灸歌赋；卷四主述取穴法、针具及各家针法；卷五主述井荥输经合及“子午流注”“灵龟八法”“八穴八法”等针刺手法；卷六、卷七为脏腑、经络及腧穴卷，主述脏腑、经络、十二经穴位位置及主治；卷八介绍各种病证的针灸选穴和证治方法；卷九首列“治症总要”“名医治法”及杨氏“针邪秘要”，次为灸法选集，并附有杨氏医案31例；卷十载小儿按摩，集自《陈氏小儿按摩经》；另有高武之“附辨”及“请益”，为全书附录部分。

二、作者与学术主张

杨继洲（1522—1620年），名济时，明代著名针灸学家，三衢（今浙江衢州）人。据《中国医籍考·卷二十二》载，杨继洲出生于世医之家，自幼耳濡目染，祖父杨益曾任太医院御医。父亲曾任明嘉靖年间的太医院吏目。杨继洲幼时专心读书，博学绩文，秉承家学，通晓各家学说，曾入太医院任职，任职期间，遇山西监察御史赵文炳患痿痹多年，经杨继洲针刺治疗后痊愈。嘉靖三十年（1551年）为世宗侍医，隆庆三年（1569年）进太医院圣济殿，直至万历，三朝任医官达50余年。

（一）重订明堂孔穴，图文并重

《针灸大成》卷六、卷七腧穴部分除文字外，还附有经穴图，虽然多取自高武《针灸聚英》，但在收录腧穴数目、腧穴定位及排列次序等方面有杨氏特色：一是所载经穴较《针灸聚英》多了“眉冲”“督俞”“气海俞”“关元俞”“风市”，从而使十四经穴数达到359个；二是胃经、膀胱经、肾经、三焦经的腧穴排列次序与《针灸聚英》明显不同；三是腹部腧穴距中行的尺寸与《针灸聚英》不同。

（二）强调针、灸、药并用，各施所宜

杨继洲临床重视针、药、灸并用，根据不同的病证选用相适宜的治疗手段，或单用，或合用，其中尤为重视针灸。《针灸大成》33则医案中，针灸医案有29则。《针灸大成·卷三》曰：“是针灸药者，医家之不可缺一者也。”杨继洲强调针法与灸法的合理运用，《胜玉歌》曰：“或针或灸依法语，补泻迎随随手捻。”杨氏灸法在揣穴与体位、施术先后、艾炷大小、壮数多少、点艾火、发灸疮、灸法禁忌等方面有自己的临床特点。

（三）选穴精要，奇正相辅

杨继洲临床主张选穴少巧，配伍精当，强调辨证选穴，法随证立，穴随法定，随证变通。《针灸大成》曰：“不得其要，虽取穴之多，亦无以济人；苟得其要，则虽会通之简，亦足以成功。”《针灸大成·医案》中的33则医案，仅用腧穴24个。

杨继洲在穴法上遵循按经取穴的原则，主张正穴和奇穴相辅为用，在《针灸大成·卷七》专立“经外奇穴”一节，论述奇穴79个，云：“圣人之定穴也，有奇有正，而惟通于奇正之外者，斯足以神济世之术，何也？法者，针灸所立之规；而数也者，所以纪其法，以运用于不穷者也。穴者，针灸所定之方；而奇也者，所以翊夫正以旁通于不测者也。”杨继洲十分重视井穴的作用，设专章讨论，突出井穴在全身穴位中的重要地位，是现存对井穴论述最全面的针灸典籍。

（四）重视针刺手法的应用

杨继洲临床重视针刺手法的应用，总结并发展了多种针刺手法，《针灸大成·三衢杨氏补泻》中论述了“下手八法”“十二字法”“二十四法”等，包括了数十种单式及复式补泻手法。如“十二字分次第手法”，有抓切、持针、口温、进针、指循、爪摄、退针、搓针、捻针、留针、摇针及拔针“十二法”，简称“十二歌”。总结了“揣、爪、搓、弹、摇、扪、循、捻”8种基本手法，简称下手八法。《针灸大成》具体地记述了烧山火、透天凉、龙虎交战、苍龙摆尾、赤凤迎源、子午捣臼等多种针刺手法，进一步阐述了临床选用针刺手法的三要素，即“一则诊其脉之动静”“二则随其病之寒热”“三则随其诊之

虚实”。

《针灸大成·经络迎随设为问答》进一步对多种单式、复式手法进行了详尽说明，认为穴法与手法有机结合是取效的关键，大小补泻法是针刺定量的关键。大补大泻是在穴位规定的针刺深度做大幅度提插，具有刺激量大的特点；平补平泻刺激量较为平和，提插幅度适中。

杨继洲重视并发展了透穴针法，如在王国瑞偏正头风一针两穴治法的基础上，对偏正头风之有痰采用“风池刺一寸半，透风府穴，此必横刺方透也”，无痰采用“合谷穴针至劳宫”。

三、现代临床应用

《针灸大成》是针灸学史上的经典著作，集针灸诸家之大成，其选穴少而巧，配伍精当，详审病机，辨证选穴，守正出奇。近代相关研究较多，有关于其针法、灸法的研究，取穴规律的研究，有针对其中某医案的研究，亦有关于单穴临床应用及艾灸禁忌、针刺晕针等多方面多角度的研究。《针灸大成》的学术思想包括：①强调针灸药并用，各施所宜；②重视腧穴和奇穴选用；③重视针刺基本手法与复式手法；④强调针刺补泻手法；⑤完善透穴针法与得气手法。其证治思想包括：①明析辨证，审因论治，脉证合参，治依标本缓急；②诸法并重，通权达变，针灸药并举，各施其宜，师古不泥，灵活变通；③善用手法，总结创新，创立“十二字分次第手法”，总结“下手八法”，归纳“二十四式复式手法”；④取穴精当，执简驭繁，穴少效彰，精选腧穴，喜特定穴，重视会穴，擅长奇穴。其临床特色包括：①治病必求标本，急则治标，缓则治本，标本兼治；②重视气的调顺；③针药并用，择其适者从之；④用灸在活，常中达变，辨病势施灸，艾灸临证灵活，注重灸后调护；⑤对针刺补泻手法执简驭繁。《针灸大成》所附的医案用穴特点包括：①选穴少巧，配伍精当；②辨证选穴，详审病机，法随证立，穴随法定，随证变通，由此延伸的辨阴阳、辨证审因、辨局部整体、辨标本缓急都是这一规律的体现；③循经取穴，认清病位；④守正出奇，善用特定穴；⑤重视后天，顾护脾胃。杨氏补泻手法的种类有单项补泻手法和综合补泻手法。同时认为，杨继洲针刺补泻手法特点包括：①论刺有营卫、经脉之分；②论刺有纠“阴阳易居”之用；③论刺有大小之别。

四、版本情况

《针灸大成》国内现存版本为明万历赵文炳刻本，明万历刻清顺治李月桂重修本，明万历刻清顺治、康熙递修本，清康熙李月桂重刻本，清乾隆章廷珪刻本等，1949 年后有影印本和排印本出版。自 1601 年刊行以来，迄今已有 410 年，翻刻数十次。上海辞书出版社的《中国中医古籍总目》认为，《针灸大成》目前存世有 79 种版本，有明代刻本 2 种，清代 52 种，近代 23 种，现代 2 种；有官府刻书，有民间刻书，也有私人手抄本；有木刻本、石印本、铅印本和影印本等；有全书分为 12 卷的，有全书分为 10 卷的。平均不到 6 年就翻刻 1 次，这种刊印密度在针灸著作中独一无二，在整个中医药书籍中占第 12 位。

第六节 《经学会宗》

一、内容概要

《校注经学会宗》为南京图书馆珍藏之郑文焯手抄本。内容主要分“气穴”上自手太阴肺经至手少阴心经、“气穴”下自手太阳小肠经至足少阴肾经，共记经穴8条，详细论述了相关腧穴的定位、主治、刺灸法，乃至留针时长。后缺不全，似未成书。书眉有录自《黄帝内经》的引证文字。此书腧穴定位，宗于《针灸甲乙经》，但不盲从其讹误，例如足阳明胃经之“不容”穴，《针灸甲乙经》为“去任脉三寸”，《经学会宗》改“三”为“二”。《经学会宗》兼收并蓄，能补充《针灸甲乙经》之不足，使其明白通俗。全书援引各家资料甚丰，蔚为一大特色。

二、作者与学术主张

凌云，字汉章，号卧岩，湖州府归安县双林镇（今浙江省湖州市南浔区）人。《明史·方伎》载凌云“子孙传其术，海内称针法者，曰归安凌氏”，《浙江通志》称其“针术神灵，擅名吴浙”，盛燮荪等校注《经学会宗》，考证凌云生卒年应在1443—1519年。据记载，凌云在泰山遇一善针术的道人，并得其针术及内炼之道，后擅名吴浙，驰名两京。明孝宗弘治年间奉诏进京，授太医院御医。史书有载：“……孝宗闻云名，召至京。命太医官出铜人，蔽以衣而试之，所刺无不中，乃授御医。”同时代的医家汪机在《针灸问对》中云：“语及针灸，盛称姑苏之凌汉章，六合之李千户者，皆能驰名两京，延誉数郡。”凌氏针灸至今已传承五百余年，其学术影响之深远，中国针灸史上罕见。

凌云的著述主要有《针灸秘法全书》《凌门传授铜人指穴》《针灸内篇》《聚英撮要针砭全书》《子午流注图说》《流注辨惑》《卧岩凌先生得效应针法

赋》《针灸经穴真传》《经神集》等，惜刊行于世者不多。本书的主要学术主张归纳如下。

（一）尚古纳新，针药并举

凌氏家学，推崇针药并用，内外兼施。认为针灸必通内科，内科当知针灸，庶能在辨证论治中左右逢源、得心应手。凌云往往针、灸、药并用，随宜而施。其家传之针，制作考究，且自制药方轮番烧煮，其煮针之方药：白矾、穿山甲（现已不用）、油松节、麻黄、乳香、没药、灵磁石等，既有药效，并具消毒之功。

（二）穴法精准，操作娴熟

凌云熟谙穴法，重视取穴法，为求取穴准确，提出“欲取气穴分明，必先明十二经脉流注与经络所以过处，然后取穴无误”。取穴时必须了解穴位附近诸骨、筋、分肉及“陷中”等局部构造和解剖，并对难取之穴进行解析。为准确对穴位进行定位，凌云提出了按部位多穴共取的方法，有“三穴相并”“二穴相并”“二穴相对”等定穴法，如“掌背三穴相并，俱系三阳，一曰合谷，二曰中渚，三曰腕骨，相并如雁行”。对于特殊取穴，如取膏肓穴法、取肾俞穴法、骑竹马取穴灸法等，尚须借助辅助工具。他特别强调了在取穴时须注重体位，取不同经脉穴位，体位要摆放适宜并相对固定。

（三）注重补泻，精于手法

凌云重视针刺手法，认为针刺“进针宜缓，出针宜迟”“补泻宜平”。书云：“凡人有疾，皆邪气所凑，虽瘦弱之人不可专行补法。因疾病以正虚邪实兼见者为多，故主张平补平泻，补泻兼施，须先泻后补，谓之先泻其邪，后补真气，达到愈病之目的。”

凌云的“指法十四条”“行针八法”，全面地记载了针刺手法的操作。凌云反对烦琐复杂针刺手法，主张“只取效验为真”。凌云精于取穴，并根据腧穴部位，病证主治等不同情况，运用透穴刺、沿皮刺、平针刺、横刺、浅刺、深刺、刺络出血等法。对于复式补泻手法，主张“左转为补，右转为泻，提针一飞三退为透天凉，一退三飞为烧山火”，较《针灸大成》《针灸聚英》记载的九六数，天地人三层操作的烧山火与透天凉，更加简便易学，便于临床施用。凌云认为针灸之所宜，虚证十居七八，多用“留针”。常在施行热补或凉泻后行留针，是“凌氏针法”的精华所在。

（四）灸法考究，因人制宜

凌氏灸法选材以蕲艾或山艾陈二三年者为主。以艾版制艾炷，用铜柄、小铁锤，作炷坚实，使艾炷耐燃而易于应病，艾炷大小依灸治部位，患者虚实、肥瘦等确定，而灸治壮数亦当以疾病之轻重、人之肥瘦而增减。

凌氏灸法，多用直接灸，尤以化脓灸为主，选用圆锥形艾炷，或在艾绒中掺入七香散（由丁香、桂皮、砂仁、豆蔻、茴香、郁金、枳壳等组成）或麝桂散（由麝香、肉桂组成），兼用隔姜灸、隔药灸、隔附片灸等法。

对于小儿发育不良，常直接灸百劳、膏肓、太仓等穴。对于慢性支气管炎及哮喘，常灸肺俞、天突、璇玑等穴。艾灸讲究禁忌，凌氏有“禁灸歌”一篇，论述禁灸之45穴。对于初灸者，告知饮食宜忌，灸处保养，如“避免重活，远离房帷”等。对于病重者，可连续施灸2～3年，以提高与巩固疗效。

三、现代临床应用

凌云《经学会宗》所载内容展现了凌氏针灸理论和针法的精华和特色，盛燮荪版《校注经学会宗》采用简化汉字（个别除外）对《经学会宗》内容进行再次整理，其对于了解明代以来江浙地区的针灸发展意义重大。

凌氏灸法重视直接灸及灸量。有学者提出：灸感、灸温、灸量共同影响灸效，而灸量是灸效的关键。目前临床上对于艾灸疗法，更多关注其所取穴位及施灸方法，对于艾灸壮数的概念渐趋淡化。

现代的艾灸疗法温和灸刺激相对较弱，适合治疗经络气血运行不畅的慢性病。对于急症、重症，必须给予中强度的艾灸刺激。化脓灸特有的持续刺激，对于慢性病、顽固性疾病有特殊疗效，对哮喘、慢性胃炎、痹症、子宫肌瘤等的治疗及预防效果显著。

凌云对针刺留针时长尤其重视，一般以“呼”为单位。他认为，留针与否的关键在于是否得气。古代留针时间在1～5分钟，现代针刺留针时间普遍较长，一般在30分钟左右，研究认为可能古代针具制作较粗糙，针感较强，而现代针具制作精细，针感相对较弱，故留针时间需要相应延长。

四、版本情况

《经学会宗》最早见于1961年出版的《中医图书联合目录》著录，是南京图书馆馆藏之清末郑文焯手抄本，其中有360多条凌应发和郑文焯的眉批按语。此书经盛燮荪、李栋森和李锄校注，1995年由人民卫生出版社出版，书名为《校注经学会宗》（以下简称校注本）。校注本小字注文引有简称的《聚英》《大成》《图翼》等书，其中《针灸聚英》《针灸大成》《类经图翼》刊行均在凌云之后，上海中医药博物馆吴佐忻、全瑾认为校注本小字注文当为五世孙凌士麟、六世孙凌一鸽等凌云后代所添，有助于习研者更确切地理解《经学会宗》的正文。校注者和凌氏世医第十六代传人凌耀星都明确指出，校注本不是足本，而是《经学会宗·气穴》。《经学会宗》存世版本主要分为南京图书馆馆藏之郑文焯手抄本（又称“气穴篇”，郑文焯版）和上海中医药博物馆馆藏之凌耀星家藏旧抄本（又称“图歌篇”，凌耀星版）。

第七节 《针灸秘法全书》

一、内容概要

《针灸秘法全书》共3卷，卷一首列十二经流注始终，十四经气穴图，奇穴图。次论十二经气穴疗病解。最后论述奇经八脉流注始终，以及各奇经气穴及疗病解，经外奇穴疗病解。

卷二首载《十二经寻穴歌》《任督二脉并奇经穴歌》。次列针梯，“针梯者，针灸家之梯阶也”。再列取穴法、取穴折量法辨、取穴图。详列十二井穴歌、十二原穴歌、十二经合穴歌、十五络脉歌、经脉气血多少歌、八脉交会歌、禁针歌、禁灸歌。载有脏腑募俞穴、八会穴、七冲门。对于针具，书中列有煮针药方、针造成后煮法、炒灸法、九针名状及九针之图、九针论。卷二最后列有《标幽赋（选）》《玉龙歌》《长桑君天星秘诀歌》《千金十一穴歌》《天星十二穴歌》《灵光赋》《度弘赋》《治病总穴歌》《八法流注活法歌》《七星穴法歌》《八法针穴歌》。

卷三收录治疗类歌赋有《通玄指要赋》《行针指要赋》《百症赋》《经外奇穴治病歌》；补泻类有补泻手法及针灸辨、泻诀直说、补诀直说，歌赋有《行针赋》《补泻歌》《男女左右补泻歌》《迎随补泻歌》《提按补泻歌》《子午补泻歌》《飞腾补泻歌》《指法十四条》《行针八法》《过关过节飞经走气法》。除此以外，还载有“逐日尻神所在不宜针灸”，子午流注方法，灸疗法相关内容如取穴、大小、点火、灸疮等。

书中列有五脏六腑形状、脉度长短、骨度长短、阴阳相配、一穴二名、一穴三名、一穴四名、一穴五名、一穴六名。穴位分类有治病相应气穴、上应天文气穴、下应地理气穴、中应身体气穴、配合阴阳气穴、配合宫室气穴、配合上下内外气穴、配合前后中气穴、配合大小太少气穴。

二、作者与学术主张

该书作者亦为凌云，《针灸秘法全书》的学术主张归纳如下。

（一）取穴有准则

凌云取穴，首先必明经络循行路线，他的“论取穴法”中指出，必先明十二经脉流注与经络所以过处，然后取穴无误”。凌云辨明真穴的三项法则，即穴在诸骨、两筋、分肉间；穴在宛宛中；穴在陷中。

凌云取穴，分为手三阴经取穴法、手三阳经取穴法、肩部取穴法、头部取穴法、身部取穴法、脐下取穴法、足部取穴法，认为穴位的选定与体位有十分紧密的联系。所以定穴先明体位是凌云取穴的特点。

手三阴经、手三阳经取穴法：凌云对手臂穴位的取用，按阴、阳经脉定体位。取手臂三阴经的穴位，先定太渊、太陵、神门。凌云认为“手之三阴，其穴常于内，不行于外”，手臂穴位需要患者将手放置于桌面，手掌面向上进行取穴。太渊、太陵、神门三穴应在掌纹之后，一定要在陷处才是真穴。此三穴确定后，再定尺泽、曲泽、少海。取手三阳经穴位，凌云认为，手三阳经，穴在外侧，三条手阳经有各自不同的体位。手阳明大肠经取穴时，患者侧臂于案上，手少阳三焦经取穴时，患者以手搭肩仰肘，手太阳小肠经取穴时，患者手竖直。

肩部取穴法：详述了肩髃、肩髎、肩贞、肩井四穴取穴法。以骨度法和分寸法进行头部取穴、躯干取穴、脐下取穴。用局部多穴相并相对的取穴方法进行足部取穴，有二穴相并足三里与阳陵泉，二穴相对阳陵泉与阴陵泉。

（二）施针重手法

凌云注重针刺手法，特别是补泻手法。认为“针灸有劫病之功者，在于手法而已”，指出补泻法有左右的不同。并据《黄帝内经素问》相关论述，提出针后不灸，灸后不针的原则。对当时的火针使用范围扩大提出批评。

凌云推崇各种补泻手法，故收录有《泻诀直说》《补诀直说》《行针赋》《补泻歌》《男女左右补泻歌》《迎随补泻歌》《提按补泻歌》《子午补泻歌》《飞腾补泻歌》等内容，记录了指法十四条、行针八法、过关达节飞经走气法等针刺操作法。

（三）灸治有规范

凌云重视灸法，注重取穴、选艾、制艾炷、燃点、灸后调养。对常用艾灸穴位进行详尽的解说。主要有取四花六穴法、取膏肓穴法、取肾俞法、取骑竹马灸法等四组灸穴。认为艾以陈灸者善，以蕲州者佳。

（四）临证范围广

在临床治疗中，凌云提出相应取穴法，即取一主穴后，再取一应穴，此法共列36种适应证。该书收录病证167种，首列全身性疾病，次列内科病，再列五官疾病及“崩、祟、疝”三症，后列常见病，治疗主要以单穴和双穴处方为主。

（五）穴名以归类

凌云记载了一穴多名的情况，共有一穴二名71则、一穴三名21则、一穴四名6则、一穴五名1则、一穴六名1则及一名两穴2则。

对于针灸穴位的分类，凌云根据穴名的字面解释，针灸穴位分为天文类、地理类、身体类、阴阳类、鸟兽类、数目类、宫室类、上下内外类、前后中类、大小少类等11大类。

三、现代临床应用

凌云没有留下完整的针灸著作，《集英撮要针砭全书》《针灸内篇》《经学会宗》《凌门传授铜人指穴》《子午流注图说》等，均属凌氏传书。《针灸秘法全书》由贺普仁所藏，2014年由北京科学技术出版社出版，黄龙祥认为是凌云的著作。

盛燮荪等人对凌氏世医进行梳理，对凌氏家藏书稿进行分析，认为凌云的针法有直刺宜浅、横刺可探、多用捻转和宗左转为补右转为泻三大特点。李鼎对凌云的用穴和针法特点从“得效应穴”“有担有截”“知酸知麻”进行评述，认为“针下出现酸麻胀重为得气”的观点是凌云首先提出的。李慕期总结凌云的学术思想为“辨证详取穴准名闻海内”“针法熟灸法精治效如神”“究医经勤耕耘世代相传”“重医德济贫危病家敬仰”“精制针嘱宜忌医工相合”。王娅玲等总结凌云的学术思想有“崇尚经典，学有根柢”“穴法精准，手法娴熟”“刺灸补泻，操术神灵”“医患相得，重视宜忌”。

四、版本情况

《针灸秘法全书》由贺普仁收藏，2014年5月由北京科学技术出版社出版。

第八节 《针灸内篇》

一、内容概要

《针灸内篇》未分卷，全书先列炼针法，以及十四经图及十四经穴；后列《内丹诀云》《禁针歌》《禁灸歌》，以及《黄帝内经》补泻、《难经》补泻、《神应经》补泻。

二、作者与学术主张

《针灸内篇》为林屋江上外史所撰，据江上外史记述，本书“由双林凌声臣先生传之外孙宣沛九，宣公乃传于余”。可见此书之内容由凌云后人传于作者，并由作者著录得以留于世。作者及其老师宣沛九的生平已不详。

《针灸内篇》主要记载了明代双林凌氏针灸的学术特点。凌氏针灸创始人为凌云。凌氏针灸十分重视对《黄帝内经》针法的研究，如《经学会宗》，悉宗《黄帝内经》经脉、腧穴之论述，对经文又有精辟注释，同时十分重视穴法，著有《步穴歌》。因此，针刺法与穴法的精湛掌握是凌氏针灸得以立足的根本。

（一）施针之要，取穴为先

凌氏针灸注重选穴定穴和穴位的性能功效。如取穴先定体位，常用骨度标记、自然标志，注意穴位与肌肉、脉动的关系。

举例手太阴肺经穴的定位：体位方面如孔最“以手腕着膝，手掌垂向地”，太渊“掌心向上”。骨度标记自然标志的运用：天府“又取法与两乳相平”，尺泽“此穴曲肘内面横纹处”，列缺“掌后横纹为则，去一寸五分”，鱼际“腕横纹后一寸”。与肌肉脉动的关系：孔最“腕中肉开陷中”，经渠“居手腕上侧突骨内，寸口部脉中”。在 11 穴中，有 7 穴按此法则定位。

对于穴性，凌氏每穴名下的主治病证都简洁明了，如肺经的中府“治痰闭，胸满，寒热，面肿，膈痛，呕吐，饮食不下”。并对手太阴经之列缺穴，足少阳胆经之侠溪、悬钟、临泣，足厥阴肝经之章门，足阳明之膝眼，督脉之长强，任脉之关元，经外奇穴之鼠鼷等另附文详解。

（二）进针宜缓，入有直斜

关于针刺进针，凌氏认为应依次进入，进针宜缓，有应即止，应者即“病者知或不可忍”。书中有云：“凡针入穴，宜渐次从容进攻，病者知……不可忍者，即止。”

对于面部针刺，凌氏针法提出“又有不二之法，横斜可深，直插宜浅，斜不过一寸，直不过五分，然非目击临症而不能”，指在面部的穴位，运用直横斜刺法的针法时，有深浅的不同，认为深刺浅刺应按需进行，即斜不过一寸，横不过五分。

（三）得气酸麻，病有轻重

凌云进针后，非常重视得气，认为患者的得气感有“病者知酸知麻知痛，或似酸似麻似痛之不可忍者”。酸、麻、痛或似酸、似麻、似痛是由凌云首先提出的患者受针时的针刺感觉，也可认为是针刺达到了一定的刺激量。

酸、麻、胀首先可定病情的轻重，如“病者宜知酸、麻、痛，则病浅易治，针入不觉者，病深难疗”。其次可定所患疾病的性质，认为风、寒、湿邪侵犯人体，对于针感会出现酸、胀麻等的反应，即“针灸之道，治有三法，风病则痛，寒病则酸，湿病则肿，如酸麻相兼，风寒两有之疾”。

（四）得气动针，左右凉热

凌云对针法十分重视。“病者宜知酸、麻、痛，则病浅易治”，对于病深难疗者，凌云常用凉泻热补之法。

凌云用针，辨证论治，审证求因，提出诊病施治须“观人体气，察人颜色，或宜何法，先后而用”。凌云进行针刺，认为首先须渐次从容而进，有针感即止，或者“针入穴少停，须运动其针”，以求针感。若患者未有针感，则需要进行针刺操作。运针可分为捻转补泻和凉热补泻。凌云的针刺补泻法以“左转为补，右转为泻”为原则。至于左右，则有人体左右两侧的不同。对于此用法，江上外史在本书的末节，列有《神应经》补泻，指出：“《神应经》补泻与双林派口传正相合。余从先生临症以来，病者遵是法补泻，无不效验如神。此乃后学毋为他书所惑。”

对烧山火、透天凉等复式补泻方法，凌云针法的特点是提针一飞三退为透天凉、一退三飞为烧山火。

（五）皮下透刺，一针前后

凌云的透针法因穴不同有不同的刺法，有透穴刺、沿皮刺、平针刺、横针刺等。背俞穴、井穴为透针法的常用穴。透针时不同的病证，有不同的方向。如沿皮向外、沿皮向前、沿皮向下、沿皮向后、沿皮透穴、透穴、沿皮、平针、横针等。

三、现代临床应用

李鼎认为，《针灸内篇》内载凌家针法经验，现在常说的针下出现酸麻胀重为得气，是就患者的感受而言，这一说法可以追溯到凌云。其中相关的针刺补泻手法“正可补窦汉卿《标幽赋》关于针刺得气理论之不足，是明代以来刺法运用的发展”。张全爱等通过研究《针灸内篇》，认为凌氏针灸的学术特点有四个方面：①对风寒湿三痹的认识及其针灸治疗方法与众不同，强调针药结合的重要性。②针刺重视治神，进针、出针讲求补泻。③依据针感性质来判断机体虚实及疾病的预后，并进行大胆的创新，开创了十二皮部刺法之先河。④提倡“先泻后补”，认为邪气清除，真气复原，疾病自愈。遵循“左转为补，右转为泻”的捻转补泻原则，所述针刺手法操作方便，简洁实用，其学术思想颇具特色，影响深远，始成一派。

对于凌云的沿皮透刺法，凌氏传人凌建维（第十六代）、凌宽（第十七代）认为：“具体操作方法是用毫针从某一腧穴刺入后，沿皮透达另一个腧穴或病位。由于该刺法可延伸毫针的刺激长度，一则可以扩充刺激面，进而激发经气通行；二则可使针感直达病灶部位增强疗效。该刺法安全性高，适用范围广，疗效卓著。”

四、版本情况

清抄本，中国中医科学院图书馆馆藏。1984 年中医古籍出版社发行清抄本影印本。2014 年北京科学技术出版社发行简体排印本。

第九节 《灸法秘传》

一、内容概要

《灸法秘传》未分卷，内容均分散各篇，开篇5则凡例，介绍取穴施灸、灸量灸法、灸中要点及灸后调息。续篇为施灸常用取穴图（正面图与背面图）、施灸度量（指节图）、灸具及灸方（灸盏图及灸药神方方论）。后为时日灸忌（4篇）及尻神图。其后列述70种病证的病因及施灸穴，包括咳嗽、汗证等内科疾患；调经、胎漏等妇科疾患；疳劳、惊风等儿科疾患。最后详细论述了“太乙神针”的制作与使用及其正、背面穴道证治。卷末附雷火针法，包括制作及应用等内容。

二、作者与学术主张

雷丰（1833—1888年），字松存，号少逸，别号侣菊布衣，清代著名医家。其父雷逸仙，师承当时的名医程芝田，雷丰深受父亲雷逸仙影响，得其真传，遵其父遗训研究时病，于光绪八年（1882年）著《时病论》，并著有《医法心传》《方药玄机》等医书。《灸法秘传》原署“柯城冶田金镕抄传，少逸雷丰补说，抱一江诚校字”。据传，此书“得自蜀僧，施治颇验”，金冶田为雷丰之戚，雷丰予以编辑补订，其弟子江诚予以校对，得益于衢州知府刘国光的帮助，于清光绪九年（1883年）刻印成书。其学术主张如下。

（一）强调辨病与辨证分论

《灸法秘传》列述包括内外妇儿等70种病证，如中风、偏风、尸厥等急性病，眩晕、痹证、咳嗽等慢性病，各病证选穴少而精。强调先辨病与辨证，后选择施灸穴位。如治疗眩晕，云：“其病之因有五：一曰无痰不眩，一曰无火不晕，一曰木动生风，一曰水不涵木，一曰土虚木摇是也。医者莫分，药多罔效，灸神庭穴，自获安全。若未中机，再灸肝俞必验。”如治疗痿症，云：“盖痿属肺，脉痿属心，筋痿属肝，肉痿属脾，骨痿属肾也。总当先灸足三里，甚则灸三阴。”如治疗咳嗽，云：“若咳甚欲吐，灸身柱。因痰而嗽，灸足三里。气促咳逆，觉从左升，易于动怒者，灸肝俞。咳嗽见血者，灸肺俞，或灸行间。吐脓者，灸期门。日久成劳者，灸膏肓弗误。”书中认为，身柱可降气平喘，足三里可健脾化痰，肝俞可疏肝理气，行间可清泄肝火，肺俞可宣降肺气，膏肓可补虚劳，诸穴组合，配伍精当，效果显著。

（二）主张急症可用灸法

《灸法秘传·应灸七十症》中记载了治疗急症的灸法，云：“中风者，卒然中倒，人事无知，眼斜是也。方书有中经、中络、中脏、中腑之分。医之乏效者必须用灸。或未经疗治者，急灸无妨。当其初中之时，先灸百会，或灸尺泽。如口噤者，灸风池。左瘫右痪者，灸风市。如两额暴痛，口眼歪斜牙关紧闭，失音不语，灸客主人。如因痰而中者，灸环跳穴可也。”强调灸法在中风急症治疗中的必要性。又云：“尸厥者，延医不及，急宜灸大敦穴。倘有四肢厥冷，宜灸内庭，又灸行间，不可误也。”强调取四肢末端皮肤浅薄处施灸，可治疗急症。

（三）首创银盏隔姜灸法

明清时期灸法逐渐衰落，不谙灸法之人渐增，雷丰首创银盏隔姜灸法，积极推广灸法应用。《灸法秘传·灸盏图》详述了银盏器械的制作，云：“凡欲用此法者，须仿此样为式，四围银片稍浓，底宜薄，须穿数孔，下用四足，计高一分许。将盏足钉在生姜片上，姜上亦穿数孔，与盏孔相通，俾药气可以透入经络脏腑也。”《灸法秘传·灸药神方》详述了灸药药方及方解，灸方为：“艾叶、硫黄、乳香、没药、麝香、皂角、枳壳、川芎、桂枝、杜仲、全蝎、白芷、细辛、松香、雄黄、独活、穿山甲（现用他药代替），上药秤准分两，各为末，和丸，固藏弗泄气。”以上诸药辛香气窜，祛风、行气、通络，通过艾火温通效应，直达病所，加之利用银盏传热效应快的特点，采用姜片隔热，不易烫伤皮肤，使用便捷。银盏隔姜灸法为后世温灸器之雏形，应用灸器进行隔物施灸为其最大的创新。

（四）传承太乙神针与雷火针

太乙神针、雷火针始于清代，为使用掺药艾条卷的实按灸。《灸法秘传·太乙神针》详述太乙神针的制作，其药方记载：“艾绒（三两），硫黄、麝香、乳香、没药、丁香、松香、桂枝、杜仲、枳壳、皂角、细辛、川芎、独活、雄黄、炮甲（以上各一钱）。上药各秤足为末，与艾绒揉和，用绵夹绒一张，约长五寸、宽方尺，将绒药铺掺于纸上，用力实卷，如大指粗，即为一条。”《灸法秘传·用针法》指出以纸六七层隔穴，将太乙神针点燃，置于穴位正上的纸片上，患者若体感大热，将针提离纸片，待热度可忍受再下针，其灸以七计数，小为一七，多可七七。

太乙神针与银盏隔姜灸法相比，药方少白芷、全蝎，多丁香，可行气活血、搜风通络，广泛应用于内、外、妇、儿等科。《灸法秘方》详述了常见穴位的灸法主治，丰富了太乙神针的临床应用。如“大椎穴，凡劳疾遍身发热、诸疟、针此穴”。《灸法秘传·附雷火针法》云：“治一切闪挫、诸骨节痛及寒湿诸气而畏刺者。方用沉香、木香、乳香、茵陈、羌活、干姜、穿山甲（现用他药代替），以上各三钱，麝香少许、蕲艾二两……九次即愈。”雷火针法所用药味较少，偏于芳香除湿，活血止痛，擅长治疗体重节痛一类病证。

三、现代临床应用

该书所载的疾病选穴简少，适宜临床推广。太乙神针和雷火针为清代艾灸的特色之一，书中详细记载了太乙神针和雷火针的组成、操作及主治病证，对后世的传承和发展具有重要作用。现代学者运用太乙神针治疗类风湿关节炎大鼠，发现太乙神针可能通过降低血清 TNF-α 和可溶性 CD_4、CD_8 含量，减轻大鼠足部肿胀度。有研究以雷火灸配合刺络拔罐治疗带状疱疹，发现雷火神针燃烧时产生较强的温热效应，可使患处血流循环加快，其所产生的辐射远、近红外线可活化机体免疫系统；高温照射可使组织感受器细胞膜上大分子受激，使膜通透性改变，导致生物电变化，引起脑内内啡肽及 5- 羟色胺含量改变，使痛阈升高，从而减轻疼痛。

四、版本情况

《灸法秘传》国内现存版本为清光绪九年（1883 年）刻本，现藏于天津中医药大学图书馆。现代版本较多，各地方院校及各级图书馆均有馆藏。

第十节 《类经图翼》

一、内容概要

《类经图翼》共11卷，卷一至卷二为运气，对阴阳五行、五运六气等中医理论进行了充分的阐述，并附以图表解析。卷三至卷十为经络，主要论述了脏腑部位、骨度分寸、十二经脉、奇经八脉，以及经穴、奇穴的定位、主治及相关的针灸操作等。卷十一为针灸要览，收录十四经针灸要穴歌和诸证灸法要穴等。

二、作者与学术主张

张介宾（1563—1640年），字会卿，又作惠卿，号景岳，别号通一子，明代会稽（今浙江绍兴）人，是明代温补学派的代表人物之一，临床重视温补之法，推崇灸法，主张“阳非有余，而阴常不足”“人体虚多实少”等学术思想。著有《类经》《类经图翼》《类经附翼》《质疑录》《景岳全书》等书。《类经图翼》刊于天启四年（1624年），主要内容包括运气学说、经络腧穴、灸治方法等，对后世特别是清代的针灸学术发展有一定的影响。

（一）主张运气阴阳五行

张介宾重视运气学说，故《类经图翼》录有太虚图、阴阳图、五行图、五运图、六气图等。他认为“太极者，天地万物之始也”“万物之气皆天地，合之而为一天；天地之气即万物，散之而为万天地”，太极是天地和生命之源。同时他提出阴阳之道是医学的基础，云：“故不知一，不足以知万，不知万，不足以言医。理气阴阳之学，实医道开卷第一义。”他在书中对运气学说进行了全面的解读。

（二）图解经络阐明腧穴

对人体经络，张介宾用图解的方式进行归纳和分析，“盖以义有深邃，而言不能赅者，不拾以图，其精莫聚；图象虽显而意有未达者，不翼以说，其奥难窥”。他全面归纳了十四经络的分布规律、脏腑络属，并从头面部、喉口唇舌部、颈肩部、胸腹部、背部、胁肋部、四肢部、皮毛肌肉部、筋骨血脉部、脏腑部、前后阴部说明人体局部的经络联系。他详解腧穴，首先倡用骨度分寸法，并对十四经腧穴主治、功效进行了全面总结，增加了前人的诊治经验，进一步增加了腧穴应用范围，使其便于临床使用。

（三）重视温补提倡灸法

张介宾注重温补，提倡使用艾灸，提出灸法具有“散寒邪，除阴毒，开郁破滞，助气回阳”之功，认为发病原因“皆由血气壅滞，不得宣通”所致，所以可用针刺“开导”，艾灸“温暖”进行治疗。灸法有温通行气、助气回阳、散风拔毒的作用。他提倡用艾灸的温热以疏通阻滞的气血，用中药及腧穴的功效来助气回阳，通过散风拔毒增加艾灸温经作用而治疗气血壅滞类疾病，扩大了灸治范围。《类经图翼》辑录了内外妇儿各科的各种灸疗处方。

在艾灸法方面，他认为灸治应有一定的顺序，需要先上后下，先阳后阴，提倡《黄帝内经》右病左治，左病右治的取穴法。《类经图翼》中收录了各种隔物灸、桑枝灸、骑竹马灸、麦粒灸等，并总结了禁灸穴，作有《禁灸穴歌》，提出了“热证禁灸”论。

三、现代临床应用

张景岳博采众长，著述颇丰，其中《类经图翼》汇集了大量有关针灸方面的文献，《类经图翼》是一部关于针灸方面的专著，内容突出灸法，在针灸学术史上具有重要价值，特别对清代的针灸学发展产生了十分深远的影响。其针灸学术特点有重温补，崇灸法；绘图表，辨经络；明穴性，析定位；阐补泻，发针意等。张景岳重视施灸顺序，强调“凡灸法，须先发于上，后发于下；先发于阳，后发于阴”，同时重视灸疗的预后，注重灸法禁忌。《类经图翼·诸证灸法要穴》专论灸法运用，其中参考百家灸术，又综合了自己的临床经验，载灸方 200 余条，涉及内、外、妇、儿等科疾病近 200 种。他在书中还指出，“灸以温暖之，治毕须好将护，忌生冷醋滑等物”。《类经图翼》记载的 10 余处左病右取、右病左取的交叉选穴灸法，是《素问·阴阳应象大论》中“以右治左，以左治右”配穴方法在灸疗上的应用。

四、版本情况

《类经图翼》现存主要版本有明金阊童涌泉刻本及清崇让堂刻本等，现代有 1957 年人民卫生出版社影印本和排印本，1965 年人民卫生出版社铅印本。

第六章

浙派中医针灸的特色医技

第一节　特色针法

一、一针二穴——透刺法

透刺法又称透穴针法，源于《灵枢经》，盛于元代、明代，是临床中经常使用的针刺手法。

透刺法，即以毫针刺入某一穴位后透向另一穴位或部位的一种刺法。浙派透刺法是由浙派医家张治寰在个人临床经验的基础上，精研《玉龙歌》《黄帝内经》等经典后，总结归纳出的一种特色针法。

在《玉龙歌》中有不少透穴的内容，如治疗偏正头风时的“沿皮向后透率谷，一针两穴世间稀”，或治疗口角歪斜时的“口眼㖞斜最可嗟，地仓妙穴连颊车”，这些均是透刺法的内容。在《黄帝内经》中有九刺、十二刺的记载，张治寰从恢刺、浮刺、直针刺、合谷刺等刺法中探求手法操作的变化。除从经典古籍中探求透刺的刺法外，他还从古代文献中寻找透刺法的配伍穴位，以及穴位的透刺角度和深度。经过研究，张治寰将透刺法的常用手法归纳为捻、提、按、弩、盘、摇、弹、刮八法，将透刺法的要点总结为取穴少、针感强、刺激面大、易于扩大针感四点；根据透刺方向、腧穴位置、病位深浅，他将透刺法概括为横透、斜透、直透三种。

在临床运用方面，张治寰通过搜集前人记载，归纳整理了一系列透穴的穴位配伍。如百会透四神聪，主治癔症、神经衰弱、眩晕；神庭透上星，主治鼻炎、头痛；印堂透攒竹，主治呕吐、小儿高热惊厥（见于《针灸大成》）；丝竹空透率谷，主治偏头痛、眼病（见于《循经考穴编》《玉龙歌》）；合谷透三间，主治牙痛、急性扁桃体炎；三间透合谷，主治便秘、肩凝症（见于《医学纲目》）；大椎透肩中俞，主治发热、哮喘、肩背痛；风门透附分，主治感冒、支气管炎（见于《医学纲目》）；肩贞透极泉，主治肩周炎；阳陵泉透阴陵泉，主治肝炎、胆囊炎、膝关节炎（见于《玉龙歌》）；阴陵泉透阳陵泉，主治膝疼、腹胀水肿（见于《循经考穴编》）等。由此可见，透刺法不仅可用于治疗偏头痛、关节炎等疼痛性、骨伤科疾病，也可以治疗多种内科疾病。透刺的方向也非常关键，相同的穴位配伍，透刺方向不同，主治疾病也就不同。透刺法内容丰富，治疗范围广，具有较高的临床价值。

在对透刺法进一步研究后，张治寰将透刺法的毫针从长针改为短针，注重押手的运用，增加进针前对穴位的按摩。进针后，在针刺至一定深度后施以幅度小而频率稍快的捻转手法，这样的操作，使针感传导更佳，疗效亦佳。这样的改良，是张治寰遵循“气至病所”的结果，他认为“气至病所可理解为针尖指向病所，通过刺激手法，在病灶邻近或在其经络部分产生出汗、肌肉跳动、疼痛缓解等等良性反应，也是气至的表现”。

二、针治盲疾——金针拨内障术

金针拨内障术是浙派针灸医家周明耀擅长的针法。他曾以该法闻名全国，两次应北京同仁堂之邀赴京诊治患者。

针内障法在《千金要方》《外台秘要》中已有记载，《针灸大成》中也有《针内障秘歌》的记载，详细说明了针内障法的要诀，但关于其具体操作方法及如何运用，并无太多医家知晓。周明耀从20世纪50年代起，运用金针拨内障术，治疗了众多眼疾患者。

金针拨内障术操作方法及调护：

金针：按《目科正宗》图式，金针用上好赤金制造，长约三寸许，针身约寸余，粗若鞋底针，尖端则细若绣花针而圆润滑泽，以银丝缠针柄，针尖部用银管套护。

操作方法：术前半小时先针刺睛明、瞳子髎、阳白透鱼腰，远道配取合谷、太冲，留针半小时后出针，使患者镇静松弛。再令患者正坐靠背椅，助手在背后扶定头部，勿令转动，两手搦珠，心无妄想。如拨左眼，先用左手大指、食指分开眼皮，固定眼球，次用右手大指、食指、中指执针令紧而直，其余各指略按眼眶。先用三棱针于外直肌与下直肌之间，距角膜缘后4～5mm处，平行角膜缘，垂直刺穿球结膜、巩膜睫状体扁平部而达玻璃体，再用金针从切口处垂直伸入推进，经虹膜与晶状体之间，直达瞳孔缘，将拨针停留在晶状体前部，然后拨断悬韧带；将晶状体拨离原位，向下后压晶状体，停针观察；放松拨针，如晶状体重新上浮，则再度加压，直至晶状体不再浮上；晶状体固定稳妥后，将拨针退停瞳孔中央，仔细检查房水是否清澈，患者能否辨颜色、人物。患眼复明后，出针时宜徐缓，先抽出拨针之一半，待晶状体不再浮起，方可缓缓退针。

术后护理、调治：术后一个月，加强营养，不得高声叫唤，劳神恼怒，患眼敷以自制眼药包，加服活血化瘀汤药，并可针灸合谷、太冲、肝俞、三阴交，以助恢复。

在当时欠发达的医疗水平及物质水平下，周明耀的金针拨内障术为大量眼疾患者解除了痛苦，可见其神奇之处，但由于现代眼科技术的发展及金针拨内障术的操作要求较高，该法逐渐失传。

三、轻灵无痛——“旋插”进针法

“旋插”进针法是浙派医家杨继洲基于《针灸大成》三衢杨氏补泻（十二字分次第手法及歌）“凡下针，以右手持针，于穴上着力旋插，直至腠理，吸气三口，提于天部，依前口气，徐徐而用”的持针、进针理论，形成的快速无痛旋插、分部进针特色的针法。具体而言，分为着力旋插和分部进针两个技术要领。“着力”即凝神用力聚于针尖，“旋”指快速、旋转之意，“插”指插针，直至腠理（应止之处），吸气三口，然后提针（提于天部），徐徐而用（分步而用，三才进针）。

国家级非遗项目杨继洲针灸的国家级代表性传承人金瑛认为，杨继洲针灸“旋插术”是无痛进针的关键手法，并大力推广该法。“旋插术”进针能够很好地消除患者的紧张情绪，改善患者治疗依从性，进而提高疗效。金瑛平素精研针刺手法，有所创新，在秉承杨继洲针灸“旋插术”的基础上结合本流派邱茂良的“三才进针”法，形成“旋插三才进针法”。强调“先练指力，后言手法；先求得气，后言补泻”，在继承杨继洲“下手八法”和“十二字分次第手法”针刺精粹的基础上，形成了自己的特色。

“旋插”进针法要求进针迟数有度，运针手法细腻，捻转角度均匀，提插深浅得当，强弱刺激适宜，故针感舒适，亦无痛楚。具体而言：①强调指力，练好指力的目的，在于捻针有数，进针有度，最终目标在于得气。②强调持针，要求持针“中正平直”，手如握虎，势如擒龙，指出在练好指力、正确持针的前提下，才能掌握“旋插三才进针法”，三才即天、人、地三部进针，《金针赋》记载“初针，刺至皮内，乃曰天才；少停进针，刺入肉内，是曰人才；又停进针，刺至筋骨之间，名曰地才”。③要求以平补平泻为基础，熟练掌握针刺基本手法（提插、捻转）。④善用左手揣穴、候气，“知为针者信之左”，施针时左手推按有力，刚柔相济，揣穴准确，力量持久；右手旋插，动作轻灵。观其进针过程，手指突然张开，像一朵花突然开放，五指如五枚花瓣，形成一个平面，平面倏忽消失，再看时，一根细长软针，已经没入穴位深处，整个过程不到三秒。整个过程手起、针落，无声、无息，甚至观看都是一种艺术享受。

四、轻补轻泻——顶刺法

顶刺法是浙派针灸特有的针刺技术，由浙派医家董正雅所创。董正雅为严氏针灸第五代传人严肃容之徒，故顶刺法为严氏家传之术。

董正雅所创的顶刺法是一种十分轻巧的针刺法，适用于体质弱、不耐针感或畏针、初针者。顶刺法不仅在进针时轻，在补泻时也比常规针刺轻，是一种轻补轻泻的刺法。顶刺法虽轻巧，但并不是“浅刺”，进针时的轻刺，只是顶刺法的第一步，在进针后须行针，仍要在穴位深部完成候气、守气、调气等步骤。

顶刺法具体操作如下：以左手爪切，右手持针，顶刺微捻破皮，在穴之深处取气，食指一按一放，如蜻蜓点水之状三至五数，速出疾按，使经气阵阵感应；轻泻法则是在相同的进针后，以拇指一放一捻呈浮提之势，次数、幅度、震动较大于补法，使阵阵针感有扩散之势，缓出徐按。

顶刺法的操作的重点为手法轻柔，要使力量集中于针尖，切勿使针尖滞留于皮肤表层，产生痛感。顶刺法须使用细毫针，在练习时就应使用较细的毫针。

顶刺法因其手法轻巧，针细力专，非常适合应用于现代针灸临床。相较于前人，今人对针灸的了解度、接受度，甚至对疼痛的耐受度均不如前，这在很大程度上阻碍了针灸的传承、发展和推广。顶刺法非常符合现代社会的人群特质，若能将顶刺法大力运用于临床，或许能对针灸在现代社会的发展起到积极作用。

五、紧提慢按——头皮针抽添导引法

头皮针抽添导引法是浙派医家孔尧其在传统头皮针的基础上加入抽添法和导引法而创立的刺法，适用于脑病。该法于 2008 年被国家中医药管理局列为适宜技术推广项目。

头皮针抽添导引法可分解为3部分，即头皮针、抽添法、导引法，但三者并不孤立，而是融为一体的。汪机在《针灸问对》中认为，“抽添，即提按出纳之状，抽者提而数拔也，添者按而数推也”。至于“导引”，古人对其注释为“导气令和，引体令柔”，包括意念运动、形体运动、呼吸运动等多方面内容，通常指五禽戏、八段锦等传统健身功法。孔尧其将抽添和导引运用于针刺法中，是一种推陈出新的开创之举。

头皮针抽添导引法的具体操作方法：采用0.25mm×40mm毫针，与头皮呈15°平刺，用指力将针尖快速透入皮下，针进入帽状腱膜下层，指下有不紧不松的感觉和吸针感，将针体平卧，缓插1寸左右，然后用爆发力向外速提3次，速提时针体最好不动，或至多提出1分许，又缓慢插至1寸许。抽提速度为5秒抽提3次，10秒抽提3次，20秒抽提3次，连续操作5分钟。为增强疗效，留针时间一般2小时以上，若治疗失眠，则最好留针至睡前。导引法强调“边行针，边导引”，孔尧其提出头皮针导引法主要包括主动导引和被动导引，医者和患者都应意守患处，患者意念气守丹田，并排除杂念。同时，他强调头皮针留针期间要保证适宜的环境，如对于失眠的治疗，应在睡前避免刺激性视听刺激等。

由于头皮针抽添导引法常需要长时间留针，因此留针注意事项就尤为重要。在留针前须消除患者紧张情绪，告知留针和出针注意事项。在留针过程中，针柄尽量避免外物压迫，以免弯针；出针时，注意有无出血，如有出血应迅速用干棉球按压止血；出针后，检查针数，防止遗漏。留针期间若有不适感，可提早出针。

头皮针抽添导引法是一种综合多种传统技术的针刺法，它突出了气、形、神在针刺过程中的重要作用，不仅对医者提出较高的专业和身体素质要求，也对患者的配合提出了要求。另外，该法也强调了时间因素对特定疾病的治疗作用，对后世浙派针灸技术的创新具有启发作用。

六、三刺三才——三指一度飞针法

三指一度飞针法是浙派医家陶渭东在总结了《黄帝内经》三刺及明代三才法后，创立的一种适用于实证的针刺法。该法具有行气活血、疏导瘀滞的作用，力宏效速。凡属经络壅滞，瘀阻不通，分肉处可摸到结节状或条索状阳性反应物等实证指征的情况，均属于三指一度飞针法适用范围。

《黄帝内经》三刺出自《灵枢·官针》，云：“所谓三刺则谷气出者，先浅刺绝皮，以出阳邪；再刺则阴邪出，少益深，绝皮致肌肉，未入分肉间也；已入分肉之间，则谷气出。”明代三才法是指徐凤《针灸大全》所载《金针赋》中的“初针，刺至皮内，乃曰天才；少停进针，刺入肉内，是曰人才；又停进针，刺至筋骨之间，名曰地才”，即后世所称针刺至“天、地、人”三部。

陶渭东的三指一度飞针法重在行针，是由徐疾、捻转、提插等法组成的复式手法，分为“三指”和“一度”。“飞针”是对行针过程中飞旋手法的形容，并不是通常概念中“快速进针”的“飞针”。

三指，分为第一、第二、第三指，施术部位分别对应天部、人部和地部。进针得气后，将针提至天部，均匀捻转 180°～360°，10～15 次后，大拇指向前向下突然飞旋 270°左右，随即分开拇指、食指，然后如上法操作 2 次，此为第一指。第二指和第三指的操作手法与第一指相同，只不过分别在人部和地部完成。

在完成三指后，将针提起一豆许（一分左右），留针，完成如上所有过程称为“一度”。在行“三指”的过程中，患者会有酸、麻、重、胀的感觉，此为取效的关键。每隔 10 分钟，可再行“二度”“三度”，可见该法并不拘泥于只行“一度”，“一度”只是一种对刺法操作的称呼，代表一次完整的操作过程，但在临床上，应以疗效为重，根据实际情况增加操作。

三指一度飞针法以三刺法和三才法为基础，层次概念是该法的核心，所以在针刺时必须明确天、地、人三部，层次清楚，且在不同位置施手法时均以“豆许”为宜。每完成“一指”后，要待针下转动自如，无缠绕之感再行下一指。从操作过程中就可以看出，该法刺激量较大，因此适用于实证疾病，并且对体弱、病重者及重要脏器血管处不宜使用。

正如陶渭东所说：“经脉深处，孙络浮居，络脉自经脉而出，介于两者之间，如有邪气阻滞经、络、孙络之中，而出现的实证痛证，一般手法是难能奏效的，可用本法从天、人、地三部分别施行‘飞法’则针感能从浅而深，由近而远，层层扩散，阵阵而作，岂有病邪不去之理哉？”

七、激发卫气——浅刺多捻针法

浅刺多捻针法是由浙派医家马石铭在深谙《黄帝内经》浅刺法及熟稔祖传练针法的基础上创立的一种浅刺法。

马石铭自幼习医，祖传的练针法极为苛刻，要求在砖木等坚硬物上练习捻针、按压之法，经过长期练习，他的指力过人，也为创立浅刺多捻针法打下坚实基础。《黄帝内经》中的毛刺、半刺、浮刺等均属于浅刺法，均刺于皮部，重点在于取“皮气”，通过激发人体卫气、平衡营卫功能来达到治疗疾病的目的。马石铭也曾引“百病所起，皆起于营卫，然后注于皮肉筋脉，是以刺法中但举营卫，却要下针无过与不及为妙”之论，阐释浅刺的理论依据。

马石铭的浅刺多捻针法大多取短针，1～1.5寸，在押手爪切辅助下，刺手轻压针尖并轻轻捻转，先进至皮下2～3分，随即快速捻转10余次，频率快而幅度适中，待针下有酸胀等得气感后，以拇指向前、捻转角度小、用力较轻为补法，以食指向前、捻转角度大、用力强为泻法，同时结合开阖补泻法。行气是该法的特点，马石铭曾反复强调，“经气已至，慎守勿失”是行针的要诀，浅刺法并不是“蜻蜓点水，一刺即出”，而是要在浅刺、快捻的同时达到行气、走气、守气，这就要求捻转要快、力量要专，只有按照规范施行浅刺多捻针法，才能起到疏通经络、调和气血的作用。在运用该法时，也需要因病、因人制宜，对体弱者、小儿及阳热疾病者，须浅刺疾出；对体壮者、寒凉疾病者，可相对深重些。

由于各种未知的原因，并没有太多关于浅刺多捻针法的记载流传下来，这是浙派针灸的遗憾。然而，根据现有的文献整理，能够一览浅刺多捻针法的概貌，这无疑是浙派针灸的幸运。马石铭的浅刺多捻针法对于体瘦、体弱、畏针者是一种更优的选择。因此，加强医者内在素质的修炼，发挥皮部的治疗作用，也是对后世浙派医家的启示，为浙派针灸发展提供了新的思路。

八、以通为用——陆氏长银针

银质针是由古代“九针”中的鍉针和长针发展而成的，浙派医家使用银质针由来已久，其中宁波陆氏伤科的“陆氏长银针”在江浙一带素有盛名。陆氏伤科创立者是明末清初的陆士逵，原籍开封，曾为皇上侍卫，后来不愿为清廷服务，隐居远走他乡，留居宁波行医。陆士逵精通武艺，擅长跌打损伤之救治。医术传至陆银华（1895—1967年）时，已经传承了六代，陆银华得此世传，深谙经旨，熟练掌握了上骱、正骨手法、银质针针法，灵活运用祖传经验方治疗内伤、外伤疾病。其行医60余载，业务繁忙，因临床效果奇、特、快而蜚声甬江、浙东地区。当地提及陆银华之名，几乎家喻户晓。陆云响（1913—1985年）为陆氏伤科第七代传人，1937年偕其丈夫陆清帆来沪，在石门一路开设诊所，每能药（手）到病除，声名逐渐流传于上海。1958年进入静安区第二联合诊所工作。1959年应邀进入静安区中心医院工作，此后陆氏伤科便在沪上开枝散叶。

陆云响兼学西医解剖学、生理学，总结前人经验，独创运用祖传长银针治伤，长银针长 2 ～ 7 寸，针身粗如绒线针，头圆钝，不损伤骨膜和血脉，长银针可以刺得深、刺得强，对治疗急慢性腰伤痛效果显著。陆氏长银针可用于治疗外伤引起的关节功能障碍、鹤膝风、漏肩风等症。为了适应临床需要，陆云响对针具、针法做了改进和探索，治疗颈、肩、臂、背、腰、骶、腿痛，陆氏长银针有显著疗效。长银针成分为 88 银，比不锈钢毫针软，不易折断，具有导热快的特点。针具较粗，直径 0.8 ～ 1.0mm。针身长度分为 7.5cm，9.5cm，10.5cm，14.5cm 和 16.5cm 五种。针尖圆而钝，不会刺伤骨膜和血脉，与毫针尖而锐不同。这些特点使它具有“取暴气”“取远痹”“泻机关之水”的作用。长银针的治疗原则，是以“盛则泻之，寒则留之，菀陈则除之”的经旨为依据，以泻法为主要手法，以通为用，疏泄病邪，缓解挛缩。除急性腰扭伤不予温针外，一般均用温针以激发经气，使阳气自复，寒气自散。陆氏长银针治疗取穴宜少而精，以腰腿痛为例，一般每次 2 ～ 4 穴。银针针刺任何穴位一定要有下传的针感，同时大幅度捻转针体，疾进疾退。

20 世纪 70 年代，传统长银针治疗逐步发展为密集型针刺疗法，取得了意想不到的疗效，既有强烈的近期镇痛作用，又有远期的治痛效果，已成为现代针刺疗法中的一个独特的分支。当代浙派医家胡忠根、朱雄心等将传统银质针与温针结合，艾温通过银质针可使皮下的针身到针尖的温度达 40 ～ 55℃，借此温热之力可以深入到特强针感的压痛点，并向其周围一般针感的软组织病变区散发，起到更好地促进血循环和改善无菌性炎症病变的作用，阻断了神经末梢受到炎症的化学刺激。浙派针灸医家发挥传统针具的作用，将其融入现代操作技术，并结合多种传统中医治法，不仅使疗效得到提高，也使传统针灸得以发扬光大。

九、针具创新——钩针

钩针，是浙派针灸医家杨楣良在古代针具的基础上研制出的一种新型针具。钩针法，主要用于治疗软组织损伤疾病，具有加强刺激、提高疗效、解粘除赘、钝锐并用、安全可靠，辨证施术、操作稳妥的特点和优点。钩针的主体独特，针体坚硬，针头（针体的末端与针尖的连接部分）变曲与针体呈同一角度，且针头一侧有刃面。钩针的研制及钩针疗法的创立，汲取了传统针刺疗法之长，不仅能根据中医理论、经络学说取穴及操作，达到传统针刺疗法所起到的效果，还可以利用钩针的独特结构，针对病情进行各种特殊的操作，以取得其他方法所难以取得的良好疗效，因而具有较高的临床推广价值。由于钩针的独特构造，在治疗软组织损伤疾病时，刺激量更大，不适感却更小。钩针法体现了钝性分离与锐性分离并用的原则，这种钝性分离与西医手术疗法中行组织分离时的操作原则颇为吻合，但钩针法损伤更小，体现了安全有效的原则。钩针的研制，体现出了浙派针灸医家的继承创新精神，在古代“九针”的启发下对针具进行创新，以满足临床需要为立足点，研制出更适合现代临床使用的新型针具，不仅提高了操作效率，也提高了患者的舒适度和接受度，这两者均是提高疗效的重要方面。

十、补虚泻实——丛针浅刺法

方剑乔临床中擅治痛证，他带领的团队在针刺治疗痛证的基础研究上成绩斐然。丛针浅刺法正是方剑乔在临床中治疗痛证常用的刺法之一。

丛针浅刺法，又称浅刺多穴法，源于《黄帝内经》毛刺、半刺、浮刺、扬刺等浅刺法，其特点是取穴多、针刺浅、刺激小，主要适用于病邪在表或病位较浅的经络病。方剑乔在临床治疗痛证时，特别是治疗面痛时，提倡在局部采用丛针浅刺法结合长留针，在远道穴采用电针，这种改良而来的丛针浅刺法，是一种现代浅刺法。运用浅刺法，意在刺激皮部和经筋，以疏表散邪、养血和营；丛刺可加强刺激，进一步疏通经络、调理气血。

方剑乔主张传统中医经典理论要与西医学知识互为所用。从古代典籍中可以看到“脉虚者，浅刺之，使精气无得出，以养其脉，独出其邪气”的记载。现代研究发现，用毫针浅刺皮肤，这种刺激可通过感觉末梢中的粗纤维将针刺信号传达至脊髓，这时背角的角质闸门就会关闭阻止 A δ 和 C 纤维等传导伤害性刺激的细纤维的输入，神经纤维从粗纤维开始顺序兴奋产生镇痛的效果。这两者共同成为方剑乔运用针刺治疗面痛的理论基础。方剑乔在治疗三叉神经痛时，取局部阿是穴，即沿三叉神经分布区多点取穴，同时取患侧的攒竹、太阳、阳白、丝竹空、曲鬓、下关、风池、翳风，以及双侧合谷、外关、太冲、太溪，面部穴位以 0.25mm×0.25mm 毫针浅刺 2 ～ 3 分，合谷、外关在得气后接韩式穴位神经刺激仪，选择连续波，100Hz 刺激 10 分钟后，改为 2Hz 刺激 30 分钟，隔日治疗一次。由于三叉神经痛在发作时往往出现面部肌肉痉挛和剧烈疼痛，局部气血不畅，因此在局部应避免施以重刺激手法，而在远道则可以施以重刺激，一方面可转移患者对面部疼痛的注意力，另一方面针刺合谷具有麻醉的作用。方剑乔运用丛针浅刺法治疗三叉神经痛，临床效果确切。

十一、安神定眩——百会长留针法

百会长留针法是浙派针灸医家陈华德遵循“虚则补之”“静以久留”的原则，将古训与现代头针相结合并改进后提出的针法。

长留针的方法古已有之，并不是现代所创。在《素问·调经论》中就有“不足则视其虚经，内针其脉中，久留而视”的记载，在《类经》中亦有“留不久则固结之邪不得散也”的论述。百会为临床常用的大穴，为人体百脉之宗，高居颠顶，汇集诸经气血。现代研究也表明，百会是调节脑功能的要穴，针刺或艾灸百会，可改善脑部血流循环，增强脑部运动区的代谢。可见，临床中多在脑病，如头晕、头痛、中风、失眠等疾病中选取百会，是有生理机制基础的。在百会处针刺并延长留针时间，可起到持续升举清气的作用，使气血上奉于脑，使脑部气血充盛、脑神得养，则诸症消除。

陈华德在临床中常运用百会长留针治疗各种头晕（眩晕），但该法并不局限于头晕（眩晕）的治疗。由于该法可静以候气，使气至病所，令大脑长时间处于气充血旺的状态，使脑神得养，从而缩短病程，提高疗效，因此也可用于其他脑病。陈华德也将百会长留针法运用于帕金森病、耳鸣、失眠等的针灸治疗，均有满意疗效。

陈华德的百会长留针法，采用 1.5 寸长的无菌毫针，顺督脉循行的方向，针尖与头皮呈 30°夹角快速刺入皮下，当针尖抵达帽状腱膜下层时，指下阻力减小，使针尖与头皮平行，刺入 35mm 左右，得气后将针柄从距离针根 5mm 处剪断，留针 24 小时，留针期间不影响患者生活起居。此法简便易行，安全有效。

十二、通督升阳——粗针法

粗针法是浙派针灸医家宣丽华通过多年学习思考、临床实践，提出的一种创新疗法。粗针法所用的粗针亦是她研制的，获得国家发明专利。粗针的研制，源于《黄帝内经》中的“九针”，九针中有大针和长针，粗针就是这两者的结合。粗针采用不锈钢特制针，规格为 1mm×100mm 或 1mm×120mm。宣丽华认为，粗针，针粗且长，针刺的部位为皮部，留针时间较长，通过长时间的小刺激量达到治疗疾病的作用，适合阳气不足或阳气受阻导致的神经系统疾病和皮肤病。粗针法选用的穴位多在督脉，督为阳脉之海，通过长时间刺激督脉穴位，可以振奋全身阳气。在众多督脉穴位中，宣丽华使用较多的是神道，粗针平刺神道并留针，有调畅督脉经气的作用，气血通行则阳气恢复。

粗针法在操作时，用拇指和食指挟持着进针，快速刺入，然后沿皮平刺，强调进针速度快，指力强，使患者无痛苦。出针后患者如有出血，宜及时按压。

在临床运用时，宣丽华将粗针法运用于帕金森病、面瘫、皮疹、头晕等疾病中，可见粗针法的治疗范围相对较广，重点在于辨证，若证型属于阳气不足或阳气抑制，则可施以粗针法。

十三、祛湿除痹——漆针法

漆针法是治疗风湿痹痛的一种民间疗法，在浙江宁海、海盐、桐乡、嘉兴、绍兴、萧山、余杭、临安等地曾甚为盛行，简称“漆”。漆针之名是由于施术以后皮肤留有蓝色针痕经久不退，犹如漆色于器皿而得名。

漆针法具体处方：乳香、肉桂、川乌、血竭、京墨各等分，米醋 250mL，麝香少许。先将米醋煮沸，再将上列药物和匀放入锅内，文火煎沸，贮入清洁器皿内，备用（如在气温比较高或梅雨季节，应每日或隔日隔水蒸煮一次）。

施术方法：在患部先行皮肤消毒，敷铺一层药物，约 1mm 厚，一般直径 1cm 大小为一刺激点，用 10 支 28 号毫针扎成一束（有用缝衣针者），于药物上先轻后重地点刺，针尖以刺入皮肤为度，不宜深，每一穴点刺 50 下左右，皮面稍显凸起时住针，敷以松花粉，然后再刺别处。一般均以局部痛点及邻近穴位为刺激点。一般不超过 15 点。

适应证：凡风湿痹痛、冷麻不仁、历节痛风、鹤膝风、肩周炎等皆可治疗，但是局部红肿、全身发热等阳证、热证不宜使用。

十四、脐部全息——脐针疗法

脐针，是由浙派医家齐永发明和创造的现代特色针法，它不仅是一种针法，也是包含易医学的一种新的脐疗方法。齐永突破了“神阙禁刺”的传统理论，率先建立了以脐易医学理论、脐中医基础理论、脐全息理论和脐时间医学理论为理论基础的脐针疗法。这不仅是浙江针灸学术上的一大突破，也是中国乃至世界针灸学术上的一大创新。

脐针的创立首先离不开其发明人齐永长期从事西医外科的背景，对解剖学的深入掌握，使齐永对肚脐的结构十分了解，同时也离不开齐永博学、好学、善于思考的治学态度。正如他自己在一次授课中回答学员提问时说的那样，创立易医脐针“非人力所为”，是多方面的因素共同促成了这件事的完成。

齐永认为，人体的器官没有一个是多余的，古代文献认为脐部禁刺，只是提醒我们针刺脐部需要十分谨慎。从现代解剖学的角度来观察肚脐，脐壁相对而言组织较多、较厚，是可以针刺的部位。脐谷与脐蕊是脐的底部，组织较少，与腹腔只一层之隔，针刺时稍过深就有可能进入腹腔，伤及脏腑。齐永通过大量的观察，发现正常成年人从肚脐到腹膜壁层大约为2cm，针刺时只要注意针刺深度和角度就可以避免危险。

关于脐的特点，齐永认为脐是人体上一个特殊的穴位信息点，从生物全息的角度来看，脐是人体中最大的全息元之一，保留了许多人体先天与后天的信息，仔细观察，可指导临床。除此之外，脐是人体的正中点，是人体的敏感点，是先天与后天的连接点。这里需要特别指出的是，齐永在多年研究后，提出了先天经炁（道教的元气）与后天经气学说，这是脐针疗法的重要理论基础之一。齐永认为，先天之炁源于人体的胚胎时期，在人体胚胎发育之时，这个炁就与供给胚胎的血液一起由母体传入，它们通过脐带输入，子体的先天之炁就在胚体里运行，并随着胚胎的成长越来越充足，直至胎儿发育成熟。在胎儿未出生之时，子体的气就是先天之炁，在婴儿出生之后，先天之炁就由主导地位转变为辅助地位，并逐渐被抑制，潜伏在以脐为中心的下腹部，也就是“下丹田”处，处于“休眠”状态。齐永认为，大多数人的先天之炁终身都处于休眠状态，只有少部分人通过外力，如练功，来刺激休眠的先天之炁，从而产生巨大的活力。脐针疗法，正是通过针刺快速激活患者的先天之炁，快速提高患者的生命动力，借此来治愈疾病。脐全息理论也是脐针疗法中一个非常重要的理论基础，包括脐洛书全息律和脐八卦全息律，其中后者又包括脐外八卦全息和脐内八卦全息。

脐洛书全息律是齐永将洛书的数字排列应用于脐部，进行临床诊断和治疗的一种新的人体全息方法。这种方法，主要用于运动系统疾病、体表疾病和疼痛性疾病的治疗。《河图洛书》云：“其数戴九履一，左三右七，二四为肩，六八为足，五居于中。”齐永将这样的记载融于脐部，把完整的人体投影到脐部，根据这个全息律就可判断、治疗疾病。

脐八卦全息律与八卦关系密切，而八卦是易经的主体部分，它的组合规律及变化规律普遍存在于宇宙物质结构中，历代医家有不少人用八卦原理阐释人体生理病理现象。八卦分为先天八卦和后天八卦，脐针疗法所用的为后天八卦。齐永认为，人体是一个大八卦结构，它本身存在着两个八卦系统，即外八卦和内八卦，这两个八卦系统与人体局部和脏腑对应关系不同，在使用脐针治疗时，常常几个脐全息图共参。脐内八卦和脐外八卦的八卦排列顺序是一样的，唯独卦象与人体对应关系不同。脐外八卦与人体结构的对应关系源于《周易·说卦》，书云："乾为首，坤为腹，震为足，巽为股，坎为耳，艮为手，兑为口。"后天八卦与外八卦的对应关系是从人体的结构方面着眼，根据这种对应关系，人体在这些部位发生病变时，就可以针刺脐部对应的部位，达到治疗的目的。脐内八卦则与人体脏腑有对应关系，根据易医学"凡病源于脏，凡病落于脏"的原则，任何疾病都可以从脏上着手治疗。这种对应关系，源于八卦与五行、五行与人体脏腑的对应关系。具体对应关系为：乾为阳金应大肠，兑为阴金应肺，离为火应心与小肠，震为阳木应肝，巽为阴木应胆，坎为水应肾与膀胱，艮为阳土应胃，坤为阴土应脾。

与其他常见针法比较，脐针疗法具有鲜明的特点。脐针最根本的理论是易医理论。易医理论是用易经的理论、易医的思维来指导脐针的临床实践，与其他针法以传统经络学、腧穴学为理论基础有很大不同。虽然脐针疗法也属于全息疗法，但与其他全息针法不同，脐针讲究的是四图共参，至少有四个全息需要考虑。另外，脐针疗法所行的是人体的先天之炁，其他针法所行的都是后天经气。脐针疗法的针刺部位打破了传统的针刺禁锢，也是一个特殊之处。

十五、耳郭全息——耳穴疗法

耳穴疗法，古已有之。在《黄帝内经》中有56条经文阐述了与耳穴医学相关的内容；在《千金要方》中有"耳中穴耳门孔上横梁是，针灸之，马黄、黄疸、寒暑疫毒"的记载，耳穴疗法已有明确的定位与主治疾病；到了明代杨继洲的《针灸大成》，"灸耳尖，治……眼生翳膜"，耳穴疗法定位与主治更加明确。随着现代耳穴医学的蓬勃发展，诞生了众多流派，不同的医家有不同的取穴方法、穴位命名。

浙派医家王正对耳穴深入研究多年，临床疗效显著，且定位规范，是耳穴国家标准制定人之一，王正因此荣获多项荣誉，包括全国耳穴医学研究杰出贡献奖和全国耳穴终身成就奖。

耳穴医学也是一种全息医学。熟练掌握耳穴的分布规律及标准耳穴的分区，是临床运用耳穴进行诊断和治疗的基础。不同耳穴的主治病证与其命名有一定关系。除一般的耳穴命名之外，还有一些具有独特诊断、诊疗意义的耳穴，称为特定耳穴。特定耳穴包括25个特定点、10条特定沟、12个特定区和5条特定线。这些特定耳穴的名称非常直观地体现了主治作用，如升压点、降压点、网球肘点、冠心沟、耳鸣沟、脊柱沟、过敏区、晕区、生殖线、神志线等。耳穴的命名与主治，结合了中医与西医对疾病的认识和对疾病的命名，这是非常鲜明的特点，也是浙派针灸医家擅长融古贯今的体现。

耳穴不仅可用于治疗疾病，在诊断疾病时也有非常大的参考价值。《黄帝内经》有“视耳好恶，以知其性”的记载，历代医家均有“观耳”“察耳”“望耳”“诊耳”的诊断方法，近几十年来已发展为耳穴望诊、耳穴摸诊、耳穴触（压）诊、耳穴电测诊等方法。

耳穴望诊是借充足的、单一方向的自然光线，用肉眼观察耳穴颜色、形态、界限、厚薄、血管走向等情况，将这些情况进行综合分析，以判断有关病证的诊断方法。一般不同程度的红色提示疾病处于不同的病程或血虚、血瘀，色浅为病初，色深为慢性或后期；白色提示肿胀、肠功能紊乱、虚损等，中间白边缘红则提示慢性疾病急性发作；灰色提示瘙痒、皮炎、癌症等。但不同颜色的意义需要结合不同的部位来综合判断，如同样是白色，在便秘点见到提示便秘，在腰椎点见到提示肾虚腰痛。除观察耳穴的颜色外，还需要观察耳部的异常形态，如隆起、凹陷，以及是否有丘疹、脱屑、血管变化。一般隆起提示该部位可能有疼痛，凹陷提示可能有不足，若有丘疹则提示可能有妇科、大肠、小肠、肾、膀胱、心脏、肺、气管等急慢性疾病，脱屑则多提示皮肤病，血管形态变化多提示急慢性炎症或瘀血阻滞。

耳穴摸诊是指医者用拇指、食指指腹揉摸耳穴，通过辨别指下反应物的形状、范围、质地，以及是否有移动、压痛，边缘是否整齐清楚等，进行分析判断的诊断方法。相应区域若出现隆起或阳性反应物，多提示人体对应部位有疾病，有时需要与望诊结合。

耳穴触（压）诊是以顶端圆滑、硬度适中的如火柴棒、弹簧探棒等物体，按照耳郭解剖部位，选用适当角度，用力均匀地触压探查耳部，根据皮下是否有形态变化及患者是否有痛感等客观情况来综合分析、判断的诊断方法，常为急性病变和各种痛证的临床诊断、定位诊断与鉴别诊断提供主要依据。根据疼痛程度可分为一般痛（呼痛能忍）、疼痛（一般痛加皱眉）和剧痛（疼痛加躲闪，不可忍）。表现出剧痛的点提示为病灶所在，为主穴，表现出疼痛的点可作为参考穴。

耳穴电测诊法，是使用耳穴探测仪器，通过电测耳穴时发出的音响速度快慢、音力强弱、音调高低，以及患者是否有压痛、刺痛感来判断疾病的诊法。一般按照音响和痛感程度分为弱阳性、阳性、强阳性 3 级，表现出强阳性的耳穴为重点分析意义的耳穴，表现出阳性的耳穴则可参考用之。

耳穴的治疗方法众多，其中最常见的有 9 种，包括耳针疗法、耳穴埋针法、耳穴注射法、耳穴放血法、耳穴夹治法、耳穴灸灼法、耳穴压丸法、耳穴磁疗法和耳穴贴膏法。

耳穴选穴通常按照病位、中医脏腑功能、经络循行、子午流注、倒置胎儿缩影、西医神经内分泌学说和临床经验进行选穴，按照拮抗作用、增效作用、反佐作用进行配伍，每一组耳穴处方均根据中西医理论，按照“君、臣、佐、使”的原则进行组合。

十六、非遗针法——翁梅沈氏针灸

翁梅沈氏针灸创立于 20 世纪 20 年代，被列入余杭区非物质文化遗产名录。创始人是临平翁梅的沈厚芳。翁梅是翁埠、乐梅的合称，在民国时期设乡，之前的翁梅乡就是现在的“南苑街道”。沈厚芳在民国时期从海宁杨家渡迁到翁梅，以行医为生，技术高超，属于百科郎中，在翁梅一带特别出名。沈厚芳临床 50 余年，针刺选穴独特，手法别具一格，在治疗小儿疳积、喉痹、腹泻等方面颇具特色，其传人有沈坤泉、沈森耿等，第三代传人王云松任职于杭州市临平区中西医结合医院南苑分院，为疳积专科负责人，被评定为区级代表性传承人。2009 年入选余杭区首届名中医。针灸疳积科由沈厚芳创立于 1948 年，沈厚芳用独特的中医针灸术治疗小儿疳积、婴幼儿腹泻、急慢性咽炎、急慢性扁桃体炎、喉风、各种风湿性关节炎、颈肩腰腿痛、偏头痛、面神经炎等，年门诊量达 4 万人次以上。现将沈氏针灸治疗疳积、喉症、小儿腹泻及虚劳症的特色针法介绍如下。

1.“挑四缝”治疳积

婴幼儿由于饮食不节，哺乳不当，特别是人工喂养及患某些慢性疾病，易致营养不良之疳积症，辨证多属气阴两虚、脾胃受损。沈厚芳习用挑疳法治疗此类疾病，即取患儿两手之食指、中指、无名指、小指掌面第二横纹正中处，速刺 1 ～ 2 分，然后挤出淡黄色黏稠液少许，用棉球拭去，直至不能挤出。隔日或隔 2 日 1 次，一般挑 3 ～ 4 次，以挑刺后无淡黄色黏稠物为度。

2.“螺针”治喉症

沈厚芳治疗喉症，包括咽痛、喉风（急慢性咽喉炎）、单蛾、双蛾（扁桃体炎），常取经外奇穴“螺针穴”。该穴位于食指螺纹正中处，直刺2～3分，疾刺疾出，挤出少量血；再取合谷、天容、天突，均用泻法。每日1次，一般3～5次可愈。螺纹穴是沈厚芳经验用穴，据经络循行而论，当属手阳明经穴，类似于商阳、十宣穴。

3.“刺四门摩法”治疗小儿腹泻

针对各种原因引起的小儿胃肠功能紊乱造成的腹泻，沈厚芳常用“刺四门摩法”。操作前先嘱患儿排空小便，取仰卧位，采用1寸毫针，以脐为中心，顺次取上、下、左、右旁开各1寸处，浅刺而疾发针，针刺深度为小儿同身寸1分，出针后闭孔，再以左手鱼际贴其脐部，逆时针方向轻轻按摩120次，以其能得矢气转动为佳。又取长强为主穴，使进针之针体与脊柱骨成平行角度，深度0.5～1寸，出针后以左手拇指贴其尾骶部，顺时针方向按摩120次。每日1次，3次为1个疗程，连续治疗2～3个疗程。“刺四门摩法”的思路源自《千金要方》之“脐周四边”穴，具有理中导滞、消胀止泻之功；长强穴隶属督脉，具有温经通络、升提涩肠之功。针后辅以推拿按摩，相得益彰，治腹泻疗效显著。

4.擦背法治疗“虚劳症”

沈厚芳善治“虚劳症”，包括老年慢性支气管炎、支气管哮喘、肺结核等，常采用擦背法。先取白信石（砒石）15g研末，用75%酒精调成糊状，又取大蒜头2～3个，捣烂后用2层纱布包扎如球状，然后用三棱针自大椎至第10胸椎之两旁1.5寸处轻轻密密地浅刺，以不出血或微出血为度，随即用包扎蒜头之纱布蘸白信石粉糊轻轻地擦在针刺过的部位上，至患者皮肤发红，感觉热、麻后，用消毒纱布覆盖。每月或隔月1次，3次为1个疗程。该疗法属药物、针刺、按摩、瘢痕灸等复合外治法，通过辛烈药物的刺激，加强经络刺激和药力渗透，治疗后局部皮肤留有瘢痕。

第二节　特色灸法

一、灸器灸法——银盏隔姜灸法

目前现存银盏隔姜灸法的最早记载可追溯至清代浙派医家雷少逸（名丰，字松存，别号侣菊），其自幼习医，编撰医著多本，由其补订重编的《灸法秘传》一书中就记载了银盏隔姜灸法。

该书不仅通过文字描述记载了银盏隔姜灸的操作方法，还用绘图的形式展示了银盏的样式。

原文内容：

四周银片稍厚，底宜薄，须穿数孔，下用四足，计高一分许，将盏足钉在生姜片上，姜上亦穿数孔，与盏孔相通（盏中放灸药点燃），俾药气可以透入经络脏腑也。

灸法，用生姜一大片，原二分许，将灸盏之足钉在姜片之上，照灸盏之孔，将银针穿通姜片，平放于应灸穴上。将艾绒捏作一团，置于盏内，再上药料，将艾点燃。少顷，则药气即可透入。如觉热甚难禁，可将银盏提起片时，仍即放下，看盏内药将燃尽，即取起另换。每一次换药三四回，便可收止。每日或一次，或两次弗论。

通过《灸法秘传》中对银盏隔姜灸的记载，可见该法将隔物灸法和灸器灸法相结合，别具特色，十分值得后世借鉴、发展。

二、热力深透而不灼——阳燧锭灸法

阳燧锭灸法，出自清代吴尚先的《理瀹骈文》。原书谓“内府阳燧锭治风气并肿毒”，并附有方药配制及使用方法。

处方：硫黄 45g，蟾酥、朱砂各 3g，冰片、麝香各 0.6g，白砒 1.5g。

配制方法：将上药分别研为细末，取铜勺一个置火炉上，用文火使硫黄熔化，依次加入蟾酥、朱砂、冰片、麝香搅匀，然后加入白砒（加入时有一股青烟冒起，注意避免冲入眼、鼻），并立即将铜勺移开，稍加搅拌，趁热倒入平底瓷盘内荡转成片，待冷，取出剪成瓜子大小，收藏于药瓶中备用。

用法：根据病灶部位、疼痛或畏寒程度等具体情况，取半至一粒瓜子大药锭，一头用火微醺令软，使其黏着于薄纸上，然后连纸将药锭置于已经涂敷少量凡士林的需灸穴面上，用火点燃，燃至将尽时，将火压灭，取下施灸后未燃完的药锭及薄纸。如次日灸处起疱，可用针挑破后涂敷龙胆紫，如需继续治疗，可在原灸点施灸。

阳燧锭灸法具有表皮不甚灼热而热力可深达病所的特点，对于着痹、骨痹，以及疼痛畏冷在深部者可施用，且非一般灸法所能及。但由于制备方法较复杂，所用药物有毒，现少有用之。

三、药灸并用疗伤疾——雷火针和太乙神针

雷火针和太乙神针是在艾卷灸的基础上发展而来的，是在艾卷中加入药物的灸法。在李时珍的《本草纲目》、杨继洲的《针灸大成》中，有在艾绒中加入麝香、穿山甲（现用他药代替）、乳香等药的记载，并名之为“神针”或“雷火针法”。雷火针的出现早于太乙神针。

1. 陈氏雷火针

浙派医家陈佩永自幼学习家传中医内科，先后拜访众多医家为师，以针灸科、骨伤科见长，并练拳习武。他有陈氏雷火针方流传于世。

陈氏雷火针方：紫丁香、细辛、桂枝、白芷、山柰、硫黄各30g，皂角15g。共研细末，加麝香3g，研细和匀。先用桑皮纸2张，平摊桌上，将艾绒铺平置于纸上，用藤条打艾绒使之平匀，上敷药粉，卷紧成条，两端封固，用蛋清涂光，风吹干燥，收贮罐内备用。

专治跌打损伤。用火点燃雷火针一头，隔布七层熨疼痛处。

雷火针出现后，其法大行，后出现太乙神针，并有多种论述太乙神针的书籍出版。其中浙派医家孔广培（字筱亭，浙江萧山人）的《太乙神针集解》为其中代表。

2. 太乙神针

孔广培的《太乙神针集解》，是在《太乙神针方》的基础上辑录而成的。该书的内容与浙派医家张文澜的《太乙神针》一卷本大致相同。其中动风太乙

神针方如下。

动风太乙神针方：艾绒三两（约 100g），硫黄二钱（6g），麝香、乳香、没药、松香、桂枝、杜仲、枳壳、皂角、细辛、川芎、独活、穿山甲（现用他药代替）、雄黄、白芷、全蝎各一钱（3g）。

上为末，秤准分量，和匀。将大纸裁定，将药铺于纸上，药三层，卷如大指粗细，杵令极坚，以桑皮纸厚糊六七层，再以鸡蛋清通刷外层，务须阴干，勿令泄气。

陈佩永亦有太乙神针方，分镇痛、逐瘀、温经、散寒四方。

镇痛方：甘松、天南星、丁香、乳香各 12g，牙硝 18g，樟脑 9g，硫黄 4.5g。

逐瘀方：穿山甲（现用他药代替）、川乌、草乌、三七各 15g，防风、独活、羌活、白芷各 12g，藜芦 9g。

温经方：没药、白术、薄荷、桂枝、雄黄各 12g，全蝎、苍术各 18g，牵牛子 15g，细辛 9g，秦艽 6g。

散寒方：当归、川郁金、川芎、莪术、硫黄各 9g，白附子、血竭各 4.5g，煅乳石、炙甘草各 6g，蟾蜍 18g，麝香 3g。

浙派针灸有传统的雷火针和太乙神针灸法，浙派医家马雨荪自制的太乙神针器则对太乙神针灸法进行了创新。马雨荪认识到传统的太乙神针灸法有诸多弊端，比如制作太乙神针之时卷裹神针较为烦琐，使用时烧灼温度较难掌握，使用太乙神针器不仅可以规避这些弊端，还可以丰富太乙神针的操作方法，如“循熨法”“温针法”“震颤法”“按点法”等多种操作，扩大了治疗范围，提高了疗效。

马雨荪太乙神针基本方：艾绒 90g，硫黄 6g，麝香 3g，乳香、没药、丁香、甘松木、桂枝、枳壳、杜仲、皂角、细辛各 12g，川芎、独活、当归、白芷、穿山甲（现用他药代替）各 15g，防风、秦艽、牛膝各 18g，大茴香、红花、雄黄各 9g，川乌、草乌、三七各 15g。

以上为一料药，研末和匀，贮存罐内，密封备用。使用时先将药物掺拌的艾绒装填于神针器的内管，外管前端是神针器的头部，使用时根据需要的热度，可用推进装置加以调节。使用时需要下垫 5 ～ 9 层由藏红花浸染过的红布，一般灸时 20 ～ 30 分钟，可酌情延长。

四、陈旧顽疾用点灸——白降丹药物点灸法

药物点灸法，是用药物敷于患处，使其发疱、结痂愈合而治疗风湿病、陈旧性损伤等疾病的方法，在浙西余杭、临安、桐乡、海盐、海宁等地，曾流传甚广，民间常简称此疗法为“点”。

药物点灸法的主要用药为白降丹。白降丹的原料由朱砂、雄黄各二钱（6g），水银一两（约 30g），硼砂五钱（15g），食盐、白矾、皂矾各一两五钱（约 45g）组成。将上药研末，入罐煨制而成。将制成的白降丹研细末，贮瓶中备用。临用时用冷开水适量调成糊状，用银质细棒或竹筷蘸药点于患处，以病点为中心，每隔 5 ～ 10cm 点敷一处，一次敷 10 ～ 20 点。点药后约 2 小时开始隐隐疼痛，起小水疱，不必挑破，用敷料贴盖，以防感染，一般 5 ～ 7 天自愈。

白降丹为有剧毒之药，避免入口，不能涂在黏膜上。医者操作后要用肥皂洗手。有过敏史者慎用或忌用。

由于药物点灸法所用白降丹为重金属制剂，具有很强的毒性，若操作不当可引起中毒，故现临床鲜有用之。

五、施灸灵活取穴精——梁氏麦粒灸

绍兴市非物质文化遗产“梁氏针灸”是传统灸治疗法体系的代表之一，闻名于江浙沪皖等地。主要学术带头人梁德斐在化脓灸的基础之上，对其加以改良，形成灵活运用的小颗麦粒灸，使灸治不拘泥于季节、体质、年龄等因素，减轻治疗时疼痛刺激，患者易于接受。该法把灸治应用于每次日常治疗当中，使直接灸的治疗跟针刺一样运用广泛，为传统直接灸法开拓了更广泛的临床应用空间。

从梁氏针灸疗法的临床应用中可以发现，处处有麦粒灸适应证。隋代医家巢元方撰《诸病源候论》，提倡艾灸背俞穴治疗五脏及五脏相关病证，并对小儿科疾病防治内容颇多。梁德斐重视脏腑调理在治疗中的整体调节作用，对艾灸膏肓尤其重视。医家孙思邈言：“若能用心循法，求其穴而灸之，无疾不愈。”梁德斐通过大量临床灸膏肓的观察，认为其确有“无疾不愈”之效，实属宝贵财富。梁德斐临床收治多例破伤风大发作的新生儿患者，均通过麦粒灸治疗脱离了生命危险。梁德斐在灸法治疗热证上，应用也十分广泛。如引热下行，灸涌泉；散火祛痰，灸上星、足三里；养阴清热，灸肺俞等。外科病证中，实者

使用麦粒灸可散痰结，行气血，肿痛得消；虚者使用麦粒灸可补阳行气，扶正祛邪，使阴毒不得内陷。临床运用隔蒜灸或麦粒灸治疗疮疡、外伤肿块、痤疮、无名肿毒，消炎和收敛作用起效非常迅速。

梁德斐运用麦粒灸取得的治疗作用主要有：①提高免疫力。如类风湿关节炎、强直性脊柱炎等一类免疫性疾病，通过麦粒灸均能增强体质，明显消除炎症。一些 C- 反应蛋白增高的人，通过灸治可以恢复正常。不明原因导致羸瘦、软弱无力的“虚劳”，通过灸治体重增加，体力恢复。②有效控制各种疼痛。骨关节、神经系统、肿瘤等疾病造成的疼痛症状，麦粒灸治疗后可明显缓解。③改善造血功能。如严重血小板减少症患者，经过灸治症状明显好转，血小板保持稳定，且随访无复发。④消除瘀肿。如下肢静脉曲张引起的瘀肿，麦粒灸可很好地散瘀消肿。⑤促进炎症消退。梁德斐对麦粒灸治疗脏腑的炎症性疾病有很深的临床体会。如阿米巴痢疾、细菌性痢疾、结核性肠炎、慢性结肠炎等，运用灸治往往效果显著。又如慢性支气管炎、慢性肝炎、慢性肾炎等，如果配合麦粒灸，可使机体各项功能得到调整，利于疾病康复。⑥有效地修复机体组织。梁德斐在治疗角膜病变的疾病中，通过化脓灸肝俞、灯心灸耳尖穴，达到角膜修复的效果。临床治疗中对于如下多种复杂眼科疾病，采用麦粒灸均得到修复治愈，并恢复了视力：①角膜内膜下沉积；②前房混浊，角膜斑翳满布；③前房积脓，整个角膜为脓白色，视力消失，眼底窥不进；④颜面水肿，结膜充血；⑤角膜粟粒样溃疡点密布；⑥角膜穿孔，呈羊脂状；⑦带状疱疹及其他原因导致的病毒性角膜炎等。

梁德斐麦粒灸法，应用灵活而灸治作用持久、力大、见效快、疗效巩固、根治率高、安全可靠性强，对一些迁延不愈的难治性疾病尤为适宜，易于普及。

六、南药北艾固本灸——笕桥古法艾灸

浙江杭州的笕桥，是一个与中医中药有深厚渊源的地方，那里不仅记载有光绪末年谕旨的“笕十八”（玄参、麦门冬、生地黄、薄荷、决明子、千金子、白芷、白芥子、荆芥、牛蒡子、冬瓜皮、冬瓜子、萝卜子、地骷髅、黄麻子、泽兰、土鳖虫、僵蚕），还有一项入选杭州市传统医药类非物质文化遗产项目的“笕桥古法艾灸”。

艾灸疗法源远流长，先秦时代已在民间广泛使用，至宋代，灸法得到极大发展。《宋史·太祖本纪》中记载：“太宗病，帝往视之，亲为灼艾……”宋代

艾灸已为宫廷常用疗法。1127年，南宋定都临安（杭州）后，相传宋高宗赵构不适南方阴湿，积郁成疾。曾有民间医士采道地药材，与艾草相和，献上状若臂腕的大艾条五根，灸治月余疾缓，百日病消，从此“五根大艾条”在笕桥广为流传。南宋《咸淳临安志》记载：“茧桥药品之专著者牛膝、千金草……上各件并岁贡。”当年的“茧桥”即今笕桥。据笕桥古法艾灸当代主要传承人陈红娟口述，笕桥古法艾灸源于南宋宫廷，历来传于杭州市上城笕桥一带，2019年被评为上城区传统医药类非遗代表性项目。

笕桥古法艾灸是具有杭州地域特色的灸法。配方“南药北艾”，其中“南药”精选部分笕桥道地药材“笕十八”；“北艾”来自医圣张仲景家乡河南南阳，遵“分摘、浸艾、启晒、捣绒”等古法技艺，手工将艾绒压制成型，选传统艾条纸包裹，蛋清液黏合纸缝。在制作艾条、接触艾草和药草前，需先净手、念百字铭文，以示心诚。使用时，运用五大灸法（扶阳灸、驻世灸、调神灸、瘘躄灸、通体灸），起到平衡阴阳、改善体质的作用。

施灸时，依据受灸者症状及体质，辨证施灸。选取相应艾条，患者采坐姿，取两根大艾条放置于专用灸具上，同步点燃。以祖传“扶阳”灸为例，即肾区（肾俞所在区）、八髎区（八髎所在区）、脾胃区（脾俞、胃俞所在区）、关元区（关元所在区），辨证加穴，如驻世灸加期门、调神灸加涌泉、瘘躄灸加肺俞、通体灸加三阴交，艾灸约1小时，每区15分钟。大艾条两根并用，左右对灸、上下合灸，可温补先后天之本，排除体内风、寒、湿、浊、瘀、毒之邪，固本培元，达到调理体质、调和阴阳的目的。

笕桥古法艾灸的重新兴起，是浙派医家乃至浙江百姓对针灸存有保护思想的体现，这不仅传承了古法技艺，也将浙江人民对传统文化的信仰传承了下来，具有深刻的历史与文化意义。

根据陈红娟《百字铭》背诵，音译内容如下：

灵素窦本，火神传承。阴损阳虚，鬼邪附据。

皇天悯民，厚土生机。保命之法，灼艾第一。

伏道宗气，受茧养性。呵之摩之，天地人和。

九宫定坐，太阳下火。三里不干，大病命关。

扶阳灸土，布帛菽粟。住世灸木，百年盈富。

调神灸火，十壮启脱。瘘躄灸金，当明六经。

通体灸水，风寒湿痹。扫荡妖氛，消尽阴翳。

吾奉南斗六星、太上老君，急急如律令！

七、传统灸法创新用——百会压灸

压灸，是无瘢痕灸的一种，是指艾炷或艾制物在直接灸的过程中采用反复压灭的方法来达到治病目的的一种灸法。

百会压灸，是指在百会处施用压灸，此法流传于浙江东阳、衢州一带民间，多用于治疗眩晕、疼痛、小儿发育迟缓等。

百会压灸的操作方法：用龙胆紫标出百会，将百会处头发剪去一块，如拇指或中指甲大，约 1cm 见方，暴露穴位，涂少许凡士林。嘱患者低坐矮凳，医者坐在其正后方较高位置上。取艾绒制作成锥形如黄豆大小。首次两壮直接放在百会上，用线香从炷顶点燃，不等艾火烧到皮肤，患者感到皮肤稍微烧灼痛时（约燃至 1/2），立即用压舌板或镊子由轻到重将艾火熄灭，将艾灰取掉，其下留有一层薄的未燃的艾绒，在其上继续放置艾炷点燃。灸到 25 ～ 50 壮时，患者觉热力从头皮渗入脑内，症情好转。每次根据病证情况，灸 30 ～ 50 壮，多可至 100 壮（约 2 小时）。病情轻、病程短者灸 1 次，反之可连灸 2 ～ 3 日。

由于传统百会压灸操作较为烦琐，经浙派针灸医家改良后的百会压灸，操作更为简便。患者取坐位，在百会处涂少许万花油，用黄豆大艾炷直接灸至患者感灼热，取一截艾条用力压灭艾炷使热力缓缓透进穴内，并向四周放射，连灸 7 壮，隔日 1 次，6 次为 1 个疗程。改良后的百会压灸避免剪去头发，患者更易接受，用艾条压灭艾炷，取材更便捷。浙派针灸中，施氏针灸的传人将改良百会压灸用于眩晕疾病的治疗，疗效显著。

八、隔药灸法祛痼疾——药饼灸和铺灸

浙派针灸医家喜用并善用药饼灸，广泛用于各种疾病的治疗。其中以金氏针灸、盛氏针灸及汪慧敏的药饼灸最具特色。

传统的金氏药饼灸在治疗各种气血瘀滞所致的痛证中，有比较好的效果，如带状疱疹后遗神经痛、慢性盆腔炎等妇科疾病、软组织损伤引起的疼痛等。

传统金氏药饼灸的配方：生川乌、生草乌、细辛、羌活、独活、红花、乳香、没药、肉桂各等份，研末备用。

操作方法：取适量药末，用饱和食盐水调成黏土状，做成厚 0.5 ～ 0.8cm，直径 2 ～ 3cm 的药饼，再于药饼上放一直径略小于药饼、高约 20cm 圆锥形艾炷，点燃艾炷的顶端施灸，连续 2 ～ 3 壮。如患者感觉灼热不能忍受时，可将药饼上提后再放下，或放在相邻位置进行交替，以局部皮肤潮红为度。

金氏针灸传人徐勇刚对传统金氏药饼灸进行了改良，改良后的金氏药饼灸配方不变，制作过程有所改变。将药粉 20g 放入 500mL75% 的酒精中，做成药酒，密闭保存 15 天备用。取 500mL 的输液袋，将熔点为 60℃的蜡块先在容器内加热熔化，用 50mL 注射器向输液袋内注入大约 250mL 蜡液后排出空气，封闭输液袋冷却后备用。治疗时，将事先准备好的蜡袋放入设定熔点为 62℃的恒温水箱中完全溶化。在治疗部位放置 4 层带药酒的纱布，覆盖 1 层保鲜薄膜，再覆盖薄布 1 块，然后放上熔化的蜡袋，将蜡袋紧密地包裹在治疗部位，并用弹力绷带包扎固定。在蜡袋的外侧可覆盖适量的保温物体如毛毯等，每次留置 1 小时，每天 1 次。连续治疗 5 天后休息 2 天再进行下一次治疗，4 次为 1 个疗程。

改良后的金氏药饼灸避免使用明火，提高了操作的安全性，同时温度维持时间长，无须反复更换艾炷，并且无烟雾污染，更适合在当今的医疗环境中使用。

浙派医家汪慧敏在充分汲取前辈名家治疗经验基础上，通过努力探索，广泛积累临床经验，开拓了针灸治疗妇科疾病的新领域，善用药饼灸治疗子宫内膜异位症、慢性盆腔炎等妇科疾病。

药饼灸处方：附子、鹿角霜、肉桂、乳香、五灵脂，按 5 ∶ 2 ∶ 1 ∶ 1 ∶ 1 的比例混合，打粉（过 60 目筛），再以 20% 酒精调制，用模具压成直径 3cm、厚 0.5cm 的药饼。将细艾绒用模具做成底径 2.5cm、高 2cm、重 2.5g 的艾炷。将药饼放置于关元、次髎上（隔天交替灸，每次灸 3 壮），艾炷置于药饼上，点火燃烧艾绒，药饼温度慢慢升高。

汪慧敏研究发现，药饼和体表接触部位的温度可达 45 ～ 50℃，在 46℃以下往往患者能耐受，如患者感觉太烫，可在药饼下面垫 1 ～ 2 层纱布，灸至局部皮肤红晕。2 个月为 1 个疗程，一般治疗需 3 ～ 5 个疗程。

对于子宫内膜异位症，汪慧敏认为其属于“本虚标实”，多因体虚、经前产后失于调摄、外感，或手术损伤冲任、恶血未净、离经之血不能及时排出所致，病位在盆腔，因此治疗的关键在于活血化瘀，改善盆腔的血液循环。她认为，“灸必加关元”，因为关元处的表皮角质层较薄，其下是子宫和小肠，靠近盆腔的局部病灶，在关元处施以药饼灸能够发挥药物与艾灸的双重作用，辛温芳香之气容易直入少腹胞中及经脉气血壅滞之处，随着药饼温度的升高，温热透达之力增强，能疏通经络、调理气血，从而起到治疗的作用。

第三节　浙派针灸适宜技术推广项目

一、经皮穴位电刺激治疗肩关节周围炎

经皮穴位电刺激疗法（TEAS），是采用经皮神经电刺激（TENS）结合穴位刺激的治疗方法。该疗法是浙江医家方剑乔在多年临床经验的基础上提出的治疗肩周炎的有效方法，被列入国家中医药管理局中医药基层适宜技术推广项目。经皮穴位电刺激疗法具有调和营卫气血、调整经络脏腑功能的作用，尤其能根据治疗需要结合刺激远道穴，提高治疗效果。实验研究也证明，经皮穴位电刺激与电针一样，很可能也是通过肌纤维收缩肌梭等传入神经纤维兴奋，发挥镇痛作用。

1. 适应证

①符合肩周炎诊断标准，同时属粘连前期和粘连期；②中医辨证为瘀滞型和寒湿型的患者；③年龄在 40 ～ 65 岁。

2. 禁忌证

①妊娠期和哺乳期妇女；②年龄在 65 岁以上；③对电刺激过度敏感者；④合并有肩部骨折未愈合者；⑤合并有心脑血管、肝、肾和造血系统等严重原发性疾病及精神类疾病；⑥患者病情属恢复期或中医辨证为气血虚弱型。

3. 经皮穴位电刺激疗法的操作方法及要领

（1）器械准备：韩氏穴位神经刺激仪（LH202H）、无菌棉签、75%的酒精。

（2）体位：患者取坐位，胳膊置于处置床上。

（3）取穴：取患侧穴，肩前与肩髎或肩髃与臑俞（这两组穴位隔次交替使用），外关与合谷，取穴后标上记号。①肩前：垂肩时，腋前皱襞头与肩髃穴连线之中点处。②肩髎：位于肩部，肩髃后方，肩关节外展时于肩峰后下方呈现的凹陷处。③肩髃：位于肩部三角肌上，臂外展，或向前平伸时，肩峰

前下方的凹陷处。④臑俞：位于肩部，当腋后纹头直上，肩胛冈下缘凹陷中。⑤外关：位于前臂背侧，阳池与肘尖的连线上，腕背横纹上2寸，尺骨与桡骨之间。⑥合谷：位于手背，第一、第二掌骨间，第二掌骨桡侧的中点处。

（4）操作：①先打开韩氏穴位神经刺激仪开关，检查其性能是否良好，输出是否正常。②关闭电源开关备用。③用75%的酒精进行穴位皮肤常规消毒。④再将韩氏穴位神经刺激仪的两对电极（带有直径为3cm的不干胶电极板）分别粘贴连接肩部两穴和外关、合谷两穴。⑤连接完成后，打开电源开关，渐次增加各输出端的强度直至适量。采用的刺激参数为连续波、高频（100Hz）刺激10分钟后，转为低频（2Hz）刺激30分钟，强度10±2mA。注意调节电流量应仔细，应逐渐从小到大，切勿突然增大，以免发生意外。⑥刺激完成后关闭电源开关，取下与皮肤接触的两对电极。

（5）疗程：隔日治疗1次，10次为1个疗程，共治疗1个疗程。

（6）操作要领：①选用合适的刺激治疗仪。从刺激量的稳定性、精确性和可调性看，目前韩氏穴位神经刺激仪是一种比较合适的刺激仪。②选用合适的刺激参数。为了更好地获得即时效应和持续效应，以及保证患者的舒适度，建议变频连续波（先密波、后疏波）输出端连接完成后，刺激强度应逐渐增加至适量，以免刺激过快过大伤害患者。③取穴要准确，尤其是上肢远道腧穴。

4. 经皮穴位电刺激治疗的注意事项

①选择合适的治疗仪，在运用这个疗法之前，要检查治疗仪性能是否良好。②在电极连接以后，要选择合适的波形和频率，因为频率的正确与否，会影响疗效。③选择频率和波形以后，调节刺激强度。首先调节连接在肩关节的一端，再调节连接在外关、合谷的一端；调节刺激强度时，要逐毫安增加，直至患者感到舒服，一般来说，在10mA上下。④在电极反复使用的过程当中，需要注意电极板是否好用，因为由于电极板的问题可能会造成终末端接触不良而影响刺激量。⑤在治疗过程中要注意患者是否有异常反应，或病情加重，此时需要查明原因。若病情加重或患者的异常反应是由本疗法引起的，应该终止治疗，同时采取相应的处理措施。⑥经多年临床运用和实践，已证实经皮穴位电刺激疗法可用于治疗各种急慢性疼痛，具有较强的止痛作用，且镇痛效应不易耐受，可反复使用。经皮穴位电刺激治疗肩周炎（包括粘连前期和粘连期），其整体疗效、作用特点、作用途径与电针相似，但镇痛后效应更好，易为患者接受，是一种值得推广的治疗方法。

二、耳尖放血治疗肝阳上亢型高血压

耳尖放血疗法是使用采血针点刺耳尖穴放出血液的方法，具有祛风清热、清脑明目、镇痛降压的作用，并且起效迅速、疗效明显。耳尖放血疗法治疗高血压是由浙派医家陈华德经过多年临床经验总结而来的，被列入国家中医药管理局中医药基层适宜技术推广项目。在中医理论中，肾开窍于“耳”，耳与脏腑及经络关系密切，耳尖穴周围，散在有手太阳小肠经、手少阳三焦经、足少阳胆经、手阳明大肠经、足阳明胃经等经脉的支脉、支别，足太阳膀胱经则至“耳上角”，与耳尖穴有着更直接的关系，因此耳尖放血疗法治疗高血压有其经络脏腑理论基础。实验研究证明，耳尖放血可影响血中一氧化氮的浓度，抑制交感神经活动，降低血中儿茶酚胺的浓度，进而降低血压，达到治疗高血压的目的。同时，该疗法还能减轻高血压对肾脏的损害。

1. 适应证

①原发性高血压患者；②年龄在 18 ～ 70 岁；③中医辨证为肝阳上亢证的患者，主要表现为头痛，眩晕，面红目赤，或者面部烘热，烦躁易怒，口苦而渴，脉弦等。

2. 禁忌证

①年龄在 18 岁以下及 70 岁以上；②妊娠期及哺乳期的妇女；③身体特别虚弱或有出血倾向者。

3. 耳尖放血疗法的操作方法及要领

（1）器械准备：一次性无菌采血针、2% 的碘酊、75% 的酒精、消毒干棉球、止血钳、无菌指套或手套。

（2）体位：让患者选择舒适的体位，以坐位为佳。

（3）取穴：取患者单侧耳轮顶端的耳尖穴。耳尖穴在耳郭的上方，折耳向前，耳郭上方的尖端处。

（4）操作：①按摩耳郭。先用手指按摩耳郭使其充血。②消毒。医者双手消毒后戴上无菌指套或手套（指套一般只戴接触穴位的指头即可），先用棉球蘸取碘酊仔细擦拭穴位及其四周，再用酒精棉球擦拭以严格消毒。③针刺手法。医者左手固定耳郭，右手持一次性采血针对准穴位迅速刺入 1 ～ 2mm 深，随即出针。④放血。先轻轻挤压针孔周围的耳郭，使其自然出血，然后用酒精棉球吸取血滴。出血量一般根据患者病情、体质而定。每次放血 5 ～ 10 滴，每滴如黄豆大小，直径约 5mm。

（5）疗程：一般隔日治疗1次，一周治疗3次，12次（1个月）为1个疗程。初次治疗取双侧耳尖放血，以后两耳隔次交替操作。

（6）技术要领：①针刺前要先对患者的耳郭进行揉按，使其充血；②注意进针的深度，以刺入1～2mm深为宜，以不穿透软骨膜为度；③每侧放血5～10滴，每滴如黄豆大小，直径约5mm。

4. 耳尖放血疗法的注意事项

①局部要严格消毒，以防止感染；②刺入的时候要迅速，以防疼痛；③放血量要恰当；④挤压要注意方法，不能在局部挤压，要从远端向近端慢慢地轻轻地挤压，以防血肿产生；⑤当有血肿发生时要及时按压，用消毒干棉球按压出血点1分钟左右，以防血肿扩大。

经过多年临床验证，耳尖放血疗法治疗高血压疗效确切，操作简单，是一种安全有效、易学易用的针刺疗法，充分体现了针灸疗法简、便、廉、效的特点。

三、头皮针抽提法提高脑血栓形成后偏瘫患肢肌力技术

头皮针抽提法是用头皮针在头部针灸腧穴和某些区域来治疗疾病的一种针灸方法。这是浙派医家孔尧其经过多年临床经验总结而来的针刺手法，被列入国家中医药管理局中医药基层适宜技术推广项目。中医理论认为“头为诸阳之会”“诸经皆归于脑”，头皮针抽提法正是在传统理论基础上创立而来的。该法选取顶中线和顶颞前斜线作为治疗穴位，其中顶中线属督脉，顶颞前斜线贯穿督脉、足太阳膀胱经和足少阳胆经，均有疏通全身经络和升阳益气、平肝息风的作用。现代解剖学认为，神经系统主要通过大脑皮质功能定位，顶颞前斜线对应于大脑皮质的中央前回，支配对侧肢体的运动中枢，因此针刺顶颞前斜线，能达到治疗对侧肢体运动障碍的目的。此外，根据生物全息律的原理，头部存在一个与人体相对应的缩影，通过头部穴位的刺激，可以治疗身体对应部位的疾病，因此头皮针抽提法可用于治疗脑血管疾病后遗症。

1. 适应证

脑血栓形成后偏瘫患者，也可扩大至脑出血和脑梗死等各种脑血管疾病的偏瘫后遗症患者。

2. 禁忌证

①神志昏迷或生命指征不稳定者；②头皮有瘢痕、肿瘤、严重感染、溃疡和创伤者；③施术部位为头颅手术部位或未植入颅骨者；④妊娠期妇女。

3. 头皮针抽提法的操作方法和技术要领

（1）器械准备：采用 32 ～ 30 号（直径 0.25 ～ 0.30mm）、1 寸～ 1.5 寸（25 ～ 40mm）的一次性不锈钢毫针，镊子，75% 的酒精棉球，消毒棉签和干棉球等。

（2）体位：坐位。

（3）取穴：取顶中线和顶颞前斜线。①顶中线：在头顶部前后正中线，自百会向前至前顶。②顶颞前斜线：在头部病灶侧，即瘫痪肢体对侧的侧面，起于前顶，止于悬厘，取上 2/3 节段。

（4）消毒：用 75% 的酒精棉球消毒针刺部位的皮肤，以及常规消毒步骤消毒医者双手。

（5）进针：采用快速进针法。①顶中线：由前顶刺向百会，用一手拇指、食指指尖捏住针体，与头皮呈 15°～ 30°，针尖对准进针点（前顶），手腕背屈后，再突然手腕掌屈，使针尖快速到达帽状腱膜下层，然后将针卧倒，再缓缓插入皮肤 1 寸左右。②顶颞前斜线：由前顶刺向悬厘，用两根毫针接力刺法，即在前顶进针 1 寸，然后在第一针的针尖部位再沿同一方向进第二针。

（6）行针：当指下有一种不紧不松的吸针感的时候，再进行运针操作，即用爆发力向外速提 3 次（约 5 秒），每次至多提出 1 分（2.5mm）许，又缓插至 1 寸，如此反复运针 10 遍，共计约 5 分钟。

（7）留针：间歇动留针 2 个小时，每隔 30 分钟运针 5 遍（每遍约 2 分 30 秒）。行针和留针期间，可结合患肢的运动。

（8）出针：出针时，应先以左手拿镊子夹棉球按住针孔周围皮肤，右手持针慢慢提至皮下，然后将针迅速拔出，并以干棉球压迫针孔 1 分钟，以防出血。隔日针 1 次，每周针刺 3 次，共 12 次为 1 个观察疗程。

（9）技术要领：①力度：必须将全身的力量集中于手指，形成爆发力向外抽提。②速度：瞬间速度要快，但针体尽量保持不动，每次至多抽出 1 分（2.5mm），不能将针体大幅度抽出。

4. 头皮针抽提法提高脑血栓形成后偏瘫患肢肌力的注意事项

在临床使用中可能出现头皮紧张、不适、疼痛，甚至牵连面部、牙关，可将针体适当调整，稍稍提出一点。若出现晕针，则让患者平卧，把针退出少许，或饮少量热开水。

经过临床反复运用，已经证实头皮针抽提法安全可靠、施术简便、易于学习，能显著提高偏瘫患肢肌力，促进运动功能的恢复，提高患者生活自理的能力。

四、阿是穴邻点透刺加缠针震颤法治疗偏头痛急性发作

阿是穴邻点透刺加缠针震颤法是浙派医家叶德堡经过长期临床实践总结而来的通过刺激阿是穴，并结合传统的透刺法、缠针和震颤法，治疗偏头痛急性发作的有效疗法，被列入国家中医药管理局中医药基层适宜技术推广项目。中医理论认为，在治疗急性疼痛时可“以痛为腧”，通过在局部针刺，达到直接疏散病变部位气血的作用，使疏解血瘀的作用更为直接。缠针及震颤法均属于古法针灸，有增强刺激力度，增强行气活血、通络止痛作用的效果。

1. 适应证

①年龄 10 ～ 80 岁；②瘀血型偏头痛急性发作者。

2. 禁忌证

①对针灸疗法过敏者；②凝血功能障碍者；③针刺局部皮肤感染、溃疡、瘢痕或肿瘤患者；④其他类型的急慢性头痛患者；⑤妊娠期妇女。

3. 阿是穴邻点透刺加缠针震颤法的操作方法和技术要领

（1）器械准备：采用直径 0.30mm、长 40mm 的不锈钢毫针（一次性管针）。

（2）体位：坐位或仰卧位。

（3）取穴：阿是穴。

（4）操作：①以龙胆紫标出阿是穴。②使用直径 0.3mm、长 40mm 的不锈钢毫针。③若痛点在颞部，以 10°～ 15°的角度进针后，缓慢边捻转边从丝竹空向阿是穴透刺；若痛点在眉棱部，以相同角度从攒竹横透至阿是穴。毫针针尖必须在阿是穴这一点上得气。若未得气，应耐心仔细在周围搜寻，切忌大幅度提插捻转以求得气，以免出血。④得气后，向右轻轻捻转针柄 180°～ 360°，使软组织轻轻缠绕针尖。此时，患者针感会增强，然后行 250 ～ 500 次 / 分的震颤法 1 分钟，轻轻回转针柄 180°～ 360°，留针 5 分钟。如此反复操作 5 次后出针。

（5）疗程：每次治疗 30 分钟，头痛严重者可延长至 60 分钟。

（6）技术要领：毫针针尖必须在阿是穴这一点上得气。

4. 阿是穴邻点透刺加缠针震颤法的注意事项

出针时应在针下空松时缓慢出针，然后按压针孔 1 分钟以防出血。在手法操作时用力，或出针时失于柔和、按压针孔时间过短等，可导致针孔处少量出

血。当发现出血时，立即用消毒干棉球按压出血部位 1 分钟。

经过长期临床反复验证，阿是穴透刺加缠针震颤法对于急性发作的偏头痛具有迅速止痛的效果，起效快、效果佳，疗效优于常规针刺法和止痛药，是一种安全有效、操作简便的实用针刺法。

五、韩式特定针法治疗前列腺增生引起的排尿困难

韩式特定针法治疗前列腺增生导致排尿困难是浙派医家韩崇华经过多年临床经验总结而来的针刺方法，被列入国家中医药管理局中医药基层适宜技术推广项目。

1. 适应证

①前列腺增生引起的排尿困难患者；②年龄 50 ～ 75 岁。

2. 禁忌证

①慢性前列腺炎患者；②尿路感染反复发作者；③前列腺或膀胱癌患者；④前列腺或膀胱手术史者。

3. 韩式特定针法的操作方法

（1）器械准备：28 号 5 寸毫针，28 号 2.5 寸毫针，艾条。

（2）体位：仰卧位。

（3）取穴：秩边、中极。①秩边：在臀部，平第 4 骶后孔，骶正中嵴旁开 3 寸。②中极：在下腹部，前正中线上，当脐中下 4 寸。

（4）操作：①对针刺点局部常规消毒。②取 28 号 5 寸毫针，以 60°角刺入秩边穴，针尖向内侧会阴部进针，针刺深度 3 ～ 3.5 寸，以针感向会阴部生殖器放射为佳，小幅度提插捻转 1 分钟，留针 20 分钟，留针期间每隔 4 分钟进行小幅度提插捻转 1 分钟，强度以患者能忍受为宜。③取 28 号 2.5 寸毫针，直刺中极穴，以针感向会阴部放射为佳，取 2cm 艾条 1 个，点燃后插在针柄上，共灸 2 壮。

（5）疗程：每日 1 次，5 次为 1 个疗程。

4. 韩式特定针法治疗前列腺增生排尿困难的注意事项

治疗中若少量出血，则以干棉球按压片刻；若出血量较大，皮下有血肿，以干棉球按压止血后当日冷敷，次日热敷。

附　录

浙江古代针灸医家医事年表

公元	朝代	建元	记事	资料来源
424	南朝	元嘉元年	徐叔向著《针灸要钞》	《隋书经籍志考证》卷三十七
1169	宋	乾道五年	王执中中进士，官从政郎	《针灸资生经》附录
1220	宋	嘉定十三年	王执中《针灸资生经》刊行	原书徐正卿序
1226	宋	宝庆二年	闻人耆年《备急灸法》刊行	原书自序
1245	宋	淳祐五年	《备急灸法》孙炬卿刻本刊行	原书孙序
1277	宋	景炎二年	王镜潭辞扬州教授，著《重注标幽赋》《增注针经密语》《针灸全书》等针灸著作	康熙十二年《兰溪县志·卷五》
1281	元	至元十八年	朱丹溪出生	《浙江历代医林人物》
1304	元	大德八年	滑寿出生	《浙江历代医林人物》
1322	元	至治二年	楼英出生	《萧山县志·方技传》
1329	元	天历二年	王国瑞著《扁鹊神应针灸玉龙经》	原书周仲良序
1341	元	至正元年	滑寿《十四经发挥》刊行	原书自序
1347	元	至正七年	朱丹溪著《局方发挥》、《格致余论》	原书自序
1358	元	至正十八年	朱丹溪去世	《浙江历代医林人物》
1361	元	至正二十一年	滑寿《难经本义》成书	原书自序
1366	元	至正二十六年	滑寿《难经本义》刊行	原书自序

续表

公元	朝代	建元	记事	资料来源
1386	明	洪武十九年	滑寿去世	《明史·卷二百九十九》
1400	明	建文二年	楼英去世	《萧山县志·方技传》
1488	明	弘治年间	凌云授御医，著《经学会宗》等书	《归安县志·卷四十一》
1522	明	嘉靖元年	杨继洲出生	原书自序
1529	明	嘉靖八年	高武《针灸聚英》刊行	原书自序
1537	明	嘉靖十六年	高武《针灸素难要旨》刊行	原书黄易序
1555	明	嘉靖三十四年	杨继洲至建宁治滕柯山母臂疾	《针灸大成·医案》
1558	明	嘉靖三十七年	杨继洲至京治吕小山臂疾	《针灸大成·医案》
1562	明	嘉靖四十一年	杨继洲治许敬庵腰痛	《针灸大成·医案》
1563	明	嘉靖四十二年	张景岳生	《浙江历代医林人物》
1565	明	嘉靖四十四年	楼英《医学纲目》刊行	原书自序
1579	明	万历七年	杨继洲去磁州治宋子痞疾	《针灸大成·医案》
1580	明	万历八年	杨继洲路过扬州治黄缜庵子面疾，时工匠刻书	《针灸大成·医案》
1591	明	万历十九年	杨敬斋《针灸全书》刊行	原书余碧泉钤记
1601	明	万历二十九年	杨继洲《针灸大成》刊行	原书赵文炳序
1624	明	天启四年	张景岳《类经》、《类经图翼》刊行	原书自序
1640	明	崇祯十三年	张景岳去世	《浙江历代医林人物》

主要参考文献

[1] 刘时觉 . 浙江医人考 [M]. 北京：人民卫生出版社，2014.

[2] 范永升 . 浙江中医学术流派 [M]. 北京：中国中医药出版社，2009.

[3] 朱德明 . 南宋时期浙江医药的发展 [M]. 北京：中医古籍出版社，2005.

[4] 方剑乔，马睿杰 . 浙江针灸学术流派 [M]. 杭州：浙江科学技术出版社，2019.

[5] 方剑乔，马睿杰，林咸明，等 . 浙江针灸名家临证录 [M]. 北京：中国中医药出版社，2009.

[6] 李栋森，盛燮荪 . 宋明浙江针灸 [M]. 上海：上海科学技术文献出版社，1992.

[7] 方剑乔 . 当代浙江针灸名家针法流派梳理 [J]. 浙江中医药大学学报，2012，36（12）：3.

[8] 杨楣良，盛燮荪 . 浙江近代针灸学术经验集成 [M]. 杭州：浙江科学技术出版社，2002.

[9] 马睿杰 . 浙江中医临床名家虞孝贞 [M]. 北京：科学出版社，2019.

[10] 高希言 . 论杨继洲对针灸学的贡献 [J]. 中医杂志，2007，48（7）：660.

[11] 杨继洲 . 针灸大成 [M]. 北京：人民卫生出版社，1983.

[12] 黄龙祥 . 针灸名著集成 [M]. 北京：华夏出版社，1996：7.

[13] 薛清录 . 中国中医古籍总目：针灸推拿卷 [M]. 上海：上海辞书出版社，2001：160–162.

[14] 李鼎 . 明代针灸家凌汉章著述略考 [J]. 上海针灸杂志，1982（4）：43–44.

[15] 盛燮荪 . 凌汉章及其传人医事琐述 [J]. 上海针灸杂志，1984（2）：45.

[16] 李鼎 . 有担有截起沉疴：凌汉章的用穴与针法 [J]. 上海中医药杂志，1993，27（11）：39–41.

[17] 凌宽，凌建维 . 凌氏沿皮刺法阐释 [J]. 中医杂志，2016，57（7）：625–627.

[18] 张全爱，盛燮荪 . 凌汉章针灸学术特色探析 [J]. 浙江中医杂志，2013，48（4）：440–441.

[19] 凌宽，凌建维 . 凌氏沿皮刺法阐释 [J]. 中医杂志，2016，57（7）：625–627.

[20] 吴尚先 . 中医非物质文化遗产临床经典读本理瀹骈文 [M]. 北京：中国医药科技出版社，2011.

[21] 狄忠，姜硕，马玉侠，等 .《理瀹骈文》脐疗法浅析 [J]. 河南中医，2009，29（3）：244–245.

[22] 毛伟波，江凌圳 . 张景岳针灸学术特色探析 [J]. 浙江中医药大学学报，2022，46（5）：531–534.

[23] 彭亮，常小荣，刘密 .《类经图翼》中灸疗学术理论及特色刍议 [J]. 北京中医药，2012，31（12）：903–905.